G. DE ROUVILLE et J. BRAQUEHAYE

Consultations

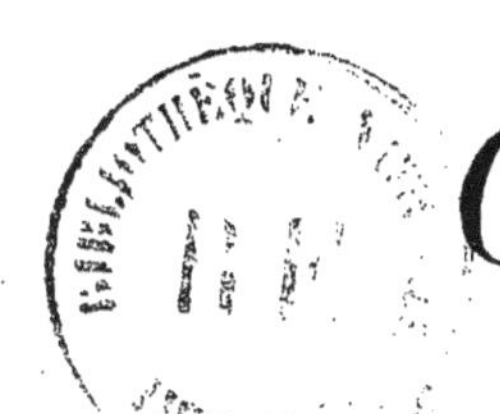

Chirurgicales

à l'usage des Praticiens

PRÉFACE PAR LE PROFESSEUR S. DUPLAY

PARIS

J.-B. BAILLIÈRE ET *FILS*

1901

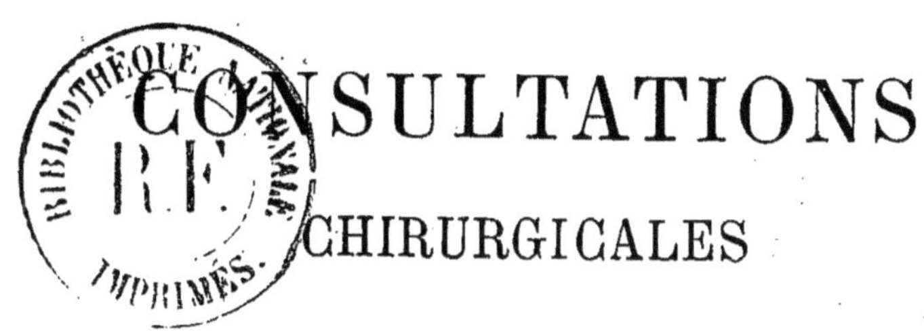

CONSULTATIONS CHIRURGICALES

9634-00 — Corbeil. Imprimerie Crété

G. DE ROUVILLE

PROFESSEUR AGRÉGÉ A LA FACULTÉ
DE MONTPELLIER
CHARGÉ DU SERVICE DES CONSULTATIONS
EXTERNES DE CHIRURGIE

J. BRAQUEHAYE

PROFESSEUR AGRÉGÉ A LA FACULTÉ
DE BORDEAUX
CHIRURGIEN EN CHEF
DE L'HOPITAL CIVIL FRANÇAIS DE TUNIS

CONSULTATIONS

CHIRURGICALES

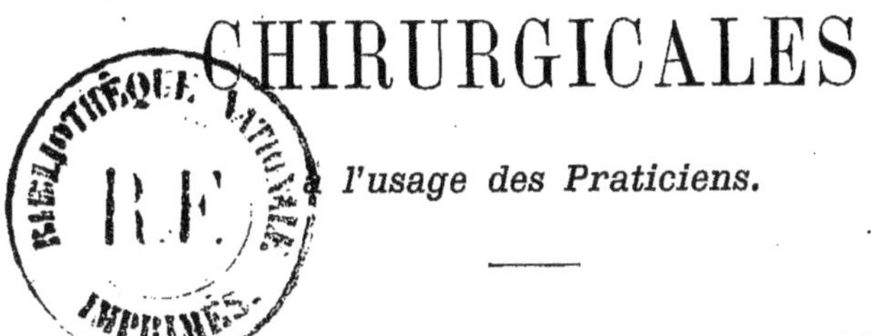

à l'usage des Praticiens.

PRÉFACE PAR LE PROFESSEUR S. DUPLAY

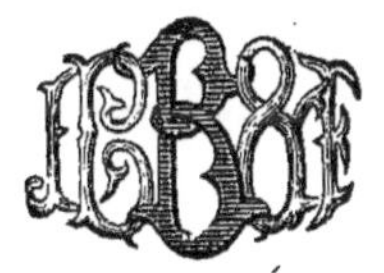

PARIS

LIBRAIRIE J.-B. BAILLIÈRE ET FILS

19, rue Hautefeuille, près du Boulevard Saint-Germain

1901

PRÉFACE

MM. J. Braquehaye et G. de Rouville m'ont demandé de présenter au public médical le livre qu'ils vont publier. Je suis heureux, en accédant à leur désir, de leur donner un témoignage d'estime et d'affection.

Durant l'année d'internat qu'ils ont passée dans mon service, j'ai pu apprécier leur savoir et leurs aptitudes chirurgicales, en sorte que j'étais sûr, avant même d'avoir parcouru leur livre, qu'ils avaient dû remplir à souhait le but visé par eux dans leurs *Consultations chirurgicales.*

Ce but est essentiellement pratique. MM. Braquehaye et de Rouville ont voulu venir en aide aux débutants ou aux praticiens encore novices et auxquels l'expérience fait défaut. Les uns et les autres, en effet, trouveront dans les *Consultations chirurgicales* des règles précises sur la conduite qu'ils doivent tenir dans un cas déterminé. Quoique ce livre soit, avant tout, un manuel pratique de thérapeutique chirurgicale, les auteurs ont présenté, pour chaque cas, un tableau des symptômes qui résume le diagnostic.

Depuis le temps où MM. J. Braquehaye et G. de Rouville étaient mes élèves, ils ont rapidement progressé et sont devenus maîtres à leur tour, en gagnant au concours le titre de professeurs agrégés. Ce serait déjà une garantie suffisante pour admettre, *a priori*, que leur œuvre est sérieuse ; je n'hésite pas à la déclarer excellente et à prédire aux *Consultations chirurgicales* un légitime succès.

S. DUPLAY.

Paris, juillet 1900

AVANT-PROPOS

Quel est le jeune praticien qui ne s'est trouvé embarrassé, à ses débuts en clientèle, en présence d'un cas de chirurgie courante ? Éloigné de ses maîtres, ne pouvant même souvent recourir à l'expérience d'un confrère, il se voit contraint à prendre une décision. Ses souvenirs, ses notes de cours lui rappellent bien qu'à tel cas spécial convient tel traitement. Mais comment doit-il appliquer ce traitement ? Quelle est la technique exacte qu'il doit suivre pour bien faire ?

Il a recours aux ouvrages de sa bibliothèque; mais ce sont ou bien des manuels trop résumés pour qu'il y trouve la technique opératoire avec des détails suffisants ou bien de gros traités, trop savants, ne décrivant que les grandes opérations qu'il n'aura jamais l'occasion de faire et n'indiquant que d'un mot le traitement courant, simple, presque banal, celui-là même qu'il a le plus besoin de connaître.

Que de jeunes docteurs, que d'étudiants nous ont fait à ce sujet leurs doléances !

C'est à ce besoin d'indications rapides que nous avons essayé de répondre.

Dans un excellent petit livre (1), aujourd'hui entre

(1) *Consultations médicales sur quelques maladies fréquentes*, in-16. Paris, 1898.

les mains de tous, le professeur Grasset (de Montpellier) a comblé cette lacune pour les questions de pathologie interne. Nous avons essayé de faire de même pour les question de pathologie externe.

Le professeur Grasset a bien voulu nous encourager dans cette voie, lorsque nous lui avons soumis notre projet. Il nous a permis de lui emprunter le plan général et presque le titre même de son ouvrage : nous aimons à l'en remercier cordialement.

Notre livre n'est donc pas un traité de thérapeutique chirurgicale; il n'a d'autre prétention que de servir de guide au praticien, lui indiquant la conduite à tenir, dans les cas les plus fréquents et lui rappelant les procédés usuels de la chirurgie courante.

Tenant compte de la réalité qui nous met en face de docteurs, la plupart éloignés des grandes villes ou insuffisamment outillés, nous avons dû reconnaître pour eux une aire de compétence et les inviter à en respecter les limites. Sous ces réserves, ils trouveront dans notre livre les indications de tous ordres, auxquelles il y aura lieu de satisfaire.

Il ne s'agit point ici d'une œuvre originale; les méthodes et les procédés indiqués dans ce volume sont ceux que nous ont appris nos maîtres et qui nous ont paru les meilleurs.

Conçu dans cet esprit essentiellement utilitaire et pratique, notre livre semble devoir répondre à un besoin.

Puisse-t-il avoir atteint le but que ses auteurs se sont proposé!

J. Braquehaye — G. de Rouville

CONSULTATIONS CHIRURGICALES

ABCÈS CHAUDS

Éléments étiologiques : Infection (staphylocoques, streptocoques, pneumocoques, bacterium coli, bacille d'Eberth...) ; voies de pénétration : effraction, progression le long des conduits naturels, embolisation (vaisseaux sanguins ou lymphatiques).

Signes cliniques : Douleur, chaleur, tuméfaction, rougeur; frissons, fièvre, céphalalgie, état gastrique... (période de formation du pus). Œdème, fluctuation plus ou moins nette (suivant le siège plus ou moins profond de l'abcès), coïncidant avec atténuation des phénomènes généraux (abcès collecté). Ouverture spontanée ou chirurgicale : pus crémeux, bien lié, plus rarement séreux, mal lié, bleu (bacille pyocyanique)... Cicatrisation rapide de la cavité par bourgeonnement.

I. — ABCÈS EN FORMATION.

Pansement humide : Envelopper la région enflammée de compresses chaudes de tarlatane bouillies, trempées dans la liqueur de van Swieten (sublimé au millième) ; recouvrir ces compresses d'une lame de taffetas gommé, par dessus laquelle on applique une épaisse couche de ouate; maintenir le tout par quelques tours de bande.

Balnéation prolongée chaude : Si la région s'y prête (extrémité des membres), préférer cette méthode à la précédente : employer à cet effet la solution phéniquée faible à 2 p. 100, la liqueur de van Swieten dédoublée ou l'eau boriquée à 4 p. 100; porter progressivement la température du bain à 45° et l'y maintenir.

Dans l'intervalle des bains, pansement humide.

II. — ABCÈS COLLECTÉ.

A. Évacuer le pus.

Anesthésie locale au chloréthyle ou générale au bromure d'éthyle.

1° Faire au bistouri une incision suffisante pour que l'évacuation du pus soit complète (après antisepsie) ;

2° Faire, s'il est nécessaire, des incisions multiples ;

Faire ces incisions parallèles à la direction des organes importants (gros vaisseaux, nerfs, tendons).

3° *Si l'abcès est profond* : Inciser méthodiquement, couche par couche.

4° *Si l'abcès siège dans une région dangereuse* (*cou, aine*, etc.) : Inciser d'abord la peau au bistouri ; effondrer ensuite, avec une sonde cannelée solide, les différents tissus jusqu'au pus ; puis dilater largement l'orifice, par où sort le pus, avec le dilatateur-gouttière de Tripier ou une pince introduite fermée et retirée ouverte.

B. Drainage et antisepsie du foyer. Pansement.

a. *Abcès petit, nettement circonscrit :* Nettoyer énergiquement sa cavité avec un tampon de gaze stérilisée, imbibée de la solution phéniquée forte à 5 p. 100 ;

Drainer avec une mince lamelle de gaz iodoformée ;

Pansement humide, légèrement compressif (I).

b. *Abcès volumineux à cavité anfractueuse :* Introduire l'index aseptique dans la cavité et l'unifier le mieux possible ;

Drainer avec un drain en caoutchouc de gros calibre, enfoncé jusqu'au fond de la poche et fixer le drain avec un crin de Florence aux bords de la plaie.

Pansement antiseptique humide comme I.

ABCÈS FROIDS TUBERCULEUX

Éléments étiologiques : Bacille de Koch; idiopathiques et symptomatiques (lésions osseuses, synoviales, articulaires, ganglionnaires); lymphatisme, misère physiologique; hérédité !...

Signes cliniques : A. *Idiopathiques.* Tumeur sous-cutanée (le plus souvent), indolente, mobile (tuberculome); évolution chronique; ramollissement (au bout d'un temps variable), fluctuation centrale, zone d'induration périphérique, amincissement et adhérence de la peau (avec ou sans phénomènes inflammatoires (rougeur, douleur) d'infection secondaire); perforation, évacuation (pus séreux, grisâtre, à flocons caséeux); ulcérations à bords irréguliers, décollés, violacés, à fond pulpeux, caséeux; ou bien fistule (abcès froid profond); persistance indéfinie ou cicatrisation lente par bourgeonnement.

B. *Symptomatiques.* Mêmes symptômes et évolution; signes concomitants des lésions d'origine.

I. — TUBERCULOME LIMITÉ, DUR, SANS TRACE DE CASÉIFICATION, OU CASÉIFICATION CENTRALE AU DÉBUT.

Circonscrire le tuberculome par une incision suffisamment distante des limites du tuberculome pour porter en plein tissu sain et l'extirper comme une tumeur.

Réunir par la suture les lèvres de la plaie.

II. — TUBERCULOME CASÉIFIÉ. — ABCÈS FROID PROPREMENT DIT.

Repos et compression pendant une huitaine de jours.

Si l'abcès reste stationnaire, ou surtout, s'il s'accroît, intervenir comme suit :

A. — Gomme suppurée de petit volume ou située dans une région aisément accessible.

Ouvrir la poche par une large incision, après antisepsie locale;

Disséquer et enlever en totalité la membrane qui la limite ;

Tenter la réunion.

Si la membrane pyogénique ne peut être enlevée en totalité : Excision partielle de cette membrane ;

Curettage énergique de la partie restante ;

Cautérisation avec le chlorure de zinc au 10°, la solution phéniquée à 5 p. 100 ou le thermocautère.

Ne pas réunir, ou tout au plus réunion partielle de la plaie (si elle est très étendue) ;

Tamponnement à la gaze iodoformée ou à la gaze imbibée de naphtol camphré ;

Pansement légèrement compressif.

B. — Abcès froid, volumineux.

a. *Injections d'éther iodoformé à 1 p. 10, ou d'huile de gaïacol iodoformé à 5 p. 100.*

Technique : Ponctionner l'abcès, après antisepsie locale, dans la partie la plus déclive, avec la plus grosse aiguille de l'aspirateur Potain et évacuer le contenu de l'abcès.

Injecter par la canule, laissée en place, une quantité de la solution d'éther iodoformé ou d'huile de gaiacol iodoforme, au dixième, variable avec le volume de l'abcès (jamais plus de 100 grammes).

Oblitérer avec le doigt la canule et surveiller la distension de la poche.

Si la distension est trop forte, enlever le doigt qui bouche la canule (pas de distension avec l'huile de gaïacol iodoformé).

Retirer la canule d'un coup sec et oblitérer l'orifice des téguments avec du collodion iodoformé sur une légère couche d'ouate.

b. *En cas d'échecs successifs de cette méthode* (2 à 5 fois) : *Intervention sanglante.*

Technique : (antisepsie) Incision large (unique ou multiple).

Excision aussi complète que possible de la paroi ;

Grattage à la curette, de la cavité, si l'excision de la poche a été incomplète.

Cautérisation au chlorure de zinc au 10e, à la solution phéniquée forte, 5 p. 100 ou au thermocautère.

Drainage avec un ou plusieurs très gros drains en caoutchouc enchemisés de gaze iodoformée.

Pansement antiseptique.

Ultérieurement, faire par le ou les drains des injections modificatrices avec la teinture d'iode, le naphtol camphré ou la glycérine iodoformée.

Toucher de temps en temps la plaie bourgeonnante avec la solution d'acide phénique à 50 p. 1000.

Bien entendu, si l'abcès est symptomatique, joindre, si possible, au traitement de l'abcès, le traitement de la lésion causale (résections, curettage d'os, de fongosités tendineuses, etc.).

Ne pas négliger le traitement général (tuberculose), très important.

S'il n'est pas possible d'unifier suffisamment la poche : drainages multiples par les différentes contr'ouvertures jugées nécessaires et faites sur le doigt ou la sonde cannelée introduits dans la cavité de l'abcès.

Laver par les drains avec la solution phéniquée forte à 5 p. 100 ou la solution de chlorure de zinc à 1 p. 100;

Pansement humide.

ABCÈS PÉRI-ANO-RECTAUX ET FISTULES A L'ANUS

I. — ABCÈS ET FISTULES DE LA MARGE DE L'ANUS.

Éléments étiologiques : Hémorroïdes enflammées, tuberculose, malpropreté, transpiration, irritation et grattage (oxyures).

Signes cliniques : 1° Abcès tubéreux : Petits abcès indolents, très près de l'orifice anal, développés dans les glandes pilo-sébacées ; s'ouvrent et cicatrisent facilement, donnant rarement lieu à des fistules.

2° Abcès de la marge de l'anus proprement dits : Siègent dans le tissu cellulaire sous-cutanéo-muqueux. Signes des phlegmons ; douleurs vives empêchant la station assise ; défécation douloureuse ; rénitence, fluctuation. Après l'ouverture, fréquemment transformation en fistules.

3° Fistules : Borgne interne, borgne externe, complète. D'abord démangeaison et écoulement de pus par la fistule ; exploration au stylet ; toucher rectal. Crises inflammatoires à répétition (abcès) dues à l'oblitération de la fistule.

Chez les tuberculeux, aspect fongueux de l'orifice, bords décollés et déchiquetés.

A. — Abcès tubéreux.

Soins de propreté et antisepsie de l'anus; incision au bistouri ; pansement sec antiseptique à la gaze iodoformée.

B. — Abcès de la marge proprement dits franchement inflammatoires.

1° Raser et aseptiser la région ; l'anesthésier au chloréthyle.

2° Inciser très largement, mettre à nu toute la cavité de l'abcès (ne pas laisser de parties décollées) ; tamponner la cavité à la gaze iodoformée.

3° Pansement : gaze iodoformée, ouate hydrophile, bandage en T.

4° Constiper le malade avec trois ou quatre pilules d'extrait thébaïque (d'un centigramme) par jour.

5° Soins de propreté fréquents et minutieux, surtout après chaque selle, jusqu'après cicatrisation complète.

C. — Abcès à marche subaiguë chez les tuberculeux.

Comme pour B, mais gratter à la curette la cavité de l'abcès et la cautériser avec un tampon de ouate imbibé de chlorure de zinc au 10° ou au thermocautère.

Anesthésie générale souvent utile.

D. — Fistule sous-cutanéo-muqueuse.

Incision ou excision de la fistule.

Technique : 1° Raser et aseptiser la région; anesthésie générale ou locale (cocaïne, nirvanine). Le malade a été purgé la veille.

2° Introduire une sonde cannelée dans la fistule (compléter la fistule si elle est borgne).

3° Sur la sonde cannelée, inciser au thermocautère le pont cutanéo-muqueux et cautériser profondément le fond de la gouttière ainsi formée ;

Ou mieux : exciser, au bistouri ou aux ciseaux courbes, la totalité du trajet fistuleux embroché par la sonde cannelée.

4° Tamponner à fond la plaie à la gaze iodoformée ; entourer un gros drain (de 8 à 10 millimètres de diamètre) de gaze iodoformée et l'introduire dans l'anus.

Ouate, gaze iodoformée.

Laisser ce premier pansement en place quatre ou cinq jours. Pendant ce temps, constiper le malade (trois fois par jour une pilule avec 2 centigrammes d'extrait thébaïque) et prescrire un cachet avec 50 centigrammes de naphtol β.

Surveiller avec soin la cicatrisation qui doit se faire par la profondeur.

Purger le malade vers le sixième jour et lui permettre de se lever vers le dixième jour.

Si le fond de la plaie prend un aspect blafard et si la cicatrisation s'arrête, crayonner avec le nitrate d'argent.

II. — ABCÈS ET FISTULES DE LA FOSSE ISCHIO-RECTALE.

Éléments étiologiques : Comme A. En plus : rectite chronique; rétrécissements du rectum; inflammations périprostatiques.

Signes cliniques : Douleurs dans le périnée; difficulté de la défécation, dysurie, phénomènes généraux; toucher rectal; tuméfaction large occupant une moitié du périnée; œdème, peau tendue, violacée. A l'ouverture, élimination d'une grande quantité de pus fétide. Parfois tendance gangréneuse du foyer enflammé (forme très grave) envahissant l'espace pelvi-rectal supérieur à travers le releveur. Ouverture dans le rectum, etc.

Fistules : comme pour A, mais leur orifice est plus éloigné de l'anus (4-6 centimètres) et le stylet introduit passe en dehors du sphincter.

A. — Abcès ischio-rectal.

Le plus tôt possible, inciser l'abcès, sans attendre les signes de suppuration superficielle.

Technique : Préparation du malade : raser l'anus ; antisepsie. Anesthésie générale. Le malade est placé sur le dos, le siège au bord d'une table, les cuisses relevées, écartées et soutenues chacune par un aide ou par des appuie-jambes (position dite de la taille).

Instruments : Bistouri, curette, thermocautère.

Incision longue (6-9 centimètres), parallèle au raphé périnéal; bien mettre à jour la cavité de l'abcès. Débrider les prolongements (vers le périnée, vers l'espace pelvi-rectal supérieur, etc.), sans intéresser la paroi rectale, afin de ménager le sphincter.

S'il y a lieu, curettage et thermocautérisation des parois de l'abcès (surtout dans les abcès tuberculeux).

Pansement : Tamponner lâchement la plaie à la gaze iodoformée et surveiller la cicatrisation qui doit se faire par la profondeur.

Constiper le malade dans l'intervalle des pansements (1 pilule avec 5 centigrammes d'extrait thébaïque par jour) et, le jour du pansement, lavement laxatif.

B. — Abcès gangréneux.

Comme I, mais larges débridements et cautérisation profonde au thermocautère dans les régions voisines.

Larges irrigations au permanganate ou à l'eau oxygénée.

Drainage (gros drain enrobé de gaze iodoformée). Pansement humide.

C. — Fistules de l'espace ischio-rectal, simples.

Excision du trajet et suture.

Technique : Préparation du malade : Huit jours avant l'opération, purger le malade et, en plus, lui faire prendre chaque jour un cachet avec 50 centigrammes de naphtol β ;

Le purger de nouveau l'avant-veille de l'opération et le mettre dès lors au lait. Continuer le naphtol.

La veille au soir, lavement boriqué et pilule avec extrait thébaïque : 5 centigrammes.

Nouveau lavement boriqué le matin de l'opération.

Position de la taille ; raser l'anus ; antisepsie de la région ; anesthésie générale.

Instruments : Deux pinces de Kocher (ou pinces à griffes ou à verroux), bistouri, ciseaux courbes, forte sonde cannelée, quatre pinces hémostatiques, pince à griffes, aiguilles courbes à suture (de Reverdin ou de Hagedorn), catgut n° 1.

1° Introduire la sonde cannelée dans l'orifice externe de la fistule et la faire pénétrer dans le rectum par l'orifice interne (en perforant la muqueuse si la fistule est borgne externe). Mettre l'index gauche dans le rectum, saisir l'extrémité rectale de la sonde et la ramener au dehors.

2° Inciser au bistouri les parties molles, couche par couche, jusqu'au tissu fibreux qui entoure le trajet fistuleux (sans l'ouvrir).

3° Dissection aux ciseaux courbes du trajet fistuleux (embroché par la sonde cannelée) qui est extirpé complètement, sans avoir été ouvert. Lorsqu'on coupe la muqueuse rectale, au niveau de l'orifice profond de la fistule, on la jalonne avec deux pinces de Kocher pour l'empêcher de remonter.

4° Le trajet excisé, suture au catgut de la brèche ainsi faite (points séparés) : l'aiguille, entrée d'un côté, devra sortir de l'autre, en dépassant dans son trajet les tissus cruentés, afin d'amener un adossement parfait. Commencer par les points supérieurs, dont on laissera les fils longs (comme points d'appui) jusqu'à la fin de la suture.

Pansement : Drain de 8 à 10 millimètres de diamètre entouré de gaze iodoformée, introduit dans le rectum. Pour les soins consécutifs, comme A, IV, 4.

Purger le malade au huitième jour et laisser le premier pansement jusque-là, si tout va bien. Séjour au lit : quinze jours.

D. — Fistules multiples.

Traiter comme A la fistule principale, mais ne pas suturer.

Faire aboutir, dans l'incision ainsi formée, les autres trajets qu'on ouvrira comme A, IV.

E. — Fistules chez les tuberculeux.

Si les lésions pulmonaires sont très avancées, aucun traitement actif, mais soins de propreté.

Dans le cas contraire, traitement chirurgical et y ajouter le traitement général de la tuberculose.

III. — ABCÈS ET FISTULES DE L'ESPACE PELVI-RECTAL SUPÉRIEUR.

Éléments étiologiques : 1° Abcès antérieurs : affections génito-urinaires (prostatites et péri-prostatites, lésions des vésicules séminales, de la vessie, etc.).

2° Abcès postéro-latéraux : Rectite chronique, corps étrangers, opérations chirurgicales, nécrose (sacrum, coccyx).

Signes cliniques : Phénomènes généraux ; garde-robes éloignées et douloureuses ; dysurie et même rétention d'urine. Par le toucher rectal : empâtement, douleur. L'ouverture se fait soit vers le rectum, soit à l'extérieur à 5 ou 6 centimètres de l'anus (fistule de l'espace pelvi-rectal supérieur).

A. — Abcès d'origine génito-urinaire.

Faire l'incision de la taille prérectale et aller à la recherche du pus par cette voie, sans ouvrir le rectum.

B. — Abcès d'origine rectale.

Faire l'incision médiane postérieure, de l'anus au coccyx, sans intéresser les parois rectales. Sectionner le releveur et établir un bon drainage.

C. — Abcès ostéopathiques.

Après l'incision, comme B, traiter, si possible, la lésion osseuse d'origine.

D. — Fistules.

Comme B, mais y joindre le grattage, la cautérisation.

ABCÈS PÉRINÉPHRÉTIQUES

Éléments étiologiques : Pyélonéphrites blennorragique, calculeuse, tuberculeuse, etc. ; contusions et plaies du rein ; cholécystite, perforation du côlon...

Infections générales (fièvres typhoïde, puerpérale, etc.).

Homme adulte surtout.

Signes cliniques : *Début* par des phénomènes généraux (fièvre, état gastrique, constipation, etc.) ou par une douleur localisée par la pression au niveau du bord externe de la masse sacro-lombaire, entre la douzième côte et la crête iliaque, accrue par les mouvements, la toux, le palper bi-manuel.

Période d'état : Douleur, tuméfaction, état général plus ou moins sérieux.

Terminaison : Suppuration (œdème, rougeur de la peau de la région lombaire) et ouvertures diverses (région lombaire, triangle de J.-L. Petit, plèvre, poumon, côlon, aine, ombilic, péritoine, etc.).

I. — Tout à fait au début.

Repos au lit ; grands bains chauds prolongés ; révulsion sur la région lombaire (teinture d'iode, ventouses scarifiées).

II. — Dès qu'il y a du pus.

(En cas de doute, ponction exploratrice avec l'aspirateur de Dieulafoy ou de Potain.)

Incision précoce par la voie lombaire.

Technique : Instruments : bistouri, ciseaux, sonde cannelée, six pinces à forcipressure, un très gros drain.

Position du malade : Sur le côté sain, légèrement incliné sur le ventre ; afin de faire saillir la région malade, placer un coussin sous le flanc du côté sain.

Antisepsie et préparation du champ opératoire. Anesthésie générale.

Repères à reconnaître : La ligne des apophyses épineuses ; la 12e côte (si elle est longue) ; la crête iliaque ; le bord externe de la masse sacro-lombaire.

Commencer l'incision sur la 11e côte, à quatre travers de doigt de la ligne des apophyses épineuses, c'est-à-dire immédiatement en dehors du bord externe de la masse sacro-lombaire; faire une incision verticale de 6 centimètres, parallèle à ce bord et la recourber ensuite vers l'épine iliaque antérieure et supérieure. Couper la peau et le tissu cellulaire sous-cutané, l'aponévrose superficielle, les muscles grand oblique et grand dorsal, le feuillet postérieur de l'aponévrose du transverse, le petit oblique, le transverse. Dès lors, à la sonde cannelée, se diriger vers le rein, en passant en dehors du carré des lombes, ou à travers lui, s'il est large.

Le pus s'écoule: agrandir l'incision aux ciseaux et, avec le doigt dans la poche de l'abcès, crever les poches secondaires, s'il y a lieu; unifier le foyer. En même temps, explorer le rein refoulé par la main d'un aide placée sur l'abdomen.

Faire un grand lavage de la poche à l'eau bouillie; placer deux gros drains en canons de fusil dans la cavité suppurée; fixer ces drains par un fil à la paroi.

Tamponnement de la plaie à la gaze iodoformée; ouate, bandage de corps avec sous-cuisses.

Laisser les drains en place jusqu'à ce qu'ils soient expulsés par la cicatrisation profonde; en diminuer la longueur au fur et à mesure que la cicatrisation s'opère.

ABCÈS AIGUS DU SEIN

Éléments étiologiques : Infection (staphylocoques, streptocoques) par voie canaliculaire (galactophorite), par voie lymphatique (angioleucite), greffée sur état congestif de la mamelle (puerpéralité, puberté...) ; fissures, gerçures, crevasses du mamelon et de l'aréole.

Inoculation par l'enfant (ophtalmie purulente, salive...), accoucheur, sage-femme, etc. (mains, objets de toilette septiques...).

Signes cliniques : Frissons, fièvre 38°,5-39° (huitième au quinzième jour après l'accouchement) ; pesanteur, tension du sein, douleurs de plus en plus vives ; gonflement et asymétrie de la mamelle ; noyaux durs (uniques ou multiples) intra-mammaires, très sensibles, sans adhérences à la peau ; rénitence, fluctuation ; foyers souvent multiples (d'emblée ou successifs) : ouvertures successives à la peau (fistules cutanées multiples). Abcès en bouton de chemise (foyers parenchymateux et sous-cutanés). Abcès rétro-mammaires. Destruction totale ou partielle de la glande ; déviation, déformation persistante du mamelon...

I. — SUPPURATION LIMITÉE AUX CONDUITS GALACTOPHORES (GALACTOPHORITE SUPPURÉE).

Évacuer le pus par l'expression du sein.

Technique : Laver le sein à l'eau boriquée à 4 p. 100 : « Appliquer sur le sein le pouce et l'index (aseptiques) près de la circonférence de l'aréole ; appuyer d'abord d'avant en arrière, de la surface vers les parties profondes ; puis, tout en continuant à presser, rapprocher les doigts d'arrière en avant jusqu'à la pointe du mamelon. »

Évacuer complètement le pus, à chaque séance.

Recommencer la manœuvre deux fois par jour, si c'est nécessaire.

Continuer le traitement jusqu'à disparition de la sécrétion purulente (deux ou trois jours en moyenne).

Après chaque séance, lavage du mamelon à l'eau boriquée (4 p. 100) et pansement ouaté compressif.

II. — ABCÈS NETTEMENT COLLECTÉ, UNIQUE.

Évacuer le pus par une large incision (antisepsie des mains, de la peau du sein) : faire, au point déclive, une incision radiée suivant une ligne partant de l'aréole et se dirigeant vers la circonférence du sein.

Nettoyer la cavité avec un tampon imbibé de la solution phéniquée forte (5 p. 100).

Conduire jusqu'au fond de la poche un large drain et l'y fixer à l'aide de lanières de gaze iodoformée ou salolée, introduites dans la cavité de l'abcès.

Pansement ouaté légèrement compressif.

III. — ABCÈS NETTEMENT COLLECTÉS, MULTIPLES ET DISTANTS LES UNS DES AUTRES.

Agir pour chaque abcès, isolément, comme pour II.

IV. — ABCÈS MULTIPLES, CONTIGUS.

Incision large comme pour II. Avec le doigt ou la sonde cannelée, effondrer les cloisons qui séparent les foyers purulents, unifier le mieux possible la cavité suppurante.

Drainer largement avec de gros drains assurant une évacuation parfaite et ressortant par des contr'ouvertures pratiquées aux points cardinaux de l'abcès.

Pansement : Gaze iodoformée, ouate, bande de flanelle.

Faire par les drains, à chaque pansement, de larges irrigations avec la solution phéniquée à 3 p. 100.

Raccourcir et supprimer les drains, le plus rapidement possible.

V. — ABCÈS EN BOUTON DE CHEMISE.

Pratiquer, près du mamelon, une incision juste suffisante pour livrer passage à l'index.

Aller avec l'index à la recherche du pus et enfoncer le doigt jusqu'au sillon thoraco-mammaire.

Faire une contr'ouverture au niveau de ce sillon.

Nettoyer soigneusement la cavité purulente et introduire un gros drain par l'orifice inférieur.

Suturer l'incision supérieure.

Pansement et soins consécutifs comme pour II.

VI. — ABCÈS MULTIPLES OUVERTS ET FISTULES INTARISSABLES.

Après échec des injections modificatrices, des cautérisations, du curettage (teinture d'iode pure, nitrate d'argent 1 p. 50) : Recourir à l'*évidement méthodique du sein de Bœckel* :

Technique : Circonscrire les fistules par une incision elliptique.

Disséquer rapidement les deux lèvres de la plaie.

Extirper avec les pinces et le bistouri toutes les parties malades, en allant, au besoin, jusque sur les côtes.

Désinfecter au sublimé.

Réunir la plaie par des sutures profondes alternant avec des sutures superficielles, sans drainage.

Pansement ouato-iodoformé laissé huit jours en place.

ANESTHÉSIE GÉNÉRALE

Parmi les nombreux anesthésiques généraux, nous n'étudierons que les plus employés : CHLOROFORME, ÉTHER, BROMURE D'ÉTHYLE.

Préceptes : Quel que soit l'anesthésique employé, le médecin chargé d'endormir le malade ne doit s'occuper que de sa mission et se désintéresser complètement de l'opération.

Le chirurgien seul peut lui adresser la parole.

Son attention sera sans cesse en éveil ; il doit, tant que dure l'anesthésie et jusqu'au réveil du malade, écouter et voir (poitrine, ventre) la respiration, tenir le pouls (temporale, faciale, radiale), observer la coloration de la face et, de temps en temps, rechercher l'état des réflexes pupillaire et palpébral.

Ne pas laisser assister les membres de la famille à l'anesthésie.

Ne pas commencer l'opération avant l'anesthésie complète.

I. — CHLOROFORMISATION.

1° Instruments et produits nécessaires.

Chloroforme absolument pur (1), récemment préparé, contenu dans un flacon compte-gouttes de 30 ou 60 grammes ou dans des tubes en verre jaune, dont une extrémité effilée à la lampe est destinée à être brisée avec des pinces

(1) Un bon chloroforme doit conserver la même odeur pendant toute la durée de son évaporation sur un linge et ne laisser sur celui-ci aucune trace ; il sera parfaitement limpide. Ne jamais user d'un chloroforme pris dans un flacon déjà entamé dans une séance antérieure.

au moment de s'en servir. Si le flacon employé est fermé par un bouchon, faire sur celui-ci, avec un canif, une encoche verticale qui permettra de faire couler le chloroforme goutte à goutte.

Masque à chloroforme et, à son défaut, rouler un mouchoir en cornet dont la base sera assez large pour embrasser la bouche et le nez.

Prescrire: Vaseline boriquée 30 grammes, dont on enduira la face avant de commencer l'anesthésie (afin d'éviter les brûlures de la peau).

Avoir à sa portée : Une pince à langue stérilisée, un ouvre-bouche, une pince à forcipressure longuette armée d'une petite compresse prise solidement entre les mors, pour enlever les mucosités du fond de la gorge, deux serviettes en cas de vomissements.

2° Anesthésie.

Avant de commencer, rassurer le malade pour lui donner le calme nécessaire à une bonne anesthésie. Il doit être absolument à jeûn (à moins d'urgence absolue).

Ausculter le cœur (les lésions mitrales et surtout aortiques prédisposent à la syncope), les poumons (emphysème). On se sera assuré quelques jours avant l'opération du bon état des reins (l'albuminurie est aggravée par la chloroformisation). S'enquérir des antécédents du malade (abus du tabac, du café, *de l'alcool*); dans ce dernier cas surtout, avoir à sa disposition deux aides capables de maintenir le malade pendant la période d'excitation.

Cela fait, étendre le malade sur la table d'opération, la tête basse, sans oreiller (tout au plus mettra-t-on sous sa tête un drap plié en 8). Si le malade a de fausses dents, les enlever.

Assurer la liberté de la respiration, défaire *tous* les liens (vêtements, etc.) placés circulairement autour du cou (col, cravate), du thorax (chemise, gilet de flanelle) et de l'abdomen (liens de jupon, ceinture de pantalon).

Verser dans le masque ou sur le mouchoir 3 à 4 gouttes de chloroforme (pas davantage) et l'appliquer sur le visage, en laissant passer un peu d'air (adulte) pour les premières inspirations ou hermétiquement, dès le début (enfants).

Pendant ce temps, parler au malade pour le tranquilliser.

Après une demi-minute, verser de nouveau 4 à 5 gouttes de chloroforme sur l'appareil qui sera désormais appliqué hermétiquement sur la face. Toutes les demi-minutes, nouvelle dose de chloroforme.

Dès que le malade commence à dormir, espacer les doses et diminuer la quantité de chloroforme versé (1 à 2 gouttes).

3° Marche de l'anesthésie.

D'abord le malade éprouve de la surprise respiratoire. Veut-il repousser le masque, on doit le tranquilliser doucement.

Puis survient une période d'obnubilation (il voit des étoiles, entend des bruits de cloche, de chemin de fer, etc.), suivie d'une période d'excitation, pendant laquelle il parle fort et se démène (elle est très marquée chez les alcooliques ; elle manque souvent chez les femmes et les enfants). Pendant cette période, maintenir le malade doucement, sans lui faire violence.

Dès que cesse l'excitation, la période de sommeil commence.

4° Signes qui permettent de reconnaître que l'anesthésie est complète.

Les membres soulevés retombent inertes.

Le pincement de adducteurs ne provoque aucun mouvement.

Absence du réflexe crémastérien (l'ongle, passé rapidement sur le triangle de Scarpa, n'amène pas la projection du testicule vers l'anneau).

Absence du réflexe palpébral (le doigt, passé *légèrement*

sur la cornée, n'amène plus l'occlusion réflexe des paupières).

Retour du regard à l'horizontalité (les yeux étaient portés en haut, sous la paupière supérieure, au début de l'anesthésie).

Perte du mouvement associé des deux yeux (strabisme).

La pupille, large au début de l'anesthésie, se contracte et reste contractée tant que dure le sommeil chirurgical.

Si elle se dilate à cette période :

1° C'est que le malade sent et se réveille ;

2° Ou bien, il va vomir ;

3° Ou il a pris trop de chloroforme et un accident est imminent.

Se méfier aussi si les paupières restent entr'ouvertes.

5° Accidents qui peuvent survenir pendant la chloroformisation.

a. *Asphyxie mécanique par chute de la langue :* Cyanose, gêne de la respiration, tirage.

Soulever le maxillaire inférieur et le projeter en avant. Si cela ne suffit pas, ouvrir la bouche, saisir la langue avec la pince et la projeter hors de la bouche sans traction violente.

b. *Asphyxie mécanique par accumulation de mucosités dans le pharynx :* Cyanose, râles humides :

Ouvrir la bouche et nettoyer le pharynx avec la pince armée d'une compresse de gaze.

c. *Efforts de vomissements pendant l'anesthésie.*

Pour les faire cesser, donner du chloroforme. Si, après un vomissement, le malade asphyxie, c'est qu'il a vomi dans sa trachée : nettoyer la gorge et même, si c'est insuffisant, recourir à la trachéotomie et aux moyens indiqués à 6°.

d. *Syncope réflexe du début par irritation nasale ou laryngée.* Il peut y avoir arrêt primitif du cœur ou de la respiration (Voir 6°).

e. *Syncope de la fin, toxique* : par empoisonnement des centres nerveux (Voir 6°).

6° Moyens de combattre les accidents graves de la chloroformisation.

a. *Respiration artificielle.*

Technique : 1° Rapidement, mais sans précipitation, mettre le malade la tête pendante (dépassant légèrement le lit); un aide fixe solidement les pieds.

2° Se placer vers la tête ; empaumer les deux avant-bras vers les coudes et les rapprocher du thorax en le comprimant (*Expiration*).

3° D'un mouvement régulier et symétrique, conduire les deux bras successivement en abduction, en élévation et en projection en arrière. Chez l'adulte, il est nécessaire de fléchir un genou en terre pour faire exécuter aux bras ces derniers temps (*Inspiration*).

4° Par un mouvement inverse, ramener les coudes sur les côtés du thorax pour le comprimer.

5° Rythmer ces mouvements sur ceux d'une respiration normale et avoir un aide prêt à suppléer l'opérateur dès qu'il est fatigué (la respiration artificielle devant être parfois pratiquée pendant longtemps).

b. *Tractions rythmées de la langue et titillation du larynx.*

c. *Application, sur la région précordiale, d'un mouchoir trempé dans de l'eau très chaude.*

d. *Flageller la face avec une compresse mouillée d'eau fraîche.* Frictions énergiques sur le corps et les membres ; ne jamais flageller l'abdomen ni le creux épigastrique.

e. *Mettre la tête pendante en dehors de la table.*

f. *Ouvrir les fenêtres et faire des inhalations d'oxygène, d'ammoniaque, de nitrite d'amyle*, etc.

g. *Injections hypodermiques de caféine et d'éther.*

h. *Faradisation des phréniques* (le pôle + vers le milieu du bord externe du sterno-cléido-mastoïdien et le pôle — à la base du thorax. Interrompre le courant toutes les cinq secondes environ).

i. *Tracheotomie et insufflation pulmonaire :* dans les cas très graves.

7° Soins à donner après l'anesthésie.

Ne jamais asseoir le malade pour le pansement ; mais, au contraire, le laisser pendant plusieurs heures la tête basse.

Ouvrir les fenêtres pour aérer la chambre.

L'opéré est-il un peu long à réveiller, flageller doucement la face avec des compresses d'eau fraîche.

Pour éviter les vomissements du réveil, faire respirer de l'oxygène dès que l'anesthésie est terminée.

Au réveil, laisser le malade tranquille, ne pas le faire causer, ne pas le bouger et le laisser à jeûn, même de boisson, jusqu'au lendemain matin.

Cependant si, après six heures, il n'y a pas eu de nausées, permettre une des boissons suivantes : citronnade, grogs, champagne, eau de Vichy, le tout glacé. Laisser les boissons gazeuses (champagne, limonade, etc.) perdre leur gaz. Ne donner d'abord qu'une cuillerée à café toutes les demi-heures et, si le liquide est bien toléré, une cuillerée à bouche.

S'il survient des vomissements, aucune boisson.

Tourner la tête du malade de côté et tenir près de lui une serviette épaisse, pour qu'il puisse vomir sans bouger.

8° Indications spéciales du chloroforme pour les opérations nécessitant l'anesthésie générale.

Age (enfance), lésions de l'appareil respiratoire (bronchite chronique, tuberculose pulmonaire).

II. — ÉTHÉRISATION.

1° Instruments et produits nécessaires.

Comme pour la chloroformisation. Le masque seul diffère :

Masque de Julliard, composé d'un squelette en fil de fer

mesurant 15 cent. de long sur 12 cent. de large et 15 cent. de haut, recouvert de gaze ou de flanelle; en dedans, un tampon de flanelle pour emmagasiner une quantité suffisante d'éther; en dehors, une couche de mackintosh pour empêcher l'évaporation.

Il faut avoir 200 grammes au moins d'éther pur. Se souvenir que l'éther et ses vapeurs sont très inflammables (flamme, thermocautère, etc.).

2° Anesthésie.

Verser sur le masque une cuillerée à bouche d'éther, l'appliquer sur la face et le retirer après cinq secondes et ainsi de suite (ne pas craindre de forcer la dose au début). Recommander au malade de respirer largement.

Laisser, après quelques minutes, l'appareil sur la figure.

Après deux ou trois minutes, ajouter une nouvelle quantité d'éther, moindre que la première fois (une demi-cuillerée à soupe) et, les fois suivantes, un quart de cuillerée à soupe.

Dès que le malade dort, éloigner le masque pour laisser passer un peu d'air; quand le sommeil est profond, enlever complètement le masque.

3° Marche de l'anesthésie.

Comme pour la chloroformisation; mais la cyanose est de règle, ainsi que les ronchus dus à la gêne de la respiration par les mucosités du pharynx.

Il est souvent nécessaire de pincer la langue.

4° Signes de l'anesthésie.

Comme pour la chloroformisation.

5° Accidents.

Semblables à ceux de la chloroformisation, mais les syncopes sont plus rares et les accidents respiratoires, surtout éloignés, sont plus fréquents.

6° Traitement des accidents.

Comme pour la chloroformisation.

7° Indications spéciales de l'éther pour les opérations nécessitant l'anesthésie générale.

Malades affaiblis, lésions du cœur.

Préférer l'éther au chloroforme, si l'on n'a pas à sa disposition un aide habitué à pratiquer l'anesthésie.

III. — ANESTHÉSIE AU BROMURE D'ÉTHYLE.

1° Instruments et produits nécessaires.

Comme pour la chloroformisation.

Avoir du bromure d'éthyle bien pur et fraîchement préparé.

2° Anesthésie.

Le malade peut être assis ou couché.

Verser d'emblée sur le masque 10 à 15 grammes de bromure d'éthyle et appliquer le masque hermétiquement sur la face.

Si la première dose ne suffit pas, ajouter du liquide anesthésique, sans lever le masque.

Très rapidement, souvent en moins d'une minute, le malade dort.

Cesser l'anesthésie dès que le bras soulevé retombe et que la tête ballotte.

Attendre que le malade se réveille pour donner une nouvelle dose, si l'anesthésie produite par la première a été insuffisante.

Ne pas faire durer le sommeil plus de cinq minutes, sinon recourir au chloroforme qui peut se donner à la suite du bromure d'éthyle.

3° Marche de l'anesthésie.

Très rapide. La période d'agitation est à peine marquée.

La face est un peu colorée, quelquefois même vultueuse.

La pupille est dilatée.

Le réveil est très rapide. Il reste pendant un temps plus ou moins long des phénomènes d'ébriété, mais, après une heure ou deux, le malade peut rentrer chez lui et manger.

4° Accidents.

Très rares, si le bromure d'éthyle est bien employé.

On a noté pourtant un peu d'excitation nerveuse, de la migraine.

Se souvenir que l'anesthésie prolongée amène presque fatalement la syncope, car le bromure d'éthyle est un produit toxique.

En cas d'accidents graves, agir comme pour la chloroformisation.

5° Indications.

Opérations sur les dents, le larynx, le pharynx ; incisions d'abcès, ténotomies, amputations de doigts, dilatation de l'anus, redressement d'ankyloses, réduction de fractures, etc., et toutes les opérations de courte durée.

6° Contre-indications.

Sujets âgés, athéromateux.

ANESTHÉSIE LOCALE

Elle s'obtient surtout par réfrigération (glace, éther, chlorure d'éthyle, etc.) ou par des injections interstitielles (cocaïne, nirvanine, etc.).

I. — PROCÉDÉS PAR RÉFRIGÉRATION.

1° Glace.

1° *Technique :* Mêler intimement deux parties de glace pilée et une partie de sel marin; placer le tout dans un petit sac de gaze dont on entoure la partie à insensibiliser jusqu'à ce que celle-ci devienne blanche.

2° *Indications :* Opérations sur les doigts et les orteils (ongle incarné, amputations ou désarticulations).

3° *Accidents :* Douleurs assez vives au moment du dégel des parties insensibilisées. Gangrène par réfrigération trop prolongée (ne pas laisser le mélange réfrigérant plus de deux ou trois minutes en contact avec les tissus).

2° Éther.

1° *Technique :* Un vaporisateur de Richardson (grand vaporisateur de toilette avec soufflerie composée d'une double poire en caoutchouc, pour régulariser la pression) est rempli aux trois quarts d'éther bien pur. Presser la première poire régulièrement de la main droite, tandis que la gauche, qui tient le flacon, dirige le jet vaporisé sur la partie à insensibiliser, jusqu'à ce que, brusquement, celle-ci devienne d'un blanc neigeux. Projeter le jet d'une distance de 25 à 30 centimètres.

2° *Indications :* Comme la glace, plus : incision des abcès superficiels.

3° *Accidents :* Comme pour la glace. Se souvenir que

les vapeurs d'éther s'enflamment et détonnent (ne pas s'en servir au voisinage d'une flamme du thermocautère, etc.).

3° Chlorure d'éthyle.

1° *Technique :* Casser avec une pince l'extrémité effilée de l'ampoule en verre qui contient le liquide; prendre l'ampoule à pleine main (surtout si la température ambiante n'est pas au-dessus de 10°), la renverser et diriger le jet sur la partie à insensibiliser.

Certains appareils portent une petite douille en cuivre vissée sur le tube, ce qui permet d'ouvrir le tube en dévissant la douille. L'anesthésie obtenue, revisser la douille pour arrêter le jet. Dès l'apparition de l'aspect blanc neigeux des tissus, l'insensibilité est obtenue. (Il suffit de quelques secondes.)

Le coryl, l'anesthyle, etc., s'emploient de la même façon.

2° *Indications :* Ouvertures de panaris, d'abcès, de phlegmons, d'adénites suppurées; ablation de kystes sébacés, de loupes, de lipomes superficiels, d'épulis, de corps étrangers superficiels (balles); extraction de dents (voir ce mot); ponctions d'abcès froids, d'hydrocèles et même, si l'on opère vite, résection ou désarticulation des doigts ou orteils, etc.

3° *Accidents :* Comme pour l'éther.

II. — PROCÉDÉS D'ANESTHÉSIE LOCALE PAR INJECTIONS INTERSTITIELLES.

1° Cocaïne.

1° *Solution :* Prescrire la solution à 1 p. 100, fraîchement préparée (datant de 3-4 jours au plus). Chaque seringue contient 1 centigramme de cocaïne. *Ne pas dépasser 15 centigrammes.*

2° *Instruments :* Une seringue à injections hypodermiques, stérilisable, armée d'une aiguille assez longue. Stériliser par l'ébullition seringue et aiguille.

3° *Malade :* Il ne sera pas à jeûn et, pendant l'opération, il boira soit du café, soit un peu d'alcool (rhum, etc.) coupé d'eau. Dans tous les cas, *il sera étendu horizontalement* et restera ainsi pendant près de deux heures après l'opération. (Ne jamais injecter de cocaïne sur un malade assis, encore moins debout.) Aucun vêtement ne serrera le patient. Asepsie de la peau (voir ce mot).

4° *Technique* : « Fixer de l'œil la place exacte de la future incision et son étendue ; à l'une de ses extrémités, enfoncer d'un coup net la pointe de l'aiguille de Pravaz ; rester en plein derme et, là, pousser légèrement le piston ; une petite boursouflure blanche se fait sur la peau, et, à partir de ce moment, toute douleur du fait de l'injection doit cesser : si le malade souffre, c'est la faute de l'opérateur. Insinuer lentement l'aiguille dans l'épaisseur de la peau et pousser le piston à mesure que l'aiguille avance ; rester dans la trame serrée du derme, ce que l'on reconnaît à la boursouflure légère, au bourrelet blanc, que laisse derrière elle la traînée du liquide, et à la résistance qu'éprouve l'aiguille. Parfois, l'aiguille est trop courte pour parcourir d'un seul trait toute la ligne de la future incision : la retirer et, après avoir rechargé la seringue, si besoin est, l'enfoncer dans le derme un peu en amont du point où s'arrêtait l'injection, car cette région est déjà anesthésiée, et la piqûre n'y est pas douloureuse. » (Reclus).

Attendre cinq minutes avant d'inciser et faire l'incision exactement sur le trajet qu'a suivi l'aiguille.

Si l'opération doit intéresser les tissus profonds, anesthésier de la même façon les plans anatomiques successifs.

5° *Indications* : Très nombreuses. Toutes les opérations justiciables des méthodes précédentes (procédés par réfrigération) et aussi : anus artificiel, cure radicale de hernies, d'hydrocèles, etc.

Contre-indications : Champ opératoire trop vaste ; opération mal réglée ; tissus très enflammés (la cocaïne agit mal sur les tissus enflammés) ou si le sujet est si pusillanime que l'idée seule de l'opération le fait bouger (enfants, par exemple).

Il y a indication : Chez les gens gros ou à tares pulmonaires, cardiaques, etc., chez lesquels l'anesthésie générale est contre-indiquée.

6° *Accidents* : Employée avec prudence, d'après les préceptes précédents, la cocaïne ne cause jamais d'accidents graves. A peine a-t-on noté parfois quelques fourmillements dans les doigts et un peu d'excitation cérébrale.

Cesser l'injection dès que ces phénomènes apparaissent.

7° *Accidents dus à une faute de technique :* Crises nerveuses, pâleur de la face, sueurs froides, faiblesse générale, refroidissement des extrémités, dilatation pupillaire, pouls fréquent (130, 140 pulsations), embarras de la respiration, syncope même la mort.

En cas d'accidents : Inhalations d'ammoniaque, d'acide acétique ou de nitrite d'amyle, aspersion d'eau froide sur le visage ou le thorax, frictions vigoureuses sur tout le corps, inhalations d'éther ou de chloroforme (s'il y a tétanisation du diaphragme), injections sous-cutanées de caféïne, absorption d'alcool coupé d'eau et additionné de 5 à 10 gouttes d'éther.

Si les accidents sont graves et se prolongent : respiration artificielle, tractions rythmées de la langue, compresses d'eau très chaude (presque bouillante) sur la région précordiale, etc. (Voir *Anesthésie générale.*)

2° Nirvanine.

1° *Solution :* Peu toxique, antiseptique (légèrement) et stérilisable par l'ébullition.

Pour les petites opérations, à champ opératoire peu étendu : solution à 5 p. 100 ; dans le cas contraire : solution à 2 p. 100. Ne pas dépasser 55 centigrammes de nirvanine (soit 11 seringues de Pravaz de la première solution et 27 de la deuxième).

2° *Instruments :* Comme pour la cocaïne.

3° *Malade :* Il peut être opéré debout, assis ou couché, à jeûn ou après avoir mangé.

4° *Technique :* Asepsie de la peau.

a. Pour les doigts, faire une ligature à la base du doigt avec un tube en caoutchouc (drain) et injecter peu à peu, de la peau au périoste, une seringue de solution à 5 p. 100

sur un des côtés du doigt. Recommencer de l'autre côté, puis en avant et en arrière.

On injecte de 6 à 8 seringues.

b. Pour le tronc, la face, etc., même technique que pour la cocaïne. Si le champ opératoire est vaste, se servir de la solution à 2 p. 100 et attendre dix minutes avant d'inciser.

c. Pour des tumeurs volumineuses, faire préparer 500 grammes de sérum de Hayem, y ajouter 55 centigrammes de nirvanine et faire, après stérilisation de la solution, une injection de ce sérum, d'après la technique ordinaire.

5° *Indications :* Comme la cocaïne.

6° *Accidents :* Il n'y a jamais d'accidents en ne dépassant pas les doses précédentes. A noter qu'il persiste souvent pendant plusieurs heures un peu de prurit dans la région anesthésiée, parfois une sensation de lourdeur.

Pendant l'opération, la solution de nirvanine amène un suintement sanguin en nappe des tissus sectionnés qui gêne un peu l'opérateur. Pour prévenir cet accident, injecter une séringue de Pravaz d'extrait glycériné de capsules surrénales.

ANTHRAX

Éléments étiologiques : Voy. *Furoncle.*

Signes cliniques : *Anthrax circonscrit :* Tumeur de volume variable, (noix, œuf), formée par des furoncles agglomérés reposant sur une même plaque rouge rapidement circonscrite (troisième jour) et évoluant chacun pour son propre compte : vésicules, pustules, ulcérations, perforations (furoncle guêpier) ; issue de bourbillons multiples ou d'une grosse masse bourbillonneuse unique (fusion des perforations) ; peu ou pas de phénomènes généraux ; cicatrisation par bourgeonnement de la cavité (quinzième jour environ).

Anthrax diffus : Phénomènes généraux graves (infection générale) ; tuméfaction dure, rouge à la périphérie, violacée au centre ; extension périphérique rapide (toute la nuque...) ; douleurs vives, lancinantes (mort possible, dans cette période, par intoxication) ; pustules, ulcérations, perforations ; issue de grosses masses sphacélées, écoulement de pus abondant (nappe purulente sous-dermique) ; mort par suppuration prolongée, ou réparation des tissus, cicatrisation très lente par bourgeonnement (plusieurs mois).

Complications : Infectieuses (abcès à distance, phlébite surtout pour l'anthrax de la face, etc.) ; tenant au siège de l'anthrax (ouvertures articulaires, splanchniques, etc.).

I. — ANTHRAX BIEN CIRCONSCRIT, A LIMITES STATIONNAIRES ; DOULEURS MODÉRÉES ; BON ÉTAT GÉNÉRAL.

A. *Enveloppement humide et chaud de la région enflammée :*

Compresses de tarlatane imbibées de la solution phéniquée faible à 2 p. 100 ou de la solution boriquée à 4 p. 100 ; taffetas gommé, couche de ouate, bande de tarlatane.

B. *Pulvérisations antiseptiques :* 1° Protéger le malade contre l'humidité et le refroidissement en le recouvrant d'une toile imperméable, la région malade restant seule à découvert.

2° Placer à 30 centimètres de la zone enflammée le vaporisateur chargé de la solution phéniquée à 2 p. 100 ou boriquée à 4 p. 100.

Faire par jour trois pulvérisations d'une demi-heure à trois quarts d'heure chacune.

Entre les séances de pulvérisation : Pansements humides.

II. — ANTHRAX PETIT, BIEN CIRCONSCRIT ; BON ÉTAT GÉNÉRAL ; MAIS DOULEURS ATROCES, OU LOCALISATION DANS ZONE DANGEREUSE CERVICO-FACIALE (Lèvres surtout).

1° Débridement large (simple ou crucial), hâtif, au bistouri ou mieux au thermocautère.

2° Pansements humides antiseptiques ou vaporisations phéniquées.

III. — ANTHRAX ENVAHISSANT, DIFFUS ; ÉTAT GÉNÉRAL GRAVE.

Ne pas perdre son temps dans l'emploi des petits moyens. Agir énergiquement de la façon suivante :

Technique : 1° Anesthésier le malade (chloroforme ou éther).

2° Creuser au thermocautère, du centre à la périphérie de la tumeur, des sillons divergents, intéressant toute la peau et pénétrant jusque dans les couches sous-cutanées, sièges fréquents de suppuration profonde.

3° Larder de pointes de feu profondes la périphérie de la zone envahie, sans craindre de dépasser les limites du mal.

4° Pansements humides ou mieux pulvérisations antiseptiques.

Suivre attentivement l'évolution de l'anthrax, et assurer s'il est nécessaire, par des interventions successives, le drainage facile des produits sphacélés et du pus.

A la période de réparation : Pansements à la vaseline boriquée.

IV. — ANTHRAX FIBREUX ÉTENDUS AVEC PHÉNOMÈNES GÉNÉRAUX GRAVES.

1° Débridements larges multiples et profonds au bistouri.

2° Exciser les parties malades aux ciseaux et à la curette tranchante.

3° Pansement humide ou pulvérisation.

Pour le traitement général : Voir *Furoncle*.

ANTISEPSIE. ASEPSIE

Antisepsie : C'est combattre les germes, empêcher leur développement et neutraliser l'effet de leurs toxines.

Asepsie : C'est prévenir l'infection d'une plaie par la suppression préalable des germes propres à la contaminer.

L'asepsie doit être le but du chirurgien ; mais en pratique journalière, en clientèle de ville et surtout de campagne, on sera éclectique et l'on usera des deux méthodes.

Lorsqu'on est appelé à pratiquer une opération quelconque, on devra :

1° Stériliser les instruments et objets de pansement ;

2° Se stériliser les mains ;

3° Stériliser le champ opératoire.

I. — STÉRILISATION DES INSTRUMENTS ET OBJETS DE PANSEMENT.

1° Faire bouillir pendant une demi-heure les instruments dans une solution de carbonate de soude (cristaux des cuisinières) dans un récipient quelconque, mais propre (une poignée de cristaux par litre d'eau). Avoir une grande pince dont les mors tremperont dans la solution bouillante et dont les anneaux sortiront du récipient ; elle servira à pêcher les objets stérilisés. N'y plonger les instruments que quand l'eau est bouillante, pour éviter un séjour trop prolongé qui les rouille ; les désarticuler avant.

Rouler dans la ouate la pointe des bistouris, aiguilles de Reverdin et autres instruments sujets à s'émousser.

Faute de carbonate de soude, se servir de sel de cuisine (une poignée par litre) ou de cendres à lessive ou bien encore, procédé plus rapide, verser de l'alcool (faute d'alcool se servir d'eau-de-vie, de rhum, etc.), dans une cuvette, y placer les instruments et allumer l'alcool avec une allumette, comme si l'on faisait un punch. Ne pas placer dans le punch les bistouris, aiguilles, etc. ; mais les flamber en les passant, tenus entre les mors d'une pince, dans la flamme d'une lampe à alcool.

Ce dernier moyen (flambage à la lampe à alcool), sera utile lorsqu'on veut stériliser peu d'instruments : aiguilles de la seringue de Pravaz, instruments nécessaires pour un pansement, stylet avant une exploration.

2° Dans un second récipient, dans la solution de carbonate de soude ou de sel, mettre à bouillir ensemble pendant une demi-heure six serviettes ou mouchoirs, quantité suffisante de petites compresses-éponges en tarlatane ou tampons de ouate hydrophile, une ou deux brosses à mains en soie de porc et à dos de bois, qui serviront pour le nettoyage final du chirurgien et du malade, les objets qui serviront aux sutures (soie, crins, etc.) et un drain s'il y a lieu.

Les catguts ne supportent pas l'ébullition ; on les vend d'ailleurs prêts à être utilisés.

Les fils d'argent pourront être flambés.

3° Dans deux bouilloires à bec, d'une contenance de 2 à 3 litres, avoir : dans la première, de l'eau simple ayant bouilli à gros bouillons pendant une heure et refroidie; dans la seconde, de l'eau en pleine ébullition sur le feu. L'eau de ces bouilloires servira aux lavages du chirurgien et du champ opératoire, ainsi qu'à la préparation des solutions antiseptiques.

4° Verser un peu d'alcool dans trois ou quatre cuvettes et y mettre le feu. Pendant que le punch brûle, prendre les cuvettes *avec les deux mains par l'extérieur, sans mettre les pouces en dedans* et incliner chaque cuvette alternativement à droite, à gauche, en avant et en arrière, de façon que la flamme lèche toutes les parois. Il faut quatre cuvettes : n° 1 pour les instruments ; n°s 2 et 3 pour le lavage des mains du chirurgien et du champ opératoire avant l'opération; n° 4 pour le lavage des mains pendant l'opération.

II. — PREMIER LAVAGE DE L'OPÉRATEUR ET DU MALADE.

L'opérateur, en bras de chemise, les manches retroussées au-dessus des coudes, les reins ceints d'un tablier sortant de la lessive, se lave d'abord les mains au savon (savon de Marseille ordinaire ou mieux encore savon noir) avec une brosse non bouillie. Ce lavage se fera dans une cuvette non flambée et, mieux encore, sous un filet d'eau, versé avec une cruche, un pot à eau ou de préférence sous le robinet.

Cela fait, l'opérateur trempe ses mains dans la cuvette n° 2 remplie aux trois quarts d'eau bouillie chaude, et dans laquelle on aura fait dissoudre un des paquets suivants :

Sublimé...........................	1 gramme.
Acide tartrique........................	4 grammes.
Carmin d'indigo......................	5 mill. pour colorer.

ou

Cyanure de mercure..................	1 gramme.
Borate de soude......................	2 grammes.
Chromate de potasse..................	Q. s. pour colorer.

Cette dernière solution a l'avantage de ne pas détériorer les instruments nickelés et de pouvoir s'employer aussi pour les immerger pendant l'opération.

En cas d'urgence absolue et d'isolement complet, se servir comme antiseptique de la solution de sel ou de carbonate bouillie.

Faire ensuite la première *toilette du champ opératoire* :

Laver au savon et à la brosse bien au delà de la zone à opérer; raser la région s'il y a des poils.

Terminer ce premier lavage en enlevant le savon et les poils provenant du rasage (frotter sous un filet de liquide antiseptique — solution de sublimé ou de cyanure — avec une compresse bouillie, qu'on aura pêchée avec la grande pince du récipient où ont bouilli les objets de pansement).

Placer sur la région nettoyée une serviette ou un mouchoir bouilli, bien étendu, pour l'empêcher d'être de nouveau souillée.

III. — SECOND LAVAGE DE L'OPÉRATEUR ET DU MALADE.

Avec une brosse bouillie, dans une des cuvettes flambées (n° 2) aux trois quarts pleine d'eau bouillie, dans laquelle on aura fait dissoudre un paquet de sublimé ou de cyanure, nouveau brossage des mains de l'opérateur au savon ou mieux à la solution de savon dans l'alcool (à saturation).

Ce second savonnage sera fait avec le plus grand soin ; il devra durer environ un quart d'heure, pendant qu'on endort le malade. Commencer par brosser et savonner les avant-bras jusqu'au delà du coude, puis le dos de la main ; savonner et brosser chaque doigt, l'un après l'autre, en insistant sur les points suivants : plis dorsaux et plis palmaires, contours des ongles, espaces interdigitaux et surtout dessous des ongles. Brosser assez énergiquement pour que la peau rougisse.

Un aide verse sur les mains et les avant-bras, avec la bouilloire, un filet d'eau bouillie pour enlever le savon, puis un filet d'alcool pour dégraisser la peau et permettre au sublimé d'agir et l'opérateur baigne ses mains pendant quelques minutes dans la cuvette n° 3 contenant encore de la solution de sublimé ou de cyanure préparée comme il a été dit précédemment.

Procéder ensuite au second lavage du malade : 1° avec du savon ou mieux solution alcoolique de savon (se servir de la seconde brosse bouillie) ; 2° rinçage à l'alcool ; 3° à la solution de sublimé (cuvette n° 3).

Filet d'eau bouillie sur les mains de l'opérateur, qui baigne de nouveau ses mains pendant quelques minutes dans la cuvette n° 4 (solution chaude de sublimé ou de cyanure).

IV. — DERNIERS PRÉPARATIFS DE L'OPÉRATION.

Quatre serviettes ou mouchoirs bouillis sont placés autour du champ opératoire laissé libre à leur centre. Ces mouchoirs ou serviettes sont retenus et fixés les uns aux autres par quatre pinces à forcipressure, bouillies.

Les instruments sont laissés dans le récipient où ils ont bouilli ou bien placés dans un plateau flambé et recouverts d'une compresse bouillie, pour les mettre à l'abri des poussières.

On peut encore les immerger dans une solution de cyanure de mercure ou de carbonate de soude bouillie.

Tant que durera l'opération, veiller à ne toucher que des objets stérilisés et se tremper de temps en temps les mains dans la cuvette n° 4, dont la solution n'a pas été souillée. La faire renouveler, si c'est nécessaire, mais alors veiller à ce que l'aide qui la vide la prenne en dehors, *sans mettre ses pouces en dedans*. Si elle vient à être souillée, la flamber de nouveau avant de faire la solution.

V. — AIDES.

S'ils ne sont pas habitués aux opérations, *s'en servir le moins possible.*

Leur faire voir avant de commencer : comment on tient une cuvette avec les mains, les doigts en dehors; comment on ouvre un paquet de ouate ou de gaze.

Leur recommander *de ne pas faire de zèle* et *de ne faire que ce qu'on leur commande et comme on leur commande.* S'il est indispensable d'y avoir recours, ils devront se laver les mains comme l'opérateur, mais seront l'objet *d'une surveillance incessante.*

VI. — PANSEMENT.

On utilise surtout le pansement sec : gaze stérilisée, iodoformée, salolée.

Si l'on doute de la stérilisation du pansement à mettre au contact de la plaie opératoire, se servir d'une compresse bouillie.

Les pansements ultérieurs nécessitent les mêmes soins que l'opération elle-même.

Les instruments seront stérilisés. Enlever, pendant ce temps, le pansement jusqu'à la compresse ou à la gaze qui est au contact de la plaie, en ne touchant pas à la partie centrale du pansement. Puis, les mains du praticien seront savonnées, brossées, passées à l'alcool et au sublimé.

La dernière couche du pansement est alors enlevée avec une pince stérilisée (et non avec les doigts), surtout si la plaie suppure. Dans ce dernier cas, laver la plaie avec une compresse trempée dans l'eau salée ou bicarbonatée ou dans la solution de sublimé ou de cyanure.

Si la plaie va bien, changer le pansement sans faire de lavages.

VII. — ANTISEPSIE SPÉCIALE A CERTAINES RÉGIONS.

1° Œil.

Ne pas employer les solutions irritantes. Faire d'abord un lavage du bord ciliaire et des paupières à la solution de carbonate de soude, puis lavage de l'œil avec la solution suivant tiède :

Biiodure de mercure....................	0,05 centig.
Eau bouillie............................	1 litre.

L'eau boriquée n'est qu'un moyen d'avoir de l'eau bouillie ; mais la solution est peu antiseptique.

2° Oreille.

Remplir l'oreille de glycérine pour dissoudre le cérumen ; puis grand lavage à l'eau boriquée chaude ; mettre ensuite dans l'oreille 4 à 5 gouttes d'alcool à 90° saturé d'acide borique ou de la glycérine phéniquée :

Glycérine.............................	10 grammes.
Acide phénique.......................	1 gramme.

3° Bouche et pharynx.

Désinfection complète impossible.

Prescrire solution avec :

Acide thymique........................	1 gramme.
Eau....................................	1 litre.

Le malade se gargarisera et se lavera la bouche avec cette solution. Il se brossera les dents, les gencives, le palais, la langue, le plancher de la bouche et la face interne des joues avec une brosse à dents bouillie et trempée dans la solution d'acide thymique.

Renouveler les lavages chaque fois que le malade aura mangé ou bu.

4° Nez.

Irrigations nasales avec le siphon de Weber rempli d'une solution boriquée ou d'eau salée bouillie; mais s'abstenir si les fosses nasales sont rétrécies ou offrent un obstacle.

Dans ce cas, faire appliquer matin et soir dans le nez, gros comme un pois de vaseline boriquée et maintenir pendant dix minutes le malade couché, regardant le plafond.

5° Rectum.

Purger le malade la veille; le matin de l'opération, prescrire un lavement à la glycérine suivi d'un second lavement à l'eau boriquée.

Au moment de l'opération, raser et brosser avec soin l'anus, puis nouveau lavage de rectum à l'eau boriquée.

Il vaut mieux raser l'anus dès la veille si c'est possible.

Pendant la semaine qui précède l'opération, faire prendre au malade, chaque jour, un cachet avec 50 centigrammes de naphtol β.

Pendant les deux jours qui précèdent l'opération, régime lacté absolu.

Après l'opération, tamponner le rectum avec un gros drain entouré de gaze iodoformée. Continuer le naphtol et le lait. Constiper le malade pendant les six ou huit jours qui suivent l'intervention avec 1 à 5 pilules de 2 centigrammes d'extrait thébaïque.

6° Vagin et utérus.

Purger la malade la veille ; lavement avec deux cuillerées de glycérine le matin de l'opération.

Dès la veille, raser la vulve; savonnage du vagin ; injection au sublimé (25 centigrammes par litre); tamponnement vaginal à la gaze iodoformée.

Au moment de l'opération, lavage et brossage de la vulve et du vagin ; comme pour une opération ordinaire.

7° Voies urinaires.

Voir *Rétention d'urine.*

APPENDICITE (COMMUNE)

Éléments étiologiques : Toxi-infection (bactérium coli, staphylocoque, streptocoque, pneumocoque...). — *Causes locales :* Calculs (autochtones), coudures (transformation en cavité close et exaltation de la virulence des microorganismes). — *Causes générales* : (Grippe, fièvre typhoïde...). État défectueux du tube digestif (atonie intestinale, entérocolite). Hérédité. Appendicites familiales. Enfance et adolescence (surtout).

Signes cliniques : 1° *Appendicite aiguë :* Douleur (en coup de pistolet) dans la fosse iliaque droite, vomissements, fièvre plus ou moins vive, pouls rapide et fort, facies légèrement grippé, langue saburrale, constipation; douleur exquise à égale distance de l'épine iliaque et de l'ombilic (point de Mac Burney), hyperesthésie et contracture musculaire localisées à la fosse iliaque droite. Guérison (24 ou 48 heures) ou péritonite septique diffuse ou, plus souvent :

Péritonite localisée périappendiculaire : Atténuation des phénomènes réflexes (altération des traits, contracture musculaire, etc...), persistance de la fièvre, apparition du *plastron iliaque*, douloureux à la pression, submat à la percussion superficielle, sonore à la percussion profonde. Guérison par résolution (du 5e au 10e jour), ou bien :

Abcès périappendiculaire : Persistance de la fièvre, dissociation fréquente du pouls et de la température, traits tirés, plastron très douloureux à la pression (fluctuation!) : péritonite généralisée (rupture de la poche) ou abcès multiples péritonéaux enkystés, ou bien ouverture cutanée, viscérale (intestin, vessie, etc...).

2° *Appendicite à rechute :* Crises aiguës, d'intensité et de gravité extrêmement variables, se succédant à intervalles indéterminés et séparées par des périodes de calme caractérisées par la disparition absolue ou la simple atténuation des phénomènes locaux (induration persistante dans la fosse iliaque), fonctionnels (le malade sent son ventre).

Recommandations très importantes : Dès que le diagnostic d'appendicite est posé, ou mieux, dès qu'il est soupçonné, s'assurer le concours d'un chirurgien.

Nécessité d'une surveillance de tous les instants, afin d'être en mesure de saisir, dès leur apparition, les moindres modifications de l'état local ou général, susceptibles d'imposer une intervention d'urgence.

En cas de doute sur l'opportunité de l'intervention, opérer : Ne jamais recourir aux purgatifs ou aux lavements.

I. — APPENDICITE AIGUE.

A. — L'appendicite vient de se déclarer.

a. *Douleur au point de Mac Burney, contracture musculaire et hyperesthésie de la fosse iliaque, vomissements, fièvre (38°-39°), pouls rapide, régulier, bien frappé, facies satisfaisant.*

Instituer rigoureusement le *traitement médical : « Glace* en permanence sur le ventre ; *diète* absolue (pas même de lait) ; deux ou trois cuillerées d'eau de Vichy toutes les deux heures, si la soif est trop vive ; *immobilisation absolue de l'intestin* par l'opium en pilules de 1 centigramme (5 centigrammes par vingt-quatre heures pour un enfant de quatre à cinq ans ; 10 centigrammes pour un enfant de dix à quinze ans ; 15 centigrammes pour un jeune homme ou un adulte. Surveiller toujours les malades au point de vue des accidents d'intoxication possibles) » (Jalaguier).

Surveiller attentivement le malade. Que devient-il ?

b. *Amélioration progressive : chute de la fièvre et abaissement parallèle du nombre des pulsations ; peu ou pas de vomissements ; douleur très atténuée ; bon facies.*

« Continuer dans toute sa rigueur le traitement médical. »

c. *Amélioration* (b) *aboutit à la guérison, au bout de quelques jours : apyrexie, pouls normal, plus de douleur, gaz par l'anus, facies excellent.*

« Cesser l'administration de l'opium. Régime lacté et repos absolu pendant les dix jours qui suivent la disparition des phénomènes morbides. Agir ensuite progressivement pour la reprise de la vie ordinaire et de l'alimentation normale. »

d. *Après début comme pour* a : *chute de la fièvre et*

pouls de plus en plus rapide et faible : facies grippe (2e ou 3e jour de la maladie).

Intervention chirurgicale immédiate (Péritonite septique diffuse).

e. *Après début comme pour* a : *pas d'amélioration progressive; mais, au contraire, fièvre croissante, pouls de plus en plus rapide, respiration accélérée, vomissements persistants, facies péritonéal ; pas de plastron iliaque (localisation de la péritonite).*

Laparotomie d'urgence (péritonite diffuse).

f. *Après début comme pour* a : *Sensation nette de plastron iliaque, fièvre persistante, pouls rapide et bien frappé ; douleur vive par la pression au niveau de l'empâtement iliaque progressivement croissant.*

Continuer dans toute sa rigueur le traitement médical comme pour *a* et surveiller toujours attentivement le malade.

Que devient-il?

1° Atténuation progressive des phénomènes; fin de la crise (apyrexie, pouls parallèle) arrivant du 6e au 10e jour.

« Après vingt-quatre heures d'apyrexie complète, mais alors seulement, donner la première tasse de lait. N'administrer (s'il y a lieu) un simple laxatif (huile de ricin ou calomel) que vingt-quatre ou trente-six heures après la fin de la crise. Régime lacté exclusif et glace sur le ventre jusque vers le 15e jour après la crise. Régulariser les évacuations intestinales par des suppositoires ou des lavements glycérinés et un laxatif (huile de ricin) donné tous les trois ou quatre jours. Laisser le malade au lit jusqu'à la disparition de tout phénomène local. »

2° Pas d'atténuation des phénomènes ou, après atténuation fugace, reprise aiguë (5e ou 6e jour), fièvre croissante, pouls rapide ou dissociation du pouls et de la température; plastron de plus en plus douloureux spontanément et à la pression.

Intervenir, sans tarder : *Incision large.*

Technique : Antisepsie de la région iliaque droite, des mains, des instruments. Anesthésie générale.

1° Incision cutanée (au siège de l'abcès). Le plus souvent : incision oblique de 10 à 15 centimètres, à 1 centimètre en avant de l'épine iliaque antérieure et supérieure, mi-partie au-dessus, mi-partie au-dessous de cette épine (ouvrir la partie la plus basse de la fosse iliaque). Hémostase.

2° Inciser l'aponévrose du grand oblique ; en repérer les lèvres avec des pinces hémostatiques.

3° Inciser le petit oblique et le transverse.

4° Inciser au bistouri ou aux ciseaux le tissu cellulaire sous-péritonéal (fascia transversalis), infiltré, jaunâtre.

5° Abandonner le bistouri et user de la sonde cannelée pour érailler le péritoine (intestin adhérent au-dessous).

6° Chercher avec le doigt un point dépressible, au milieu des adhérences péritonéales et l'effondrer pour donner issue au pus.

7° Elargir (à la sonde cannelée, aux ciseaux conduits sur l'index) l'orifice ainsi produit.

8° Déterger la cavité (prudemment explorée avec l'index) avec des tampons montés aseptiques.

9° Drainer avec un ou deux gros drains, si possible, entourés de gaze et portés avec une pince jusqu'au fond de la cavité ; drainer très exactement les prolongements (reconnus à l'exploration digitale) supérieur, rétrocolique et inférieur, pelvien ; fixer les drains à la peau par un point de suture.

10° Ne pas suturer la plaie abdominale ; la recouvrir de gaze iodoformée et par-dessus appliquer un bon pansement ouaté fixé par un bandage de flanelle.

En cas d'absence d'adhérences, si le péritoine libre est interposé entre l'abcès et la paroi abdominale, protéger exactement le péritoine avec des compresses aseptiques, avant d'aller à la recherche de l'abcès et de l'ouvrir ; *ou mieux* (en cas d'éducation chirurgicale insuffisante) *tamponner la plaie*, tout autour de la région cæcale avec de la gaze iodoformée (drainage d'appel : ouverture spontanée de la poche au bout de quelques jours).

Ne jamais chercher à enlever l'appendice, s'il ne se présente pas de lui-même.

Ablation de l'appendice.

Technique : 1° Étaler le méso-appendice en tirant prudemment sur l'appendice.

2° Saisir la base du méso entre les mors d'une pince de

Kocher et sectionner aux ciseaux ce méso entre la pince et l'appendice.

3° Bien isoler l'appendice jusqu'à son point cæcal d'implantation et appliquer à sa base une ligature au catgut (3 nœuds).

4° Sectionner au thermocautère l'appendice au-dessous du fil et détruire au thermo la muqueuse du moignon ainsi produit; réunir, si possible, séreuse à séreuse, les lèvres du moignon, avec un fin surjet de catgut.

5° Enfouir, dans un pli de la paroi cæcale, le moignon appendiculaire, à l'aide de quelques points de Lembert au catgut ou à la soie.

6° Appliquer sur le méso une bonne ligature à la soie ou au catgut.

Suites opératoires : La guérison est la règle.

En cas de récidive : (Fièvre, douleur, etc.), penser à un abcès à distance, à une péritonite à foyers enkystés multiples ; rechercher ces différents foyers et les ouvrir, si possible.

B. — L'appendicite évolue depuis un temps plus ou moins long.

S'informer exactement de la marche des accidents depuis le début.

Diagnostiquer l'état actuel et agir, suivant les circonstances, comme pour A (appendicite légère, avec péritonite localisée plastique, suppurée. (Importance du pouls, de la température, leur dissociation, facies).

a. *Douleurs vives à maximum dans les fosses iliaques, vomissements bilieux, fécaloïdes ; météorisme, pouls rapide, petit, fuyant ; température (38°-39°); pas de plastron iliaque : facies grippé (péritonite généralisée) :*

Intervenir d'emblée : Laparotomie médiane ; drainage par les fosses iliaques ; lavage du péritoine (eau bouillie).

b. *Péritonite généralisée à la période ultime : agonie (plus de pouls, refroidissement des extrémités) :*

Rejeter toute idée d'intervention.

c. *Douleurs abdominales peu vives; peu ou pas de météorisme; diarrhée, fièvre nulle* (37°); *pouls très rapide, faible, irrégulier; facies grippé; teint plombé, terreux; subictère (péritonite septique diffuse)* :

S'abstenir de toute intervention.

II. — APPENDICITE A RECHUTES.

« Exposer au malade et à sa famille la situation telle qu'elle est, avec tous ses périls, et conseiller énergiquement l'extirpation à froid de l'appendice, après la première crise. »

BARTHOLINITE

Éléments étiologiques : Vaginite (surtout gonococcique), inflammation d'un kyste de la glande (plus rare).

Signes cliniques : Tuméfaction et œdème de la partie postérieure de la grande lèvre; douleur, rougeur, chaleur, fluctuation. Si l'ouverture est spontanée, il persiste des fistules. Rechutes fréquentes (excès de coït, blennorragie, règles, etc.). Inflammation chronique : glande tuméfiée et hypersécrétion purulente contagieuse (blennorragie).

1° Abcès aigu.

Incision très large, parallèle à la grande lèvre (après soins antiseptiques ordinaires), à l'union de la muqueuse et de la peau.

Lavage à la solution phéniquée forte et tamponnement à la gaze iodoformée. Repos au lit.

2° Bartholinite à répétition.

Extirper la glande totalement, de préférence à froid, avec les ciseaux courbes ; mettre un drain et réunir ; pansement sec.

Enlever le drain après quarante-huit heures.

3° Bartholinite chronique avec fistule persistante.

Traitement comme pour 2°.

BLENNORRAGIE CHEZ L'HOMME

Éléments étiologiques : Coït infectieux (Gonocoque).

Signes cliniques : A. *Blennorragie aiguë :* Début : quatre à cinq jours après le coït infectant, prurit au méat avec humeur opalescente qui en agglutine les lèvres tuméfiées et rouges.

Période d'augment : Méat plus rouge ; douleur à la miction de plus en plus vive ; écoulement purulent, jaune verdâtre, tachant la chemise ; urètre douloureux à la pression.

Période d'état : signes précédents ; pesanteur dans les bourses ; érections douloureuses (parfois chaudepisse cordée) ; l'écoulement peut être teinté de sang. Souvent envahissement de l'urètre profond (pollakiurie avec ténesme, etc.).

Période de déclin : diminution, puis disparition graduelle des signes précédents, ou bien :

B. *Blennorragie chronique :* 1° Localisée à l'urètre antérieur. Gouttelette de pus apparaissant chaque matin au méat (goutte militaire) et pouvant donner naissance à des recrudescences de la blennorragie après un excès ; parfois simple écoulement séreux. Examen avec l'explorateur de Guyon. En faisant uriner le malade dans deux verres, on trouve du pus ou des filaments dans le premier, le matin.

2° Localisée à l'urètre postérieur : Fréquence des mictions. En faisant uriner le malade dans deux verres, on trouve dans le second des filaments blanchâtres et du pus. Quelquefois dans la journée fausses éjaculations (pus de l'urètre postérieur), surtout au moment de la défécation. Diminution et même disparition de la puissance génésique. Examen à l'explorateur de Guyon.

I. — BLENNORRAGIE AIGUË.

A. — Blennorragie aiguë au début.

Avant que l'écoulement ne soit devenu purulent (vingt-quatre à quarante-huit heures après le début) :

Traitement abortif : 1° Faire uriner le malade.

2° Nettoyer le gland et surtout le méat avec un tampon de ouate hydrophile trempé dans l'eau boriquée.

3° Lavage de l'urètre antérieur.

Technique : 1° Mettre dans un bock, muni d'un tube en caoutchouc de 2 mètres, un litre de solution de permanganate à 1 p. 2000 à 38° centigrades ; adapter au tube en caoutchouc une canule en verre de Janet préalablement flambée.

2° Élever le bock à 75 centimètres environ au-dessus de l'urètre (plutôt moins que plus) et laisser passer le liquide, après avoir placé la canule de Janet au méat. La canule est tenue de la main droite ; la verge du malade est prise au-dessous du gland avec la main gauche. Quand l'urètre est plein, le malade éprouve le besoin de contracter les muscles du périnée et l'on sent sous le doigt le canal distendu : arrêter alors le jet de liquide en pinçant le tube en caoutchouc entre le pouce et l'index, retirer la canule, laisser l'urètre se vider et recommencer jusqu'à ce que le bock soit vide.

3° Nettoyer de nouveau le méat avec un tampon de ouate hydrophile propre et coiffer le gland d'un morceau de ouate trempé dans l'eau boriquée.

Conseiller au malade de ne pas uriner avant deux heures.

4° *Cinq heures après*, faire un second lavage, mais avec une solution de permanganate plus concentrée (1 gramme p. 1500). Même manuel opératoire.

5° *Cinq heures après*, troisième lavage (solution à 1 gr. p. 1000). Pas plus de 500 grammes de liquide.

6° *Repos de douze heures* pour laisser reposer le canal irrité, puis quatrième lavage à 1 gramme pour 2.000.

7° Continuer ces lavages toutes les douze heures pendant quatre jours.

Ne pas persister au delà, si l'écoulement n'est pas tari, et agir comme pour II.

II. — BLENNORRAGIE AIGUE CONFIRMÉE.

Écoulement datant de plus de vingt-quatre heures (purulent).

1° *Indications générales :* S'abstenir d'alcool, café, bière, mets épicés, truffes, champagne, vin pur ; de lectures ou de contacts excitants (bals, théâtre), veillées, longues marches.

Dès le début porter un suspensoir.

Prévenir le malade des dangers de l'inoculation aux yeux du pus blennorragique.

Boissons (elles devront être prises abondamment) : lait,

eau de Vichy ou eau avec 10 grammes de bicarbonate de soude par litre.

Prendre chaque jour un grand bain tiède d'une heure et, quatre fois par jour, des bains locaux de la verge dans une solution de permanganate à 1 p. 5000.

2° *Indications locales :* Le gland doit être encapuchonné dans un peu de ouate humide (eau boriquée à 4 p. 100) pour éviter la souillure de la chemise (cause de réinoculation); pour maintenir le pansement, se servir d'un condom, fixé à sa base sur l'orifice du suspensoir.

Une ou deux fois par jour (on peut aller jusqu'à quatre fois, d'après la tolérance de l'urètre) faire des lavages de l'urètre antérieur d'après la technique de I, 1, 2 et 3, mais d'abord avec une solution à 1 p. 5000.

Si l'on ne peut surveiller les lavages de l'urètre, prescrire quatre injections par jour avec une seringue urétrale. Ne pas injecter plus de 3 à 5 grammes de liquide, le laisser un moment dans le canal et malaxer l'urètre.

Si la réaction est extrêmement vive, se borner, comme traitement, aux indications générales. Ne commencer le traitement local qu'après la chûte des phénomènes suraigus.

III. — PÉRIODE D'ÉTAT.

1° Mêmes indications générales.

2° Concentrer la solution pour les lavages (ou les injections) progressivement jusqu'à 1 p. 2000 et même 1 p. 1000, selon tolérance de l'urètre.

3° Si l'inflammation gagne l'urètre postérieur, faire le lavage des deux urètres (antérieur et postérieur).

Technique : Mêmes instruments que pour I, A, mais le bock sera placé à 1m,30 ou 1m,50 au-dessus de l'urètre ; la canule sera appliquée hermétiquement sur le méat. Si le sphincter urétral offre de la résistance, faire faire au malade de profondes inspirations ou lui dire de pousser comme pour uriner. Le liquide pénètre dans la vessie jusqu'à l'apparition du besoin d'uriner;

Injecter un demi-litre en deux ou trois reprises et, après chaque injection, faire uriner le malade, couché pour les premières et debout pour la dernière.

Pas plus d'un lavage par jour: solution à 1 p. 5000; ne passer aux solutions plus concentrées que quand l'urètre sera redevenu souple; augmenter la concentration de la solution jusqu'à 1 p. 2000 et même à 1 p. 1000.

Après le lavage, même pansement local que pour I.

IV. — PÉRIODE DE DÉCLIN.

1° Mêmes indications générales.

2° A l'intérieur prescrire :

Poudre de cubèbe	10 grammes.
Copahu	5 —
Essence de menthe	V gouttes.

A prendre en trois fois, dans la journée, dans du pain azyme, au moment des repas;

Ou bien :

Capsules de santal jaune	N° 50

de 5 à 10 par jour, selon tolérance.

3° *Localement :* Supprimer les lavages au permanganate. Les remplacer par :

Airol	2 grammes.
Glycérine	15 —
Eau	5 —

Prendre, une ou deux fois par jour, une injection de 10 cent. cubes de cette émulsion, après lavage de l'urètre à l'eau boriquée;

Ou bien par la formule de Ricord :

Sulfate de zinc	1 gramme.
Acétate de plomb	2 grammes.
Laudanum de Sydenham }	ãã 3 —
Teinture de cachou }	
Eau	Q. S. pour 250 grammes.

Après guérison, continuer une bonne hygiène (alimentation peu épicée, pas d'excitants, pas d'alcool, pas de veillées, etc.) et s'abstenir de tout coït pendant un mois.

Pour les complications : orchite, cystite, etc., voyez ces mots.

V. — BLENNORRAGIE CHRONIQUE.

1° L'affection est assez récente.

Commencer par de grands lavages au permanganate de l'urètre antérieur, ou des deux urètres, selon la localisation du mal: d'abord solution à 1 pour 4000, puis concentrer jusqu'à 1 p. 1000; lorsque les urines cessent d'être troubles et qu'il n'y a plus de gonocoques (nécessité d'un examen bactériologique), remplacer le permanganate par la solution de sublimé à 1 p. 20000 pour les lavages (voir la technique I et III).

2° L'affection est ancienne et les lésions plus profondes.

Faire des *instillations locales.*

Technique : Instruments nécessaires: une seringue à instillations de Guyon, un explorateur perforé à boule, se vissant sur la seringue et une solution de nitrate d'argent (de 1 gramme à 5 grammes pour 100).

Remplir la seringue, y visser l'explorateur, purger le tout.

Faire uriner le malade et laver son canal à l'eau boriquée.

Introduire l'explorateur à boule jusqu'au point reconnu malade (sensibilité spéciale); instiller en ce point, en tournant la manette du piston (un demi-tour fait sourdre une goutte de liquide) très lentement, quelques gouttes, en ramenant la sonde légèrement au dehors ; laisser celle-ci en place une ou deux minutes pour permettre au médicament d'agir au point malade ; retirer l'appareil.

Pour instiller l'urètre postérieur, après avoir *fait uriner* le malade et avoir lavé l'urètre à l'eau boriquée, introduire la boule de l'instrument au delà du sphincter membraneux (sensation spéciale) et instiller, non plus quelques gouttes, mais de 30 à 40 gouttes, car elles tombent dans la vessie.

3° Dans les cas anciens, s'accompagnant d'un rétrécissement (même large).

Avoir recours à la dilatation avec les bougies métalliques

(Béniqué, ou mieux bougies de Guyon ou de Bazy, avec conducteur).

Pousser la dilatation jusqu'au n° 30 de la filière Charrière, en débridant le méat, qui n'admet guère au delà du n° 26.

Souvent, combiner les trois traitements : lavages, instillations et cathétérisme.

Ne pas négliger le traitement général : Hygiène, toniques, hydrothérapie (bains de mer).

Ne permettre le mariage aux malades atteints de blennorragie chronique que lorsque, après plusieurs examens, les mucosités urétrales et les filaments de l'urine ne contiendront plus de gonocoques et lorsque l'examen avec les bougies exploratrices à boule aura démontré que le canal n'offre plus de points spécialement douloureux.

Recommander au malade, même après ce double examen, de ne coïter qu'après avoir uriné et de se laver le gland et le méat après chaque coït avec une solution de sublimé à 1 gramme p. 5000.

Prescrire pour la femme, trois fois par jour, pendant les premiers mois de mariage, des injections vaginales au sublimé :

Sublimé..............................	0,50 centigr.
Acide tartrique......................	2 grammes.
Carmin d'indigo.....................	Q. S. pour colorer.

En un paquet. Un paquet pour une injection de deux litres.

BRULURES

Éléments étiologiques : Liquides, gaz, vapeurs, corps solides, calorique rayonnant, caustiques.

Signes cliniques : A. *Locaux.* — *1er degré :* Rougeur et tuméfaction. — *2e degré :* Phlyctènes à liquide citrin, gélatineux, opalin, séro-purulent; au-dessous d'elles (rupture artificielle ou spontanée), derme rouge, congestionné; suppuration et cicatrisation; coexistence d'une zone érythémateuse du 1er degré. — *3e degré :* Mortification du corps muqueux et de la couche papillaire : phlyctènes à contenu trouble, sanguinolent et au-dessous, escarres sèches ou molles, jaunâtres; ou bien escarres jaunâtres, dures (sans phlyctènes); chûte des escarres vers le douzième jour; cicatrice déprimée, blanche. — *4e degré :* Mortification de tout le derme et du tissu cellulaire : escarrification sèche, lenteur et irrégularité des phénomènes d'élimination des escarres et de réparation, cicatrisation souvent vicieuse. — *5e degré :* Mortification des muscles, vaisseaux et nerfs : escarres dures, épaisses; leur chûte lente, détermine souvent des hémorragies graves, des ouvertures articulaires, etc ; cicatrisation difforme. — *6e degré :* Os lui-même atteint; carbonisation totale; segment de membre noir, sec, dur.

B. *Généraux.* — Douleur (en raison inverse de la profondeur des lésions, en raison directe de leur étendue), choc nerveux, soif vive, fièvre (infection locale ou phlegmasies viscérales), complications multiples (centre nerveux, appareils pulmonaire, digestif, urinaire...). Évolution variable; guérison, souvent très lente à obtenir; mort par complications, suppuration prolongée (fièvre hectique), collapsus.

Règles fondamentales : 1° Considérer toute brûlure comme infectée primitivement et ne la panser proprement qu'après l'avoir soigneusement désinfectée.

2° Anesthésie générale (chloroforme, éther) toutes les fois que le nettoyage, indispensable, détermine de vives douleurs.

3° Surveiller attentivement la cicatrisation : modérer le bourgeonnement excessif de la plaie par le crayon de nitrate ou l'application de la pommade soufrée à 10 p. 100. Songer, pour les éviter, aux difformités par cicatrice (soudure des doigts, des paupières, du bras au tronc, etc...).

I. — BRULURES TRÈS ÉTENDUES; CHOC NERVEUX; DOULEURS EXCESSIVES.

1° Débarrasser le malade de ses vêtements en les coupant avec des ciseaux; agir avec grande douceur, sans tirer, et en humectant les parties adhérentes avec de l'eau boriquée tiède pour les décoller.

2° Bains tièdes prolongés (plusieurs heures) jusqu'à sédation complète, ou tout au moins atténuation considérable de la douleur. Renouveler les bains autant de fois qu'il est nécessaire (douleur, agitation, etc.).

3° Dans l'intervalle des bains, envelopper le malade dans de la ouate stérilisée tiède et l'entourer de boules d'eau chaude.

4° Injections de sérum artificiel (voir ce mot), de caféine; inhalations d'oxygène; lavements purgatifs; régime lacté.

II. — BRULURES LIMITÉES, DU 1er DEGRÉ.

A. *Nettoyage :* avec une compresse de tarlatane aseptique et la solution alcoolique de savon noir, laver énergiquement les alentours de la zone brûlée, puis, avec une autre compresse, la région brûlée elle-même ; laver à l'éther.

B. *Pansement :* Bandage ouaté modérément compressif.

III. — BRULURES LIMITÉES, DU 2e DEGRÉ, AVEC PHLYCTÈNES INTACTES NON SUPPURÉES.

A. *Nettoyage :* 1° Savonner énergiquement, à la brosse et à la solution alcoolique de savon noir, les parties saines qui entourent la zone brûlée; puis, laver à l'éther et à la solution phéniquée à 2 p. 100.

2° Savonner de même, mais en remplaçant la brosse par des compresses aseptiques de tarlatane fréquemment renouvelées, la région brûlée ; éther, puis sublimé à 1 p. 1000.

3° Vider par ponction aseptique, au point déclive, les plus grosses phlyctènes.

B. *Pansement :* 1° Saupoudrer la brûlure avec : amidon et sous-nitrate de bismuth (parties égales) ;

Ou mieux :

2° Badigeonner la zone brûlée et la zone saine, immédiatement voisine, avec le thiol liquide du commerce (solution aqueuse à 40 p. 100) ;

Ou encore :

3° Envelopper la région brûlée de compresses de tarlatane bouillies imbibées, *sans excès*, de la solution saturée d'acide picrique.

Quel que soit le topique employé, envelopper la surface brûlée dans un pansement ouaté légèrement compressif.

Renouveler le pansement aussi souvent qu'il est nécessaire (douleur, odeur, etc...), ayant bien soin d'en détacher légèrement, et sous irrigation antiseptique tiède, les différentes pièces.

Abandonner à la desquamation spontanée le vernis que forme la couche de thiol concrétée, ou les cellules épidermiques jaunies par l'acide picrique.

S'il persiste une infection légère de la brûlure, modifier temporairement le traitement comme suit : bains locaux ou pansements humides, ou pulvérisations (suivant les régions) avec une solution antiseptique faible (sublimé à 1 p. 20000).

Recourir au pansement B, dès que l'inflammation a disparu (pansement rare, tous les huit ou dix jours).

IV. — BRULURES LIMITÉES, DU 2e DEGRÉ, INFECTÉES. AVEC PHLYCTÈNES SUPPURÉES.

1° Nettoyer à la brosse et à la solution alcoolique de savon noir les parties saines qui entourent la brûlure.

2° Ouvrir les phlyctènes et enlever l'épiderme.

3° Bains continus ou pulvérisations antiseptiques faibles, (eau phéniquée à 2 p. 100).

4° Pansements humides.

Au bout de quelques jours : nettoyage comme pour III.

Si l'asepsie est suffisante : pansement comme pour III.

Si une infection légère persiste (douleur, odeur) : enlever le pansement, tous les deux ou trois jours et, pendant quelques heures, bains ou pulvérisations antiseptiques faibles (eau phéniquée à 2 p. 100) ; puis pansement comme pour III.

Ne panser que tous les huit ou dix jours, dès que tout phénomène d'infection a disparu.

V. — BRULURES LIMITÉES, DU 2e DEGRÉ, AVEC PHLYCTÈNES DÉCHIRÉES.

1° Nettoyage, comme pour III, des parties saines de la brûlure.

2° Enlever l'épiderme.

3° Nettoyer à nouveau, comme pour III.

4° Pansement comme III, B.

VI. — BRULURES AU 3e DEGRÉ ET AU DELA.

1° Nettoyage, comme pour III.

2° Traiter les phlyctènes intactes (non suppurées ou suppurées) ouvertes, comme pour III, IV, V.

3° Laver les escarres avec des tampons aseptiques imbibés de la solution phéniquée à 5 p. 100, puis à l'éther, et assécher ensuite.

Enlever à la curette les escarres sèches superficielles suppurées.

4° Pansement comme pour III.

S'il y a infection persistante : pansement à la vaseline iodoformée.

Dès que l'épidermisation commence, recourir exclusivement au pansement sec.

VII. — CARBONISATION.

Amputation primitive, dès que le malade est sorti du shock.

VIII. — BRULURES CHIMIQUES.

a. *Acides :* Carbonates alcalins.

b. *Phosphore :* Hydrate de magnésie.

CONJONCTIVITE CATARRHALE

Éléments étiologiques : Contagieuse, inoculable et spécifique : bacille de Weeks; climats humides et froids; casernes, usines, écoles; soufrage de la vigne; affections palpébrales, lacrymales; fièvres éruptives.

Signes cliniques : Bilatéralité. Cuisson, sensation de graviers, picotements, douleurs; clignements fréquents, gonflement palpébral peu marqué; vascularisation rapidement progressive des conjonctives palpébrales et bulbaires; sécrétion séreuse puis muco-purulente, glaireuse, surtout accumulée dans le cul-de-sac inférieur à l'angle interne de l'œil; agglutination des paupières et des cils, le matin, au réveil; parfois érosions cornéennes. Guérison en une ou deux semaines. Passage à l'état chronique : mêmes signes, mais atténués.

I. — CONJONCTIVITE CATARRHALE AIGUE; HYPERSÉCRÉTION CONJONCTIVALE; CORNÉE INDEMNE.

1° *Lavages à l'eau boriquée tiède* (solution à 4 p. 100) : Le malade étant horizontalement couché sur le dos, la tête calée et légèrement inclinée du côté de l'œil traité, le chirurgien se place derrière lui, écarte avec le pouce et l'index gauches les paupières l'une de l'autre, et exprime à différentes reprises sur le globe oculaire des tampons de ouate aseptique trempés dans la solution boriquée tiède.

2° *Cautérisations au nitrate d'argent* (solution à 2 p. 100) : Éverser les paupières (voir corps étrangers de la conjonctive) et promener sur leur face interne un pinceau trempé dans la solution de nitrate d'argent; neutraliser immédiatement l'excès de nitrate par l'eau salée passée avec un pinceau stérilisé ; sinon, se contenter de lavages à l'eau boriquée tiède comme pour 1°.

Ne jamais faire plus d'une cautérisation en vingt-quatre

heures (une seule suffit le plus souvent à améliorer suffisamment la situation).

Multiplier, au contraire, les lavages boriqués.

II. — MÊME AFFECTION, PARVENUE A LA PÉRIODE DE DÉCROISSANCE.

Instiller matin et soir quelques gouttes du collyre suivant :

Sulfate de zinc......................	10 centigr.
Teinture d'opium....................	X gouttes.
Eau bouillie..........................	25 grammes.

III. — AFFECTION COMME I, AVEC LÉSIONS CORNÉENNES.

Recourir aux seuls lavages boriquées tièdes, fréquemment renouvelés.

S'abstenir de nitrate d'argent.

IV. — CONJONCTIVITE CATARRHALE CHRONIQUE.

Vu l'extrême ténacité, faire alterner les moyens thérapeutiques suivants :

Instiller, matin et soir, quelques gouttes de collyre au sulfate de zinc (II) ;

Attouchements avec le cristal d'alun ;

Multiplier les irrigations des culs-de-sac avec la solution boriquée à 4 p. 100 ou mieux avec une solution de sulfate de zinc à 1 p. 300; scarifications de la conjonctive, superficielles et parallèles au rebord palpébral ; massage palpébral.

Bien entendu, rechercher et traiter les affections de voisinage (voies lacrymales, etc.), susceptibles d'entretenir la conjonctivite.

Importance du traitement général, hygiénique (vie à la campagne).

Prévenir les malades et leur entourage des dangers de contagion.

CONJONCTIVITE PURULENTE BLENNORRAGIQUE

Éléments étiologiques : Gonocoque. Nouveau-né (2e ou 3e jour après la naissance) : leucorrhée vaginale de la mère. — Adulte : blennorragie génitale (transport par les doigts).

Signes cliniques : *1re période* (catarrhale) : rougeur, chaleur, tuméfaction, douleur, sécrétion citrine, riche en filaments muqueux.

2e période (purulente) : pus très abondant, jaunâtre ou verdâtre, s'accumulant surtout au niveau du grand angle, baignant la conjonctive boursouflée, saignante et formant chémosis saillant sur le bulbe oculaire, tuméfaction énorme des paupières (supérieure surtout) ; guérison complète, spontanée ou thérapeutique ; passage à l'état chronique, ou :

3e période : retour des douleurs, très vives, lancinantes ; lésions cornéennes : ulcérations, perforations, opacité de la cornée, hernie de l'iris (leucome adhérent) ; infiltration purulentet otale, détachement en bloc de la cornée (chémosis), etc...

Prévenir les malades et leur entourage des dangers de contagion.

I. — AVANT LA SUPPURATION.

1° *Irrigations antiseptiques* avec : Permanganate de potasse à 1/5000 ou bien permanganate de chaux à 1/5000 ou solution de naphtol (α) à 1/5000.

Technique : a. *Attitude du malade :*

S'il s'agit d'un adulte : le placer en position parfaitement horizontale (sans oreiller), la tête légèrement inclinée du côté de l'œil irrigué ;

S'il s'agit d'un nouveau-né : la nourrice, tenant l'enfant, s'assied en face du chirurgien ; celui-ci maintient suffisamment fixe entre ses genoux la tête du malade.

b. Protéger l'autre œil, s'il est sain, avec des rondelles de ouate antiseptique.

c. Nettoyer la région avec un tampon de ouate antiseptique imbibée d'une solution faible de sublimé (1/20000) ; brûler le tampon immédiatement après emploi).

d. Attirer en haut la paupière supérieure et faire attirer en bas par un aide la paupière inférieure ; diriger entre les paupières, au fur et à mesure de leur écartement, le jet extrêmement faible (pas d'éclaboussures) de la solution antiseptique sortant de la fine canule du bock laveur (tenu à 10 ou 15 centimètres au-dessus du niveau de l'œil).

e. Détacher mécaniquement de la conjonctive, avec un tampon de ouate aseptique, les filaments muqueux qui ont résisté au jet antiseptique.

Faire par jour de deux à quatre irrigations suivant l'intensité de l'inflammation (un litre chaque fois).

2° *Instillations biquotidiennes* (immédiatement après une séance d'irrigation) de nitrate d'argent à 1 p. 100 (2 ou 3 gouttes).

3° *Panser*, entre les séances, avec compresses trempées dans la solution saturée d'acide borique dans laquelle on laisse fondre des morceaux de glace.

II. — SUPPURATION ÉTABLIE.

1° Cautérisations de la conjonctive avec la solution de nitrate d'argent à 3 p. 100.

Technique : a. Attitude du malade : Comme pour I.

b. Nettoyage de la région comme pour I c.

c. Everser et cautériser successivement chaque paupière (en voyant bien ce que l'on fait et « sans timidité ») : se méfier des inoculations et opérer, si possible, avec des lunettes bombées spéciales à cet usage.

Éversion de la paupière inférieure : Dire au malade de regarder en haut et abaisser la paupière inférieure (la cornée étant recouverte par la paupière supérieure).

Éversion de la paupière supérieure : Dire au malade de regarder en bas, saisir entre le pouce et l'index droits le bord ciliaire, déprimer avec le pouce gauche la face cutanée de la paupière et, sur ce pouce, comme point d'appui, faire basculer le tarse de bas en haut (la cornée est maintenue recouverte par la paupière inférieure).

Grande importance de l'éversion totale : en cas de pusillanimité exagérée, recourir au chloroforme ; en cas d'étroitesse des paupières, débrider au niveau de la commissure externe.

d. Cautérisation : Promener sur la conjonctive ainsi

exposée et jusque dans les moindres recoins, le pinceau trempé dans la solution argentique.

Neutraliser immédiatement l'excès de nitrate en promenant sur la conjonctive un second pinceau trempé dans l'eau salée.

Recommencer la manœuvre deux fois dans les vingt-quatre heures.

Dans l'intervalle des séances de cautérisations : irrigations antiseptiques comme pour I.

Panser comme pour (I, 3).

III. — SUPPURATION ATTÉNUÉE ; TRANSFORMATION MUQUEUSE DE LA SÉCRÉTION ; DIMINUTION DU GONFLEMENT PALPÉBRAL.

Employer une solution de nitrate d'argent de plus en plus faible, à 2 p. 100, puis à 1 p. 100.

Enfin se contenter d'instiller, une ou deux fois par jour, 2 ou 3 gouttes du collyre suivant :

Nitrate d'argent......................	10 centigr.
Eau distillée.........................	15 grammes.

IV. — CONJONCTIVITE PURULENTE AVEC CHÉMOSIS CONSIDÉRABLE.

Joindre au traitement II des scarifications superficielles du chémosis, parallèles au bord palpébral et pratiquées immédiatement après la cautérisation (scarificateur ou bistouri).

Compresses d'eau boriquée chaudes recouvertes de taffetas gommé en dehors des séances de cautérisation.

V. — PASSAGE A L'ÉTAT CHRONIQUE.

Cesser l'emploi du nitrate d'argent et recourir tous les jours ou tous les deux jours aux cautérisations conjonctivales avec un cristal poli d'alun, ou le crayon de sulfate de cuivre.

VI. — CONJONCTIVITE PURULENTE AVEC COMPLICATIONS DU COTÉ DE LA CORNÉE.

Traiter la conjonctivite comme pour II; avoir soin de neutraliser largement l'excès de nitrate avec l'eau salée; remplacer les compresses boriquées glacées par les compresses boriquées chaudes.

Contre l'infiltration purulente de la cornée : instiller toutes les quatre ou cinq heures, 1 à 2 gouttes du collyre suivant :

Sulfate d'ésérine........................	5 centigr.
Eau distillée.......	10 grammes.

Contre les ulcérations cornéennes : instillations d'ésérine, et cautérisations de l'ulcère avec la pointe fine du thermocautère.

S'il y a perforation cornéenne imminente : la réaliser avec la fine pointe du thermocautère; puis, instillations d'ésérine et bandage compressif.

S'il y a hernie de l'iris : excision.

CONTUSIONS DE L'ABDOMEN

Éléments étiologiques : *Choc direct* : coup de pied de cheval, coup de tête, de timon, etc... (corps appuyé ou non). — *Pression* : tampons de wagon, roues de voitures, etc...

Signes cliniques : phénomènes de shock plus ou moins intenses (pouvant manquer), après lesquels, guérison possible (cas légers); ou bien : hémorragie interne (persistance du shock, pouls de plus en plus faible et petit, matité iliaque, soif vive, sueurs froides, syncopes); rupture intestinale (contracture abdominale, douleur atroce; sonorité périhépatique, tympanisme abdominal; bientôt signes d'infection péritonéale); mort.

Recommandations générales: 1° Dans les cas, si nombreux, de contusions abdominales à pronostic incertain, baser sa détermination thérapeutique sur la recherche du moindre signe de gravité (douleur fixe, contracture abdominale légère), sur les modifications de l'état général (évolution du facies, du pouls...) et sur les commémoratifs, (nature, intensité, siège du traumatisme).

2° Au moindre doute sur la gravité possible des lésions, recourir au chirurgien pour pratiquer la laparotomie.

3° Ne jamais attendre pour faire intervenir, l'apparition des signes d'infection péritonéale commençante.

I. — L'ACCIDENT VIENT DE SE PRODUIRE.

Malade en plein shock.

Face pâle, pupilles dilatées, respiration courte, superficielle, anxieuse, pouls fréquent, petit, dépressible, hypothermie 36° :

Traiter le shock (noter scrupuleusement les moindres modifications dans l'état du blessé (pouls, respiration, facies);

Coucher le malade dans son lit, la tête basse ; le réchauffer par tous les moyens (boules d'eau chaude, ouate);

Injections de sérum artificiel (voir ce mot), d'éther, de caféine.

II. — L'ACCIDENT DATE DE QUELQUES HEURES (12-24 heures).

A. — Shock disparu progressivement.

Pouls, température, facies :

Continuer à suivre de très près le malade, afin d'être en mesure de saisir l'apparition du moindre symptôme de quelque gravité (hoquet, vomissement, contracture des muscles abdominaux, sonorité périhépatique, altération des traits, pouls faiblissant, etc.), pour prévenir immédiatement le chirurgien.

B. — Le shock persiste, sans répit.

Pouls de plus en plus misérable, hypothermie croissante, pâleur extrême ; sueurs froides (matité iliaque) :

Bien que et parce que le shock persiste, faire appel immédiat au chirurgien pour arrêter d'urgence l'hémorragie interne dont l'existence n'est pas douteuse (continuer, pendant l'intervention, les injections du sérum).

C. — Le shock persiste ou disparait; douleur vive, localisée par la pression, contracture des muscles de l'abdomen, sonorité périhépatique (rupture intestinale) :

Appel immédiat au chirurgien. Laparotomie d'urgence (chercher la rupture: suture, résection, entérorrhaphie, etc.).

D. — Le shock persiste ou disparait; facies angoissé, inquiétude, agitation, respiration anxieuse :

Considérer ces symptômes comme indiquant la nécessité d'une intervention immédiate : *Laparotomie exploratrice.*

E. — Le shock persiste ou disparaît; hoquet avec ou sans vomissements, douleur vive, localisée ou généralisée, facies altéré, dissociation du pouls et de la température :

Laparatomie exploratrice d'urgence.

III. — L'ACCIDENT EST PLUS ANCIEN (24 heures et au delà).

A. — Signes nets d'infection péritonéale au début.

Pouls à 120-130°, tension abdominale; vives douleurs; vomissements, anxiété respiratoire; facies grippé; hypothermie, etc. :

L'ouverture du ventre s'impose, sans perdre une minute.

B. — Signes nets d'infection péritonéale confirmée.

Ventre douloureux, ballonnement extrême, vomissements porracés; pouls fuyant, etc. :

Laparotomie indiquée (résultats douteux).

C. — Infection péritonéale profonde.

Pouls imperceptible, hypothermie considérable (35°), *refroidissement des extrémités; collapsus intense* :

Rejeter toute idée d'intervention. Injections de sérum.

IV. — L'ACCIDENT EST ANCIEN (6-8-10 jours).

Apparition brusque, en pleine convalescence, des symptômes de péritonite par perforation (chute **d'escarre) :**

Laparotomie immédiate. Oblitération de la perforation.

CONTUSIONS DE LA POITRINE

Signes cliniques : A. *Contusion superficielle*: douleur plus ou moins vive dans la région contusionnée (respiration, toux, éternuement), dyspnée parfois intense; ecchymose, hématome ; commotion thoracique rare ; guérison rapide.

B. *Contusion profonde* (déchirure du poumon): shock, douleur plus ou moins vive, persistante, dyspnée plus ou moins considérable, toux sèche et fatigante, hémoptysie d'abondance variable (peut manquer); évolution parfois bénigne, souvent grave ; hémothorax, pneumothorax, empyème, pyopneumothorax, pneumonie traumatique, abcès du poumon, gangrène pulmonaire...; tuberculose pleuro-pulmonaire.

Éléments étiologiques : chûte sur le thorax d'un lieu élevé (sol, eau); choc d'un corps volumineux sur le thorax; compression du thorax entre deux forces opposées.

I. — CONTUSION SUPERFICIELLE.

1° Repos absolu au lit, en position mi-assise (tête et partie supérieure du thorax relevées et soutenues par des oreillers); calme complet.

2° Contre la douleur et la dyspnée : injections hypodermiques de morphine (eupnéique) ; ventouses sèches et scarifiées.

Surveiller étroitement le malade (température, pouls, examen physique du thorax), à cause de l'évolution parfois latente des lésions pleuro-pulmonaires.

En cas de shock : traiter comme pour II, A.

II. — CONTUSION PROFONDE.

A. — Le malade est en plein shock.

Pâleur de la face, pouls rapide et fuyant....

1° Coucher le malade la tête basse, envelopper ses membres de ouate, l'entourer de bouillottes chaudes garnies de flanelle (par crainte des brûlures).

2° Faire respirer de l'oxygène.

3° Injecter sous la peau (lavée à l'alcool et à l'éther) avec une seringue aseptique, et à intervalles variés, un centimètre cube de :

Caféine .... }	ãã 2gr,50
Benzoate de soude .... }	
Eau bouillie	Q. s. p. 10 c. c.

4° Injections hypodermiques ou intra-veineuses de sérum artificiel, en quantité variable, suivant la gravité des cas (voir : Injections de sérum).

B. — Le malade est sorti du shock :

a. *Contusion légère* (hémoptysie) : traitement comme pour I.

b. *Contusion grave* : 1° *Lésions centrales* (souffle caverneux, gargouillement..) : traitement comme pour I.

Y joindre : antisepsie pulmonaire : vaporiser, par ébullition permanente, de l'eau additionnée de phéno-salyl (une cuillerée à café pour un litre d'eau).

2° *Hémothorax d'abondance moyenne et à niveau fixe* : traitement comme pour I.

En cas de résorption lente : ponction aseptique de la plèvre (Voir *Pleurésie purulente*).

3° *Hémothorax* à niveau lentement, mais progressivement croissant : Essayer le traitement comme pour I.

En cas d'échec et s'il y a des symptômes d'anémie grave et dyspnée progressive : Thoracotomie large.

4° *Hémopneumothorax infecté* : (fièvre, frisson) : incision évacuatrice large ; drainage de la cavité pleurale (Voir *Pleurésie purulente*).

CONTUSIONS DU REIN

Éléments étiologiques. A. *Directe* : Choc sur la paroi abdominale (échancrure iléo-costale), rein écrasé contre paroi lombaire, douzième côte, apophyse transverse de la première vertèbre lombaire; éclatement du rein; déchirure du pédicule vasculaire.

B. *Indirecte* : Rupture par contre-coup? Action musculaire?

Signes cliniques : Symptômes généraux nuls ou shock. Douleurs d'intensité variable (coliques néphrétiques); hématurie (peut manquer), d'abondance et de durée variables, immédiate, tardive, continue, intermittente; oligurie (anurie) suivie de polyurie. Tuméfaction lombaire sans ballottement (palper bimanuel); ecchymoses lombaire, inguinale, scrotale.

Complications : rétention d'urine (caillots); infection ascendante; phlegmon périnéphrétique, abcès du rein, pyélonéphrite (cathétérisme septique).

I. — Le malade est en plein shock (*pâleur, sueurs froides, pouls petit, rapide, hypothermie, dilatation pupillaire, etc.*)

Traiter le shock : Piqûres d'éther, de caféine, injections de sérum artificiel (voir ce mot), boissons chaudes; envelopper de ouate les membres inférieurs, bouillottes, etc.

II. — Le malade ne sort pas du shock, malgré le traitement.

Symptômes d'anémie progressive (hématurie, tumeur lombaire).

Intervenir chirurgicalement, sans plus tarder comme pour V.

III. — Le malade est sorti du shock.

Hématurie d'abondance moyenne (avec ou sans tuméfaction lombaire stationnaire), pouls satisfaisant (bien frappé), température normale; soif nulle ou modérée; bon facies :

Repos absolu en position horizontale ; piqûres de morphine (douleur), d'ergotine ; petits lavements salés laudanisés ; boissons abondantes.

Surveiller attentivement le malade (pouls, température, facies, rétention d'urine) (Voir VII).

IV. — Le malade est sorti du shock ; tuméfaction lombaire à limites fixes (avec ou sans hématurie d'abondance moyenne); bon pouls ; température à 37° ; facies satisfaisant.

Traitement comme pour III; entourer de ouate ordinaire la région lombaire et compression avec une bande de flanelle ;

Surveillance attentive comme pour III.

V. — Hématurie persistante depuis quelques jours ; hémorragie abondante (quantité, répétitions), anémie progressive : (pouls petit, rapide, fuyant ; hypothermie, respiration accélérée, etc.).

Intervenir, sans plus tarder, par l'*incision lombaire* (laparotomie exceptionnellement indiquée).

Technique : Antisepsie rigoureuse. Anesthésie générale (à moins de contre-indications formelles).

Instruments : Bistouri, sonde cannelée, pince à griffes, 15 pinces hémostatiques, pinces de Museux, 2 larges écarteurs, ciseaux droits et courbes, aiguille de Dechamp, aiguilles à sutures, catgut, soies, crins de Florence.

Attitude du malade : Couché sur le flanc du côté sain, la cuisse du côté malade légèrement fléchie ; glisser sous le flanc sain un coussin arrondi.

Attitude du chirurgien et de l'aide : Se placer du côté du dos du malade; l'aide en face du chirurgien.

Points de repère : 12e côte (longue ou courte), crête iliaque, bord externe de la masse sacro-lombaire.

Commencer au niveau de la 11e côte, sur le bord externe de la masse sacro-lombaire, une incision, verticale dans une étendue de 4 à 5 centimètres, et recourbée ensuite en avant vers l'épine iliaque antéro-supérieure.

Inciser la peau, le tissu cellulaire sous-cutané, les fibres du muscle grand dorsal, celles du muscle grand oblique, le feuillet postérieur de l'aponévrose du transverse, les fibres du petit oblique et du transverse.

Faire écarter, par de larges écarteurs mousses, les lèvres de l'incision et reconnaître au fond de la plaie les fibres obliques en haut et en dedans du carré des lombes.

Inciser en dehors de ce muscle et récliner en dedans son bord externe.

Reconnaître et récliner en haut le nerf grand abdomino-génital qui croise le champ opératoire de haut en bas et de dedans en dehors.

Dissocier avec les deux index introduits dos à dos dans la plaie et alternativement écartés et rapprochés l'un de l'autre dans une direction parallèle à l'axe de l'incision, la masse graisseuse périrénale.

Isoler le rein jusqu'au pédicule; faire la compression digitale de ce pédicule et agir, suivant les circonstances, par le tamponnement, la ligature, la suture des fragments, la néphrectomie partielle, *exceptionnellement* par la néphrectomie totale (rein totalement détruit, uretère rompu, vaisseaux du hile déchirés).

Faire pendant tout le temps de l'intervention et continuer encore après, les injections de sérum artificiel.

VI. — Tuméfaction lombaire augmentant rapidement de volume; signes d'anémie progressive comme pour V.

Agir comme pour V : Évacuer l'épanchement sanguin, et drainer à la gaze aseptique.

VII. — Il y a hématurie abondante et rétention d'urine par caillots.

Agir contre l'hémorragie comme pour III ou V.

Traiter la rétention d'urine par l'*aspiration des caillots* (faite avec la grosse sonde aspiratrice de la lithotritie et la seringue de Guyon). Se rappeler la nécessité d'une asepsie absolue (infection ascendante).

CORPS ÉTRANGERS DE LA CONJONCTIVE

Éléments étiologiques : grains de poussière, de sable, de charbon, éclats de meule d'émeri, de verre, de métal (fer), débris de coque de millet, etc... ; le plus souvent dans le cul-de-sac supérieur de la conjonctive.

Signes cliniques : Douleur vive, spasme des paupières, photophobie, injection et hypersécrétion conjonctivale; élimination spontanée (grand angle de l'œil), souvent suivie de la persistance des symptômes pendant un certain temps ; enkystement possible et tolérance, avec vascularisation anormale localisée et formation de fongosités ; conjonctivite, kérato-conjonctivite...

Extraire le corps étranger le plus tôt possible sans anesthésie ou avec anesthésie locale à la cocaïne (quelques gouttes d'un collyre à 1/50) ; anesthésie générale parfois nécessaire chez l'enfant.

A. — Recherche du corps étranger.

Éverser la paupière supérieure.

Technique : Dire au malade de regarder en bas, saisir entre le pouce et l'index droits le bord ciliaire, déprimer avec le pouce gauche la face cutanée de la paupière et, sur ce pouce comme point d'appui, faire basculer le tarse de bas en haut.

Examiner la conjonctive et en explorer le cul-de-sac avec un instrument mousse.

B. — Extraction du corps étranger.

a. *Il est libre* : L'enlever avec un stylet mousse, pince fine, morceau de papier enroulé en porte-plume;

b. *Il est adhérent* : le déloger avec une aiguille à cataracte, ou exciser, aux ciseaux courbes, la loge muqueuse et les bourgeons charnus qui l'enkystent.

Laver l'œil à l'eau boriquée pour prévenir les complications infectieuses.

CORPS ÉTRANGERS DE LA CORNÉE

Éléments étiologiques : Grains de charbon, de sable, débris de pierre, de métaux, de végétaux, etc. . Professions : mécaniciens, chauffeurs, forgerons, etc.

Signes cliniques : Douleur vive, blépharospasme, photophobie, larmoiement, injection périkératique... Élimination spontanée par ulcération, ou bien, complications infectieuses, suppuration diffuse, hypopyon, panophtalmie.

Extraire le corps étranger le plus tôt possible.

I. — CORPS ÉTRANGERS REPOSANT SUR LA SURFACE DE LA CORNÉE.

1° Instiller entre les deux paupières écartées avec le pouce et l'index gauches, quelques gouttes de la solution de cocaïne à 1/10.

2° Au bout de deux minutes, après lavage à l'eau boriquée, enlever le corps étranger avec une aiguille à cataracte promenée obliquement à la surface de la cornée et intéressant, s'il est nécessaire, un peu de la couche épithéliale (employer également bistouri, curette, gouge, etc.).

Attitudes du malade et du chirurgien : Malade assis ou mieux horizontalement couché sur une table. Tête bien calée. Se placer derrière la tête.

Si le corps étranger est en fer ou en acier, ordinaire l'aimant employer.

II. — CORPS ÉTRANGERS IMPLANTÉS DANS LA MEMBRANE DE BOWMANN.

1° Anesthésie comme pour I et antisepsie minutieuse, (sublimé à 1/3000) ;

2° Avec la pointe du bistouri ou l'aiguille à cataracte, inciser, en avant du corps étranger, le tissu cornéen qui le recouvre et, avec la pointe de l'instrument, le dégager et l'extraire.

3° Curetter, s'il y a lieu, à la petite curette tranchante pour corps étrangers, les parois de la poche cornéenne occupée par le corps métallique (débris d'oxyde de fer).

III. — CORPS ÉTRANGERS IMPLANTÉS DANS L'ÉPAISSEUR DE LA CORNÉE.

Traitement comme pour II.

Si l'on craint de refouler le corps étranger dans la chambre antérieure : Inciser, lentement et prudemment, avec le couteau de de Graefe, la cornée au voisinage du corps étranger; introduire par l'incision, dans la chambre antérieure, une curette de Daviel qui soutiendra la face postérieure de la cornée et refoulera même le corps étranger d'arrière en avant; agir en même temps extérieurement comme pour II.

IV. — CORPS ÉTRANGERS TOMBÉS DANS LA CHAMBRE ANTÉRIEURE.

1° Paracentèse de la chambre antérieure, à la partie inférieure du limbe scléro-cornéen.

2° Extraction du corps étranger par cette voie.

CORPS ÉTRANGERS DU PHARYNX.

Éléments étiologiques : (Voir corps étrangers de l'œsophage).

Signes cliniques : Accès de suffocation; asphyxie; mort rapide ou rejet par vomissements (corps volumineux); simple gêne de la déglutition, état nauséeux (arête...).

I. — LE CORPS ÉTRANGER SIÈGE DANS LE RHINO-PHARYNX.

Position à donner au malade : Le coucher sur une table, la tête en position déclive, si c'est un enfant; le faire asseoir sur une chaise, si c'est un adulte; maintenir la bouche ouverte à l'aide d'un coin de bois, d'un manche de cuiller, d'un ouvre-bouche.

A. — Le corps étranger est mobile.

a. Pousser dans les fosses nasales une forte irrigation boriquée tiède.

b. Porter l'index gauche dans l'arrière-bouche et y saisir le corps étranger délogé.

B. — Il est fixe.

1° Essayer la grande irrigation nasale.

2° En cas d'échec, porter l'index droit en crochet, en arrière et au-dessus du voile; saisir et déloger le corps étranger et le ramener dans la bouche en inclinant brusquement la tête du malade en avant (mettre l'index gauche, coiffé de la joue du malade, entre les arcades dentaires pour éviter d'être mordu).

3° En cas d'échec, introduire, par le méat inférieur, le long du plancher nasal, une sonde métallique; mobiliser le corps étranger et le saisir avec l'index gauche en crochet derrière le voile.

Faire suivre ces différentes manœuvres d'irrigations nasales légèrement antiseptiques (eau boriquée à 4 p. 100).

II. — LE CORPS ÉTRANGER SIÈGE DANS LE PHARYNX DIGESTIF.

Position à donner au malade (comme pour I).

A. — Asphyxie menaçante.

1° Enfoncer l'index dans le pharynx, derrière l'épiglotte; sentir, saisir et extraire rapidement le corps étranger.

2° En cas d'échec, ne pas insister et trachéotomiser, puis extraire à la pince.

B. — Accidents moins pressants.

1° Porter l'index au fond de la gorge, saisir et extraire d'un mouvement brusque le corps étranger.

2° En cas d'échec, employer une pince coudée sur le plat, une pince à polype ou un crochet; s'aider d'un abaisse-langue de Doyen; s'il s'agit d'un enfant, faciliter la manœuvre par quelques bouffées de chloroforme ou de bromure d'éthyle (voir *Anesthésie*); s'il s'agit d'un adulte, s'aider du laryngoscope.

3° En cas d'échec, pharyngotomie.

CORPS ÉTRANGERS DE L'ŒSOPHAGE

Éléments étiologiques : Introduits pendant le repas (os, arêtes, fragments de viande...) ; par inadvertance (épingles, pièces de monnaie, dents artificielles, sangsues) ; par gageures (clef, fourchette...) ; vieillards édentés, aliénés, enfants...

Signes cliniques : *Arrêt du corps étranger au niveau de l'isthme pharyngo-œsophagien* : accès de suffocation, asphyxie (mort ou rejet spontané par vomissement) ou bien *arrêt dans l'œsophage proprement dit* : douleur, dysphagie, dyspnée.

Complications : Ulcération de la muqueuse, abcès péri-œsophagien, perforation des organes voisins, rétrécissement de l'œsophage...

I. — LE CORPS ÉTRANGER VIENT D'ÊTRE INTRODUIT.

A. — Il existe des accidents graves de suffocation.

« Se hâter sans précipitation. » Pratiquer la trachéotomie d'urgence. S'occuper ensuite du corps étranger.

B. — Corps étranger bien toléré ; pas d'accidents graves.

Prendre son temps et, après diagnostic de présence, siège, forme et volume (interrogatoire, radiographie, cathétérisme œsophagien, résonnateur métallique), tenter l'*extraction par voie buccale.*

Technique : *Attitude du malade :* Placer le malade assis sur une chaise en face du jour, devant l'opérateur ; un aide, placé derrière, immobilise la tête légèrement renversée.

a. *Corps arrondi, cylindrique* (noyau de fruit, pièce dentaire) : Tenter l'extraction avec la *pince œsophagienne* (de Collin) ; l'index gauche servant de guide, introduire la pince jusqu'au contact du corps étranger ; l'ouvrir alors, saisir le corps étranger, et la fermer quand la prise est bonne ; retirer la pince fermée, en restant sur la ligne médiane, et rapidement.

b. *Corps étranger aplati, mince, à surface lisse* (pièce de monnaie) : Tenter l'extraction avec le panier de Graefe : Introduire le panier sur l'index gauche enfoncé dans le pharynx ; sentir le corps étranger et le dépasser; celui-ci chargé, retirer l'instrument verticalement en haut, sans s'écarter de la ligne médiane et d'un coup de main sûr et rapide.

En cas d'accrochement du cricoïde, décrocher le panier en l'enfonçant dans l'œsophage « en arrière et en bas, vers la colonne vertébrale » et le retirer ensuite.

Chez l'enfant, employer le panier de Graefe, sous chloroforme, après avoir essayé le procédé suivant de Félizet :

« Pratiquer le cathétérisme avec une sonde urétrale à béquille n° 18 ; le contact pris, imprimer à l'extrémité de la sonde des mouvements de rotation qui l'insinuent au delà de l'obstacle jusqu'à l'estomac ; injecter alors, suivant l'âge de l'enfant, 200, 500, 800 grammes d'eau boriquée tiède et retirer doucement la sonde, en continuant l'irrigation ; l'œil de la sonde accroche la pièce de monnaie ; un effort de vomissement survient ; il achève de dégager le corps étranger qui est facilement enlevé, fixé à l'extrémité de la sonde. »

c. *Corps allongés* (fragments d'os, épingle, aiguille, arête) : User de la tige à crins, du parapluie de Fergusson, « voire du vulgaire poireau. »

d. *Corps étranger situé près de l'estomac, dur ou mou, mais régulier et résistant aux moyens précédents :*

Propulsion dans l'estomac : Nourrir le malade de purées de pomme de terre, de haricots, etc.

En cas d'échec : User d'une sonde œsophagienne, d'un cathéter à boule; lubrifier l'œsophage avec de l'huile ou du blanc d'œuf ;

Exercer, avec la sonde, des pressions lentes et continues, sans brutalité.

e. *Corps étranger très irrégulier et dur :* Intervention chirurgicale d'emblée (II) : œsophagotomie externe ou gastrotomie.

II. — L'ACCIDENT DATE DE PLUSIEURS JOURS.

Tenter d'extraire le corps étranger par les différentes manœuvres précédentes, méthodiquement conduites ; mais ne pas persister dans l'emploi de ces moyens et recourir rapidement à l'intervention chirurgicale :

a. *Corps étranger arrêté dans la portion cervicale ou thoracique* (jusqu'à la septième vertèbre dorsale) : Œsophagotomie externe ;

b. *Corps étranger arrêté à la partie inférieure de l'œsophage* (à partir de la septième dorsale) : Gastrotomie.

CORPS ÉTRANGERS DE L'OREILLE.

Éléments étiologiques : Enfants surtout; corps inanimés (durs, mous, ronds, pointus..., susceptibles ou non d'augmenter de volume), corps vivants (insectes...).

Signes cliniques : Absence absolue de symptômes assez fréquente; le plus souvent : bourdonnements, bruits variés, surdité plus ou moins accentuée; phénomènes réflexes (céphalalgie, vertige, toux, salivation abondante, vomissements, convulsions, épilepsie).

Complications infectieuses : otites aiguës (externe, moyenne), perforation du tympan...

I. — CORPS ÉTRANGER VISIBLE A L'ŒIL NU DANS LE CONDUIT AUDITIF EXTERNE ; ACCIDENT RÉCENT ; PAS DE TENTATIVES D'EXTRACTION ANTÉRIEURES.

A. Faire dans l'oreille des *injections forcées :*

Technique : a. Saisir, entre le pouce et l'index gauches le bord postéro-supérieur du pavillon et le porter en haut et en arrière;

b. Avec la seringue à hydrocèle, diriger, à courte distance et sous forte pression, un jet d'eau bouillie tiède ou d'huile stérilisée dans le conduit auditif, contre la partie postérieure de ce conduit.

Répéter les injections sans perdre courage ; multiplier les séances.

B. Si les injections longtemps continuées échouent (ce qui est exceptionnel) :

Extraction directe. N'user des instruments qu'avec prudence et douceur, en voyant ce que l'on fait sous bon éclairage ; ne jamais introduire un instrument dans l'oreille avant d'avoir vu nettement le corps étranger (otoscopie : voir *Otorrhée chronique* :

Employer la pince de Duplay ou, à son défaut, une pince fine à griffes très petites, un stylet recourbé, une petite curette, une épingle coudée, etc... ; passer derrière le corps étranger et essayer de le ramener en avant.

II. — CORPS ÉTRANGER VISIBLE A L'OTOSCOPE, REFOULÉ TOUT AU FOND DU CONDUIT PAR DE MULTIPLES TENTATIVES MALHEUREUSES D'EXTRACTION.

A. Recourir avec persévérance aux injections forcées.

B. En cas d'échec des injections, tenter l'extraction directe.

C. En cas d'échec des tentatives d'extraction directe ou s'il existe des accidents inquiétants d'infection, recourir, sans insister davantage : Au *décollement du pavillon :*

Technique : Instruments : Bistouri, rugine, ciseaux, sonde cannelée, pinces hémostatiques, pince à griffes, aiguilles à sutures.

Chloroformisation.

Coucher le malade sur l'oreille saine ; rabattre le pavillon en avant.

Faire dans le pli rétro-auriculaire une incision demi-circulaire ; rétracter la peau.

Sentir du doigt la paroi cartilagineuse du conduit ; l'isoler à la rugine et la sectionner transversalement dans ses deux tiers postérieurs, la rabattre en avant et cueillir le corps étranger.

III. — CORPS ÉTRANGER VISIBLE A L'OTOSCOPE, REFOULÉ DANS L'OREILLE MOYENNE, A TRAVERS UNE DÉCHIRURE DU TYMPAN.

Après échec des injections longtemps continuées et des manœuvres d'extraction directe méthodiquement conduites, recourir à l'intervention suivante :

Technique : Mêmes instruments que pour II ; plus : ciseau ou gouge et protecteur de *Stacke.* Inciser dans le sillon rétro-auriculaire jusqu'à l'os ; détacher à la rugine le périoste et le conduit cartilagineux ; décoller le périoste sur le conduit osseux jusqu'au tympan ; sectionner la paroi membraneuse du conduit et la rabattre en avant.

Si cela ne suffit pas : Faire sauter prudemment, à la gouge et au maillet, la paroi postérieure du conduit osseux.

Si le corps étranger est dans l'attique : *opération de Stacke.*

CORPS ÉTRANGERS ET CALCULS DE L'URÈTRE

Éléments étiologiques : 1° Sondes et bougies introduites par le médecin ou le malade dans un but thérapeutique.

2° Objets les plus disparates (une fourchette !) introduits dans un but inavouable.

3° Les calculs viennent de la vessie ou naissent dans l'urètre ; on en trouve autour des corps étrangers anciens.

Signes cliniques : Pesanteur et douleur ; rétention d'urine ; sensation de corps étrangers à la palpation (toucher rectal). Exploration (très légère pour ne pas repousser le corps étranger dans la vessie) donnant la sensation d'un corps rugueux. Après plusieurs jours : accidents inflammatoires (urétrite, œdème de la verge, infiltration d'urine, etc.)..

I. — Fragments de sonde, de bougie et de tous corps réguliers et cylindriques.

1° *Manœuvre d'Amussat :* Pincer le méat entre les doigts, dire au malade d'uriner et, quand la pression est suffisante, lâcher brusquement (moyen infidèle, mais à tenter, car il est inoffensif).

2° Pour un corps nettement perceptible dans l'urètre : Après l'avoir fortement fixé en arrière (pour l'empêcher de refluer vers la vessie), essayer de le faire cheminer en avant par des *pressions successives*, jusqu'à ce qu'il soit possible de le cueillir par le méat avec une pince.

3° *Procédé de l'engainement :* Choisir une sonde d'un calibre un peu supérieur à celui du corps étranger ; la sectionner pour en faire une sonde à bout coupé ; fixer fortement le corps étranger à sa partie postérieure, tandis qu'on essaye de l'engainer avec la sonde à bout coupé ; retirer doucement l'instrument et, par des pressions douces, faciliter la sortie de la sonde engainante et de l'objet engainé.

4° *Extraction instrumentale :* Nombreux instruments que possède rarement le praticien. Type : pince urétrale de Collin ; l'introduire fermée jusqu'au corps étranger (toujours fixé en arrière), l'ouvrir et saisir l'objet le plus solidement possible pour l'extraire.

II. — Corps étrangers plus ou moins cylindriques, mais rugueux (morceaux de bois avec leur écorce, tige de prêle, etc.).

Procédé de l'engainement, I, 3.

III. — Corps pointus (épingles, aiguilles, etc.).

1° *Procédé de l'engainement*, I, 3.

2° Pour les aiguilles : Fixer le corps étranger en arrière, couder la verge de façon à faire saillir la pointe de l'aiguille à travers les téguments et l'extraire avec une pince ou avec les doigts.

3° Pour les épingles à grosse tête : *Manœuvre dite de la version* : faire saillir la pointe à travers les téguments (comme pour III, 2) ; celle-ci étant fortement saisie, retourner l'épingle sur elle-même de façon à diriger la tête vers le méat ; une longue pince vient la cueillir.

4° Pour les épingles à cheveux : Même technique que pour III. 3 ; mais on peut aussi, après avoir fait saillir les deux pointes, sectionner le plus près possible du milieu de l'anse et extraire chaque moitié comme pour III, 2.

5° Si le corps étranger n'est pas très loin du méat : Se servir du spéculum urétral et, avec une pince ou un crochet mousse, saisir le corps étranger. *Faute de spéculum spécial*, débrider le méat et utiliser un spéculum à oreille (de petit calibre) ; ce moyen sera bon surtout pour les corps étrangers de l'urètre de la femme.

IV. — En cas d'insuccès des moyens précédents, pour les corps irréguliers et rugueux, pour les calculs de l'urètre et lorsqu'il y a des symptômes inflammatoires :

1° Pour les corps profondément situés : On peut les refouler dans la vessie et faire ensuite la taille vésicale.

2° Extraction du corps étranger à ciel ouvert : La faire le plus tôt possible, dès qu'on aura reconnu l'insuffisance des moyens simples.

Technique : *Instruments nécessaires :* Rasoir, bistouri, ciseaux, sonde cannelée, six pinces hémostatiques, cathéter métallique, pince à griffes, aiguille, catgut, six crins de Florence; gaze antiseptique, ouate hydrophile, bandage en T.

Préparation du malade : Le périnée rasé et rendu aseptique, le malade est mis dans la position de la taille et chloroformé.

Le cathéter introduit dans l'urètre, jusqu'au contact du corps étranger (ne pas aller au delà), est maintenu bien exactement sur la ligne médiane.

1° *Opération :* Incision plan par plan sur la ligne médiane du périnée entre l'anus et le scrotum, jusqu'à l'urètre ; tamponnement à la gaze, contre l'hémorrhagie en nappe assez abondante.

2° L'urètre reconnu est ouvert sur le cathéter, immédiatement en avant du corps étranger: Un fil sur chaque lèvre de l'incision urétrale ; sur la sonde cannelée, l'incision urétrale est agrandie en arrière et le corps étranger est retiré avec des pinces.

3° S'il n'y a pas d'infection des tissus et si l'opération a été aseptique : Suturer la muqueuse au catgut après un bon affrontement; suturer ensuite au crin de Florence la peau et les plans profonds.

Par précaution, mettre un drain, si l'on n'est pas sûr de l'asepsie.

Si l'urètre est contus ou s'il y a infection, fermer l'urètre au catgut, mais laisser la plaie périnéale largement ouverte.

Pansement sec antiseptique ou aseptique.

Si le corps est situé dans la portion pénienne de l'urètre : Inciser directement sur lui (l'hémorrhagie résultant de l'incision du corps spongieux cédera à une suture bien faite).

3° Pour un calcul de l'urètre, le broiement sur place, qui

est l'opération de choix, nécessite une instrumentation spéciale et présente des dangers pour des mains inexpérimentées ; aussi, en cas d'urgence (calcul oblitérant), recourir à l'extraction à ciel ouvert.

Si le calcul est dans la fosse naviculaire, débrider le méat pour l'extraire, ou broyer le calcul à ciel ouvert.

CORPS ÉTRANGERS ET CALCULS DE LA VESSIE

Signes cliniques : Pendant plus ou moins longtemps aucun signe, puis : troubles de la miction (fréquents le jour et après fatigue); douleur après le dernier jet, souvent accusée au gland, à l'anus, à l'hypogastre, etc., exagérée par la fatigue; interruption brusque du jet de l'urine (enfant), hématurie (après fatigue); symptômes de cystite inconstants et plus ou moins tardifs. Signes tirés de l'exploration instrumentale (sonde métallique, en gomme, lithotriteurs, etc.).

Éléments étiologiques : A. *Corps étrangers :* introduits dans un but thérapeutique (sondes, lithotriteurs, etc.), ou lubrique (porte-plumes, épingles à cheveux, haricots, etc.).

B. *Calculs :* enfants pauvres; vieillards riches; conditions géographiques (Angleterre, Hongrie, etc.); primitifs, secondaires (infections).

I. — CHEZ L'HOMME.

A. — Corps étrangers récents allongés, et flexibles (sondes molles, etc.).

Instrument de Collin, crochet de Guyon, petit lithotriteur.

B. — Corps rigides; corps étrangers anciens; calculs de la vessie.

Faire la taille hypogastrique.

Ajouter à l'instrumentation : ballon de Petersen; tenettes (pour saisir le calcul) et sonde de Pezzer.

Ne pas fermer la vessie s'il y a cystite.

Pour les calculs friables et de petit volume, la lithotritie à longues séances (litholapaxie) a son indication pour le chirurgien exercé.

II. — CHEZ LA FEMME.

A. — Épingles à cheveux (fréquemment).

1° Reconnaître la situation de l'épingle par le toucher vaginal.

2° L'accrocher par son anse avec le crochet de Collin (la cystoscopie faciliterait la manœuvre).

B. — Corps étrangers petits et réguliers, calculs peu volumineux.

Dilatation de l'urètre et lavage vésical qui entraîne le corps étranger.

C. — Calculs plus volumineux ; corps étrangers rigides, ayant des pointes.

En cas d'insuccès de A et de B, taille vésico-vaginale.

Technique : Anesthésie, asepsie du champ opératoire.

Instruments nécessaires : Cathéter cannelé, bistouri, ciseaux, aiguille, fils à suture, quatre pinces à forcipressure, un écarteur du vagin.

Attitude de la malade : Malade dans la position de la taille, sur le bord de la table.

Attitude des aides : Un aide, avec un écarteur, déprime la paroi vaginale postérieure; un cathéter passé dans la vessie est maintenu très exactement sur la ligne médiane (pour éviter de blesser les uretères) par un second aide.

Opération : L'aide faisant saillir la gorge du cathéter, inciser au bistouri exactement dans la gouttière; faire l'incision assez longue pour pouvoir introduire le doigt dans la vessie, explorer la cavité, extraire le calcul ou le corps étranger.

Suturer la paroi vésico-vaginale (crin de Florence ou fil d'argent); sonde à demeure pendant deux ou trois jours et pansement vaginal à la gaze iodoformée.

A partir du troisième jour, cathétérisme toutes les quatre heures. Les fils sont enlevés au dixième jour.

CORPS ÉTRANGERS DES VOIES AÉRIENNES

Éléments étiologiques : Liquides, gazeux, solides (venant des bronches, introduits par plaie trachéale, par communication œsophago-trachéale), le plus souvent introduits par la bouche : mouvement brusque d'inspiration (rire, parler en mangeant, etc.); réguliers, irréguliers, altérables; sus-glottiques, glottiques, sous-glottiques, trachéaux, bronchiques. Enfants, vieillards, aliénés.

Signes cliniques : asphyxie imminente (obstruction complète de la glotte ou simple spasme glottique) : mort rapide ou retour de l'inspiration, toux convulsive, expulsion du corps étranger ou persistance :

a) mobile : accès de toux convulsive, crises intermittentes de suffocation (choc, grelot, soupape); enclavement glottique secondaire et mort rapide;

b) fixe (palpation, auscultation, toucher laryngien, laryngoscopie, radiographie) : douleur localisée, raucité de la voix, oppression, toux fréquente, suppression unilatérale du murmure respiratoire avec sonorité conservée, suivant siège (larynx, trachée, bronche) ; tolérance plus ou moins longue.

Complications : bronchiques, pulmonaires, pleurales.

I. — L'ACCIDENT VIENT DE SE PRODUIRE : SYMPTOMES D'ASPHYXIE IMMINENTE.

1° Introduire immédiatement l'index droit au fond de la gorge (orifice supérieur du larynx), en immobilisant énergiquement la tête du malade en l'entourant du bras gauche ; charger le corps étranger sur le doigt en crochet et l'extraire promptement.

2° En cas d'échec, ou si le doigt ne sent pas le corps du délit, ne pas recommencer la manœuvre et recourir, sans plus tarder, à l'ouverture de la trachée.

Trachéotomie chez l'enfant.

Technique : Aller très vite et renoncer à l'anesthésie et même à une antisepsie rigoureuse; s'assurer un bon éclairage.

Attitude du malade : Renverser le malade sur une table

et le faire maintenir solidement en position horizontale par un aide qui immobilise ses bras et ses jambes ; un autre aide, placé derrière le malade, maintient énergiquement la tête immobilisée en extension forcée (corps dur cylindrique sous la nuque : alèze roulée, billot, etc.

Attitude du chirurgien : Placé à droite du malade, instruments à sa droite.

Instruments nécessaires : Bistouri, canule à trachéotomie (1), pinces hémostatiques ; en leur absence, canif, épingles à cheveux recourbées en crochets vers leur anse.

Saisir le larynx entre le pouce et le médius de la main gauche et l'énucléer le plus possible ; avec l'index de la même main promené sur la face antérieure du larynx, reconnaître le cricoïde et en repérer définitivement (jusqu'après incision de la trachée) le bord inférieur.

A partir de ce bord inférieur du cricoïde et *exactement sur la ligne médiane,* faire rapidement jusqu'à la trachée exclusivement, une incision de 2 à 3 centimètres (pas d'hémostase) ; ponctionner la trachée avec la pointe du bistouri (1/2 centimètre), dans l'angle supérieur de l'incision, le long de la face unguéale de l'index gauche (repérant toujours le cricoïde) et inciser, toujours sur la ligne médiane, deux ou trois anneaux trachéaux.

Introduire l'index gauche dans la plaie de la trachée pour en écarter les lèvres ; provoquer l'expulsion du corps étranger par la respiration artificielle, l'excitation de la muqueuse trachéale (barbes de plume) ; si le corps étranger ne sort pas, sur l'index gauche, comme conducteur, insinuer le bec de la canule entre les deux lèvres de la plaie trachéale ; au fur et à mesure de la pénétration de la canule, retirer l'index et ne relever le pavillon qu'après pénétration entre les lèvres de la plaie trachéale ; fixer la canule en nouant les deux liens autour du cou.

Ne quitter le malade qu'une fois la respiration bien assurée (bronches vidées, respiration artificielle, etc.).

Remettre à plus tard la recherche du corps étranger si celui-ci ne se présente pas immédiatement.

Si le malade est adolescent, faire, de préférence, la *crico-trachéotomie ;* même technique que pour la trachéotomie

(1) Choisir la canule d'un numéro proportionné à l'âge de l'opéré :

Pour l'homme adulte, le diamètre sera de.....	15	millimètres.
Pour la femme........................	13	—
Enfant de 12 à 15 ans....................	12	—
— 8 à 12 ans....................	10	—
— 4 à 8 ans....................	8	—
— 1 à 4 ans....................	6	—

(inciser le cricoïde sur la ligne médiane, et les deux premiers anneaux de la trachée).

Chez l'adulte : Laryngotomie intercrico-thyroïdienne.

II. — CRISE INITIALE DE SUFFOCATION TERMINÉE; PÉRIODE D'ACCALMIE (DYPSNÉE PLUS OU MOINS INTENSE, TOUX, ETC.)

A. *Diagnostic du siège du corps étranger impossible :* Faire comme pour I la trachéotomie ou la crico-trachéotomie (après tentative infructueuse d'extraction par voie buccale).

Provoquer l'expulsion spontanée par succussion thoracique, toux provoquée, décubitus abdominal en tête basse (à ne jamais tenter sans trachéotomie préalable).

B. *Diagnostic du siège possible* (palpation, auscultation, laryngoscopie, radiographie) :

Commencer toujours par la trachéotomie ou la crico-trachéotomie (sauf pour corps étranger sus-glottique facile à extraire par voie buccale).

a. *Corps étranger sus ou intraglottique : 1° Extraction par voie buccale :* — Essayer la manœuvre comme pour I, 1°.

En cas d'échec : Recourir au laryngoscope et à la pince laryngée; bien voir ce que l'on fait, ne jamais agir à l'aveuglette; se rendre un compte exact de la situation du corps étranger, le saisir solidement avec la pince, avant d'essayer de l'extraire.

En cas d'échec : Ouvrir la trachée ou la membrane crico-thyroïdienne (adulte).

Laryngotomie inter-crico-thyroïdienne.

Technique : Attitude du malade, du chirurgien et des aides, comme pour la trachéotomie (I, 2°). Même instrumentation.

Repérer avec l'index gauche le bord inférieur du cartilage thyroïde.

Inciser de haut en bas, à partir de ce doigt, sur une longueur de 2 à 3 centimètres et, exactement sur la ligne médiane, les téguments jusqu'à la membrane intercrico-thyroïdienne.

Inciser cette membrane au bistouri dans toute son étendue, et débrider, en terminant, à droite et à gauche, son insertion cricoïdienne.

Après trachéotomie, crico-trachéotomie ou laryngotomie intercrico-thyroïdienne : Introduire par la brèche ainsi produite et de bas en haut dans le larynx, une sonde molle ou métallique recourbée (position renversée du malade), pour déloger le corps étranger et le refouler dans la bouche (quinte de toux).

En cas d'échec : Thyrotomie.

Technique : Préliminaires comme pour I, 2°.

Inciser les téguments jusqu'au cartilage, tout le long de son angle antérieur.

Inciser le cartilage, *exactement sur la ligne médiane*, lentement et prudemment (entre les insertions antérieures des deux cordes vocales).

Écarter les deux lames latérales du cartilage avec un instrument quelconque interposé.

Extraire, par la brèche ainsi ouverte, le corps étranger, et laisser s'accoler d'elles-mêmes les deux lames thyroïdiennes.

b. *Corps étranger sous-glottique :* Faire la trachéotomie ou la crico-trachéotomie (I, 2°).

Extraire directement, *de visu*, le corps étranger avec une pince, le doigt, etc. ; canule à demeure ; pansement aseptique.

c. *Corps étranger trachéal :* Trachéotomie ou crico-trachéotomie ; provoquer l'expulsion spontanée (II, A).

En cas d'échec : Canule à demeure; retirer fréquemment la canule interne et recommencer les manœuvres propres à favoriser l'expulsion spontanée.

En cas d'échec : Tenter l'extraction avec les pinces trachéales (trachéoscopie); canule à demeure; pansement aseptique.

d. *Corps étranger bronchique :* Traitement comme pour c.

COXO-TUBERCULOSE

Éléments étiologiques : Voir *Tumeurs blanches.*

Signes cliniques : *Au début :* claudication ou douleur (souvent au genou) ; atrophies musculaires (triceps et fessiers) ; contractures (adducteurs); ganglions cruraux ; douleur à la pression directe sur l'articulation (base du triangle de Scarpa — immédiatement en dehors de l'artère fémorale — et pli fessier); douleur à la percussion sur le talon ou le grand trochanter.

2e période : Flexion, abduction et rotation externe de la cuisse ; allongement apparent ; abaissement du pli fessier ; la contracture musculaire immobilise la hanche (mouvement de sonnette); ensellure lombaire.

3e période : Flexion, adduction et rotation interne; raccourcissement apparent ; élévation du pli fessier. Abcès froids (peuvent apparaître dès la 2e période).

4e période : Luxation pathologique de l'extrémité supérieure du fémur dans la fosse iliaque externe (la plus fréquente).

I. — CHEZ L'ENFANT.

A. — Au début.

1° Traitement général de la tuberculose.

2° *Immobilisation au lit et extension continue* (Voir Fracture de cuisse : Appareil de Tillaux). Pour faire la contre-extension, élever les pieds antérieurs du lit, ou bien faire porter au malade un corselet en coutil sans baleine attaché aux barreaux de la tête du lit, par des lacs fixés aux épaules.

Pour permettre à l'enfant le séjour au grand air, faire préparer une planche dépassant la taille du malade de 50 centimètres au moins (25 du côté de la tête, 25 du côté des pieds); cette planche sera recouverte d'un mince matelas; la poulie sera fixée sur son support du côté des pieds; deux tiges de fer du côté de la tête maintiendront les deux lacs du corselet de coutil. Un drain, légèrement tendu entre le pied et une tige métallique fixée sur la planche à la place de la poulie (du côté des pieds), peut remplacer la traction avec la poulie et les poids.

Laisser le malade de six mois à un an dans cet appareil.

3° *Lorsque la douleur à la pression sur la hanche a disparu depuis plusieurs semaines,* permettre au malade de marcher avec l'*appareil plâtré* confectionné de la façon suivante :

Technique : Envelopper de ouate le membre entier, le bassin et le tronc jusqu'à la base du thorax.
Recouvrir la ouate avec une bande en toile, puis avec des bandes en tarlatane plâtrées (huit ou dix épaisseurs de bandes) entre lesquelles on intercalera de grandes lanières de bois de placage ou des bandes de zinc minces.
Laisser sécher en bonne position, puis ouvrir une fenêtre arrondie dans l'appareil, entre le rebord costal et l'ombilic, pour ne pas comprimer l'abdomen.
L'appareil sec, faire adapter au soulier du côté sain (le seul sur lequel marchera le malade) une semelle épaisse de 7 à 8 centimètres et permettre la marche *avec des béquilles.*

Cet appareil de convalescence sera maintenu encore trois mois au moins.

B. — Période des attitudes vicieuses.
(2e et 3e période.)

1° *Redresser le membre par l'extension continue* (A, 2°), mais augmenter progressivement les poids ou la traction au caoutchouc jusqu'à produire le maximum d'extension que pourra supporter l'enfant.

2° Si, après un mois, le redressement n'est pas complet, endormir le malade au bromure d'éthyle, *redresser le membre malade et l'immobiliser dans un plâtre* (A, 3°).

Si la flexion ne se laisse pas vaincre complètement à la première séance, *ne rien brusquer,* mais fixer la cuisse, avec l'appareil plâtré, dans l'extension maximum obtenue et faire plusieurs séances successives de redressement, à quinze jours ou trois semaines de distance.

Même traitement général que pour A.

3° *S'il existe des abcès froids*, les évacuer par la ponction aspiratrice et l'injection d'éther iodoformé ou d'huile de gaïacol iodoformée (Pour la technique, voir *Abcès froids*).

4° Lorsque, malgré plusieurs ponctions suivies d'injection, le pus s'est reproduit, *inciser largement*, après chloroformisation du malade et antisepsie du champ opératoire; *exciser aux ciseaux courbes* les tissus malades (poche de l'abcès froid); *gratter à la curette*, ou mieux, *enlever à la gouge* l'os malade aussi largement que possible; désinfecter la totalité de la plaie avec un tampon de gaze imbibée de chlorure de zinc au 10°. Ne suturer la plaie à ses extrémités que si elle est très étendue, de façon à la laisser largement ouverte.

Bourrer la plaie de gaze trempée dans le naphtol camphré ou de gaze iodoformée. Panser tous les trois ou quatre jours.

Si les bourgeons charnus ne semblent pas bien vivaces et font craindre la récidive, toucher les points douteux au thermocautère.

L'extension continue sera faite pendant toute la durée du traitement.

A cette période, la guérison ne s'obtiendra, même chez les enfants, qu'après de longs mois de traitement et avec ankylose de la hanche.

Ne pas faire de tentatives de redressement forcé tant que la coxalgie suppure; redresser, s'il y a lieu, par l'extension continue.

5° *En cas de récidive*, renouveler l'intervention, sans se décourager, autant de fois qu'il le faudra.

6° *Lésions très profondes, avec fièvre et mauvais état général :* Résection de la hanche.

C. — Luxations pathologiques.

Résection de la hanche.

II. — CHEZ LES TOUT JEUNES ENFANTS.

L'extension continue étant inapplicable, *faire d'emblée un appareil plâtré* (A, 3°).

Laisser l'appareil en place pendant plusieurs mois, même dans les cas légers.

L'échancrer suffisamment, au niveau du périnée et des fesses, pour éviter sa souillure par les matières fécales et l'urine.

Il sera même bon de le recouvrir d'une couche de collodion, passée au pinceau, pour le rendre imperméable à ce niveau.

Changer l'appareil dès qu'il est devenu gênant, par suite de la croissance de l'enfant.

Étendre le petit malade sur une planche recouverte d'un matelas, afin de pouvoir le laisser toute la journée dehors, au grand air.

III. — CHEZ L'ADULTE.

1° *Dans les cas légers*, extension continue, comme chez l'enfant.

2° *Dès qu'il y a des fongosités manifestes et des lésions osseuses profondes*, ouvrir l'articulation : enlever les fongosités à la curette et les parois de l'abcès aux ciseaux, gratter profondément les lésions osseuses à la curette ou à la gouge ; chlorure de zinc au 10e. Laisser la plaie largement ouverte et tamponner à la gaze imbibée de naphtol camphré.

3° *Si les lésions sont graves* : Résection de la hanche avec immobilisation prolongée pour obtenir l'ankylose en bonne position (extension, abduction et rotation externe légère).

4° *Guérison en attitude vicieuse (flexion et adduction) d'une coxalgie ancienne* : ostéotomie oblique sous-trochantérienne permettant de corriger la flexion, l'adduction et le raccourcissement du membre.

Attendre, pour opérer, que la lésion soit guérie depuis plusieurs années, afin d'éviter le réveil de lésions tuberculeuses mal éteintes.

CYSTITES AIGUES

Éléments étiologiques : Infections microbiennes : blennorrhagie, cathétérisme septique, injections chez les blennorragiques; causes prédisposantes : congestion, rétention (prostatiques, rétrécis, urétrite postérieure, calculs, corps étrangers) ; infection à travers les parois (foyer septique périvésical)...

Signes cliniques : Fréquence des mictions, douleur (au début et à la fin), ténesme (à la fin), pyurie (variable) ; hématurie ; formes légères, graves, avec tous les intermédiaires ; guérison ; passage à l'état chronique ; infection ascendante (pyélonéphrite).

I. — CYSTITE AIGUE PAR CALCUL, CORPS ÉTRANGER, RÉTRÉCISSEMENT, FOYER SEPTIQUE PÉRIVÉSICAL, ETC.

A. *Traiter la cause :* Extraire le calcul (tailles, lithotritie) ; extraire le corps étranger (voies naturelles ou taille hypogastrique) ; sectionner le rétrécissement (urétrotomies interne ou externe, suivies de dilatation urétrale) ; inciser et drainer les abcès périvésicaux, etc.

B. *Traiter la cystite* comme pour II.

II. — CYSTITE AIGUE (BLENNORRAGIQUE).

Repos au lit ; grands bains chauds d'une heure ; applications chaudes sur le ventre (grands cataplasmes) ; petits lavements d'eau très chaude (50°) avec 10 gouttes de laudanum ; piqûres de morphine; balsamiques à faibles doses (térébenthine, etc.) ; boire abondamment du lait coupé d'eau de Vichy, tisane de bourgeons de sapin ; salol (50 centigrammes en un cachet par jour).

Pas de lavages vésicaux (distension vésicale, dangereuse et douloureuse).

Instillations (nitrate d'argent, protargol, sublimé sans alcool ni acide tartrique); augmenter progressivement le titre des solutions (nitrate d'argent et protargol de 1 à 4 p. 100; sublimé de 1/8000 à 1/500).

Technique: Faire l'instillation immédiatement après que le malade a uriné.

1° Introduire l'instillateur à bout olivaire dans l'urètre prostatique ou jusque dans la vessie.

2° Adapter la seringue à l'instillateur et instiller 30 ou 40 gouttes (nitrate d'argent, protargol), ou injecter lentement 1 centimètre cube (sublimé à 1/5000).

Continuer longtemps ce traitement, même après améliorations considérables.

Si la cystite est rebelle et ne s'améliore pas: Ne pas insister et s'en tenir au traitement médical.

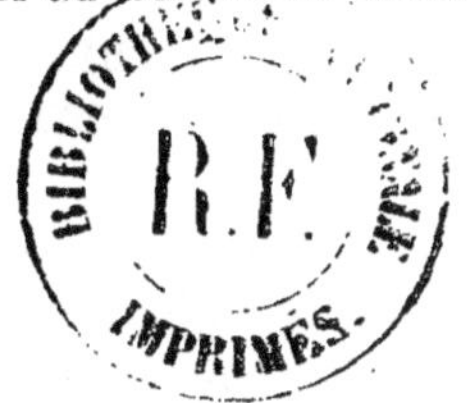

CYSTITES CHRONIQUES

Éléments étiologiques : Infections microbiennes ; cystites aiguës (et ses causes : blennorragie, cathétérismes) ; importance des causes prédisposantes à la chronicité (vieillesse, sexe féminin, arthritisme, etc...).

Signes cliniques : Fréquence des mictions, ténesme, douleur, pyurie (d'intensité très variable). Cystites douloureuses (douleurs atroces, subintrantes, fréquence des mictions excessive).

I. — CYSTITE CHRONIQUE PAR CALCULS, CORPS ÉTRANGERS, RÉTRÉCISSEMENTS, TUMEURS, ETC.

Traiter *la cause* (Voir *Cystites aigues I*). Assurer l'évacuation vésicale chez le prostatique rétentionniste (cathétérismes, sonde à demeure), puis *la cystite* comme pour II.

II. — CYSTITE CHRONIQUE DONT ON NE PEUT SUPPRIMER LA CAUSE.

A. *Lavages de la vessie* (bien s'assurer, avant d'y recourir, que la vessie est susceptible de supporter la distension).

Technique : Instruments nécessaires : Seringue de Guyon, sonde en gomme à lumière large et à deux yeux terminaux. Eau boriquée tiède à 3 p. 100.

Attitude du malade : Couché sur le dos ;

Attitude du chirurgien : A droite du malade.

Saisir la verge de la main gauche ; avec un tampon imbibé de la solution boriquée, bien nettoyer le méat.

Faire pénétrer la sonde jusque dans la vessie et, de la main gauche qui tient la verge, la fixer au niveau du méat.

Saisir de la main droite la seringue de Guyon remplie de la solution boriquée et l'ajuster au pavillon de la sonde ; injecter d'un coup de piston sec une cinquantaine de grammes dans la vessie et retirer immédiatement la seringue, en abaissant la verge entre les cuisses, pour favoriser la sortie du liquide.

Avant que la totalité des 50 grammes ne soit évacuée, réajuster la seringue à la sonde et injecter de nouveau dans la vessie cinquante grammes du liquide; retirer la seringue, laisser sortir le liquide et, avant que l'évacuation ne soit totale, injecter de même une nouvelle quantité d'eau boriquée, et ainsi de suite jusqu'à ce que le liquide sorte à peu près clair.

Abandonner dans la vessie, à la fin de la séance, quelques grammes de liquide.

Faire une séance de lavages, matin et soir.

2° *En cas d'insuccès* des lavages boriqués : Lavages de la vessie à la *solution de nitrate d'argent :* Employer d'abord la solution à 1/1000 et en élever progressivement le titre jusqu'à 1/500. — Technique comme pour les lavages à l'eau boriquée.

B. *En cas d'échec des lavages ou si la vessie réagit douloureusement : Instillations* avec nitrate d'argent, protargol ou sublimé (Voir. *Cystites aiguës II*).

C. *Traitement général :* Hygiène alimentaire (pas d'alcool, de mets épicés, de gibier, etc.). Eaux de Vittel, Contrexéville, Vals, Vichy; tisanes de bourgeons de sapin; capsules de térébenthine; Salol (1 gramme par jour); laxatifs fréquents.

III. — CYSTITES DOULOUREUSES.

Traitement général comme pour II.

Traitement local : Jamais de lavages.

Instillations (Voir *Cystites aiguës II*).

En cas d'échec (fréquent) *:* Sonde à demeure.

En cas d'échec : a. *chez l'homme :* Cystostomie sus-pubienne ou boutonnière périnéale.

b. *Chez la femme :* Cystostomie sus-pubienne ou mieux colpo-cystostomie (Voir *Cystite tuberculeuse*).

IV. — CYSTITE CHRONIQUE DE LA FEMME.

Traitement comme II.

En cas d'échec : Curettage de la vessie par l'urètre :

Technique : Anesthésie générale.

1° *Dilatation de l'urètre* (bougies d'Hégar, Béniqué, index).

2° *Curettage :* Avec une curette fenêtrée (curette utérine), curetter rapidement et sans trop appuyer : en arrière, en avant et sur les côtés du col.

Faire suivre le curettage d'un grand lavage à l'eau boriquée à 4 p. 100.

Repos au lit pendant trois ou quatre jours.

CYSTITE TUBERCULEUSE

Éléments étiologiques : Bacille de Koch ; hérédité; cystite blennorragique; de quinze à quarante ans.

Signes cliniques : *Tuberculose vésicale :* Pollakiurie (surtout nocturne, polyurie, hématurie précoce, prémonitoire, spontanée, diminuant (durée, fréquence) pour disparaître complètement avec les progrès de l'affection.

Cystite tuberculeuse : Douleur, fréquence, pyurie. Évolution très lente; alternatives d'améliorations et d'aggravations. Guérison. Cachexie urinaire (infection ascendante). Toucher rectal, vaginal ; examen des épididymes, des poumons, etc.

I. — TUBERCULOSE VÉSICALE (POLLAKIURIE, POLYURIE, HÉMATURIE).

Traitement général de la tuberculose (Voir *Orchite tuberculeuse*) ; pas d'alcools, d'épices, de gibier, etc. Stations thermales. Hygiène. Suralimentation, etc.

En cas d'insuffisance: Traitement comme pour II.

II. — CYSTITE TUBERCULEUSE (FRÉQUENCE, DOULEUR, PYURIE).

1° Traitement médical, comme pour I.

2° *Instillations: a) de sublimé* (de 1/5000 à 1/1000), de 20 à 30 gouttes: déposer la moitié des gouttes dans l'urètre postérieur et l'autre moitié dans le bas-fond de la vessie.

Technique (Voir *Cystites aiguës II*).

b) D'huile gaïacolée de 3 à 5 p. 100, injecter de 1 à 5 grammes.

3° *Pansement permanent de la vessie* (Bazy-Pousson) : injecter et laisser dans la vessie 20 à 30 c.c. de vaseline iodoformée à 1 p. 20.

III. — CYSTITE TUBERCULEUSE : FORME TRÈS DOULOUREUSE.

Après échec du traitement II, recourir, sans tarder, à *l'intervention opératoire :*

A. *Chez l'homme :* a) *Cystostomie sus-pubienne* suivie de la cautérisation au thermocautère des ulcérations, du curettage de la muqueuse ou de son extirpation partielle, si les lésions sont étendues.

Si la vessie est trop petite pour être ouverte à l'hypogastre : b) *Taille périnéale* et sonde à demeure (Malécot, Pezzer).

S'il y a lieu, faire *le curettage de la vessie par le périnée.*

Technique : Anesthésie générale. Position de la taille. Introduire dans le rectum l'index gauche, la pulpe tournée vers la cloison recto-urétro-vésicale ; avec une curette de Volkmann, de dimension appropriée, curetter la région du trigone et du col, d'arrière en avant, et de droite à gauche, en soutenant toujours avec l'index rectal la portion de vessie que gratte la curette.

Curetter de même la partie antérieure du col vésical (la face postérieure du pubis remplit l'office de l'index), retirer de temps en temps la curette pour ramener au dehors les produits du râclage ; terminer l'opération par un lavage de la vessie à la solution boriquée tiède (4 p. 100) et mettre la sonde à demeure.

Il sera utile de faire précéder l'opération de l'examen cystoscopique de la vessie (s'il est possible).

B. *Chez la femme : Dilatation de l'urètre,* suivie du curettage vésical.

Technique : Anesthésie générale. Position de la taille. Lavage de la cavité vésicale à l'eau boriquée (4 p. 100) (Voir *Cystites chroniques*).

a) *Dilatation de l'urètre :* bougies d'Hégar, Béniqué, dilatateur de Guyon.

b)' *Curettage vésical :* Introduire l'index gauche dans le vagin, pulpe en avant. Technique comme pour (A, *b*) ; ne pas négliger de curetter l'urètre lui-même (temps spécial).

En cas d'échec ou d'insuffisance du curettage : Cystostomie sus-pubienne comme pour (A, III) ou *taille vésico-vaginale.*

Technique : Anesthésie générale ou locale (cocaïne à 1 p. 100 injectée dans la cloison vésico-vaginale exactement sur la ligne médiane) ; la pratiquer après mise en position médiane du cathéter. Position de la taille.

1° Introduire par l'urètre le cathéter cannelé et le faire maintenir par un aide bien exactement sur la ligne médiane et de telle façon (manche vers l'hypogastre) que la partie médiane de la cloison vésico-vaginale bombe vers le vagin,

2° Entre les deux lèvres du cathéter bien repérées, ponctionner au bistouri la cloison vésico-vaginale jusqu'au fond de la gouttière métallique et l'inciser sur une étendue de 3 ou 4 centimètres,

3° Saisir avec une pince à griffes une des lèvres de l'incision de la muqueuse vésicale et l'affronter exactement avec la lèvre correspondante de la muqueuse vaginale; suturer au catgut (nombre de points variable avec la longueur de l'incision), les deux muqueuses, avec une aiguille bien courbe. *Idem* sur l'autre lèvre.

4° Mèche de gaze iodoformée dans le vagin enrobant un tube de caoutchouc de gros calibre.

5° Bandage en T.

ECTOPIE TESTICULAIRE

Éléments étiologiques : Arrêt du testicule dans sa migration (ectopie abdominale ou inguinale) ou adhérences secondaires en un point anormal après sa sortie de l'anneau (ectopie cruro-scrotale, scrotale, périnéale) ; celles-ci sont exceptionnelles.

Signes cliniques : Absence du ou des testicules dans le scrotum ; présence d'un corps ayant les signes anatomiques du testicule dans le point où s'est produite l'ectopie. Au moment de l'adolescence, accidents douloureux : orchite, torsion du cordon ; infantilisme. Coexistence presque constante d'une hernie ou au moins d'un trajet herniaire par persistance du conduit vagino-péritonéal).

I. — ECTOPIE ABDOMINALE.

Pas de traitement.

II. — ECTOPIE INGUINALE.

1° A la naissance.

Commencer, aussitôt que possible, par des massages et des tractions douces mais journalières, à faciliter la descente de l'organe dans les bourses : Pressions lentes, régulières, exercées de haut en bas.

2° Vers six ou sept ans.

Si la migration ne s'est pas produite par les moyens simples, faire l'incision de la cure radicale de la hernie, traiter celle-ci, qui existe presque toujours, au moins à l'état de diverticule péritonéal et aller à la recherche du testicule.

a. *La glande est fixée au point anormal par des adhérences et le cordon est long :*

Détruire les adhérences, dérouler le cordon et laisser le testicule dans le scrotum, en le recouvrant de vaginale.

b. *Le testicule est fixé dans son siège anormal par un cordon trop court* :

Libérer celui-ci aussi haut que possible, de façon à abaisser le testicule aussi bas que possible; fixer la glande au fond de la bourse correspondante par un point au catgut; suturer le trajet inguinal (ouvert au début de l'opération) assez bas pour empêcher l'organe de revenir dans le canal inguinal. Après guérison de la plaie, massages pour faciliter la migration comme pour II, 1°.

3° Chez l'adulte.

Enlever l'organe (orchites à répétition, dégénérescence maligne).

ENTORSE

Éléments étiologiques : Tout traumatisme direct ou indirect, occasionnant une exagération brusque des mouvements normaux d'une articulation. Contraction musculaire. Surtout fréquente chez l'homme adulte. Entorse juxtaépiphysaire des enfants. Articulations serrées (cou-de-pied, médiotarse, genou, etc...).

Signes cliniques : Douleur très vive, parfois syncopale, au moment de l'accident, diminuant ensuite et localisée, à la pression, au niveau de l'interligne et des insertions ligamenteuses ; gonflement variable, parfois très rapide (épanchement sanguin extra et intra-articulaire) ou tardif (hydarthrose, infiltration séreuse périarticulaire) ; impotence fonctionnelle ; ecchymoses inconstantes, mais généralement tardives (deuxième ou troisième jour), siégeant au niveau de la jointure et parfois à distance.

I. — ENTORSE LÉGÈRE, DOULEURS MODÉRÉES, GONFLEMENT PÉRIARTICULAIRE MINIME (SIMPLE DISTENSION LIGAMENTEUSE).

Faire, matin et soir, une séance de *massage* de dix minutes (effleurage pendant une minute, puis pression méthodique).

Dans l'intervalle, entourer l'articulation d'une bande de flanelle, modérément serrée, permettant un certain degré de mobilité articulaire.

Continuer ce traitement jusqu'à disparition complète de la douleur.

II. — ENTORSE DE GRAVITÉ MOYENNE, DOULEURS VIVES, GONFLEMENT PÉRIARTICULAIRE CONSIDÉRABLE, PEU OU PAS D'ÉPANCHEMENT INTRA-ARTICULAIRE (DÉCHIRURES LIGAMENTEUSES ET MUSCULAIRES).

A moins de douleurs particulièrement intenses, nécessitant l'immobilisation temporaire (deux ou trois jours) dans une gouttière bien matelassée, commencer le traitement suivant le plus tôt possible :

1° *Compression élastique.*

Technique : Dérouler, dans le sens du courant veineux, sans traction, autour du membre, et dans toute l'étendue de la zone infiltrée, une bande élastique dont les tours doivent s'imbriquer dans le tiers de leur hauteur. Entourer préalablement l'articulation (saillies osseuses, dépressions) d'une couche de coton ordinaire.

2° *Balnéation chaude :* Matin et soir, enlever la bande élastique et donner un bain local d'un quart d'heure, dont la température sera progressivement portée à 55° ; ou bien, si l'articulation ne peut être baignée, envelopper la région, pendant un temps égal, de compresses imbibées d'eau à la même température.

3° *Massage :* Aussitôt après le bain, massage (centripète) pendant quinze minutes.

Technique : a. *Effleurage :* Frictionner légèrement la peau avec le plat de la main, jusqu'à diminution suffisante de la sensibilité.

b. *Pression méthodique :* La pratiquer d'abord légère, puis de plus en plus forte, avec les pouces ou l'éminence thénar, suivant la largeur et l'épaisseur de la région.

Continuer ce traitement jusqu'à disparition de la douleur et diminution notable du gonflement.

Commencer alors la mobilisation progressive de l'article (mouvements passifs et actifs).

III. — ENTORSE GRAVE, ÉPANCHEMENT SANGUIN INTRA-ARTICULAIRE ABONDANT, DÉCHIRURES LIGAMENTEUSES ET MUSCULAIRES, ARRACHEMENT OSSEUX.

1° Vider l'articulation du sang qu'elle contient par une *arthrotomie précoce.*

2° Quand la plaie articulaire est cicatrisée (quatre à cinq jours en moyenne), traitement comme pour II.

3° Continuer longtemps le massage des muscles péri-articulaires (atrophie).

IV. — ENTORSE AVEC PHÉNOMÈNES D'ARTHRITE DOMINANTS.

A. Épanchement séreux articulaire nul ou minime.

1° Compression ouatée du membre et immobilisation dans une gouttière en fil de fer.

2° Quand la douleur a diminué, pratiquer, une fois par jour, une séance de massage de dix minutes (articulation et muscles périarticulaires), en continuant, dans l'intervalle, l'immobilisation dans la gouttière.

3° Mobiliser progressivement l'article, dès que la douleur a disparu, sans cesser le massage des muscles périarticulaires.

B. Épanchement séreux articulaire abondant.

1° Faire *l'arthrotomie précoce* (Voir *hydarthroses*).

2° Après cicatrisation de la plaie articulaire (quatre à cinq jours) traitement comme pour IV A.

ÉPISTAXIS

Éléments étiologiques : *Causes locales* : Varicosités de la partie antéro-inférieure de la cloison; traumatismes; polypes muqueux, polypes naso-pharyngiens. — *Causes générales* : Fièvres éruptives, fièvre typhoïde, hémophilie, affections cardiaques, hépathiques. Épistaxis supplémentaires.

Signes cliniques : Écoulement de sang, généralement unilatéral, goutte à goutte, avec ou sans phénomènes précurseurs (céphalalgie, bouffées de chaleur). Durée très variable; arrêt le plus souvent spontané; gravité parfois très grande par répétition, durée, abondance; épistaxis rebelles : anémie aiguë, hématémèse, mélœna.

I. — ÉPISTAXIS SIMPLE, SANS GRAVITÉ ACTUELLE.

Faire asseoir le malade, la tête légèrement penchée en avant; élever le bras du côté correspondant à la narine qui saigne; appliquer sur le nez, le front, la nuque des compresses froides; bains de pieds sinapisés; pincer les narines fortement et comprimer ainsi pendant quelques minutes.

II. — ÉPISTAXIS RÉSISTANT AUX MOYENS PRÉCÉDENTS.

Irrigations glacées ou très chaudes.

Introduire dans la narine un tampon de ouate hydrophile imbibée d'une solution de cocaïne à 2 p. 100, ou d'une solution saturée d'antipyrine.

En cas d'insuccès, essayer successivement :

a. *La solution de gélatine à 50 p. 1000 :*

Technique : Injecter dans la fosse nasale qui saigne, avec une seringue à hydrocèle, et très lentement, la gélatine, liquéfiée au bain-marie, à la température de 60° ; faire en sorte que la muqueuse soit dans toute son étendue en contact avec la solution.

b. *La cautérisation.*

Technique : Chasser, par une injection chaude, les caillots qui encombrent la narine, rechercher la surface saignante (partie antérieure de la cloison, des cornets moyens, du plancher), en soulevant la pointe du nez, ou mieux, à l'aide du spéculum bivalve de Duplay ; éclairer vivement la fosse nasale par le miroir réflecteur; cautériser au thermo ou au galvano-cautère au rouge sombre.

III. — ÉPISTAXIS REBELLE.

Recourir au tamponnement complet.

Technique : Préparer deux tampons de ouate hydrophile ; faire le tampon postérieur ovoïde, de 3 centimètres de hauteur sur 2 de large ; nouer, au milieu de ce tampon, un double fil long et un fil simple solides.

1° Pousser, dans le méat inférieur, une sonde en gomme élastique ; en saisir, avec deux doigts ou une pince, l'extrémité au fond du pharynx.

2° Ramener cette extrémité hors de la bouche et y attacher solidement le fil double du tampon postérieur.

3° Tirer sur l'extrémité nasale de la sonde et appliquer fortement le tampon sur l'orifice nasal postérieur.

4° Nouer les deux chefs du fil double en avant du tampon antérieur introduit dans la narine.

Ne pas laisser le tamponnement plus de quarante-huit heures : sectionner, avant d'extraire le tampon antérieur, les deux chefs noués du fil double; extraire le tampon postérieur, à l'aide du fil simple qui sort par la bouche.

Joindre au tamponnement les injections sous-cutanées ou intra-veineuses (cas urgents) de sérum artificiel, et les injections sous-cutanées d'ergotine.

Bien entendu, ne jamais perdre de vue le traitement local (ulcérations, tumeurs, corps étranger) ou général (impaludisme, anémie, pyrexie, foie, cœur, etc...).

EXTRACTION DENTAIRE (1)

Ne doit être pratiquée que lorsque la dent est nuisible, c'est-à-dire provoque et entretient une périostite chronique des fistules gingivales ou cutanées, un abcès du sinus, des névralgies, la constriction de la mâchoire (dents de sagesse), des ostéites...

A la campagne, l'extraction sera souvent demandée pour pulpite ou périostite aiguë.

I. — INSTRUMENTS A AVOIR.

Quels que soient les instruments dont on usera, les stériliser (ébullition) avant de s'en servir.

I. — Daviers.

Instruments de choix, si les bords résistent.

Nombre de daviers nécessaire :

	Maxillaire supérieur.	Maxillaire inférieur.
Pour les incisives.......... — canines..........	1	1
— prémolaires......	1	1
— grosses molaires..	2	1 (grosses molaires et dents de sagesse)
— dents de sagesse..	1	
— racines...........	1 davier baïonnette.	1 davier bec de faucon.

Peut au besoin se réduire à :

Pour les incisives......... — canines..........	1	1 davier bec de faucon. (incisives, canines, prémolaires, racines)
— prémolaires...... — racines...........	1	
— grosses molaires..	2	1 (grosses molaires et dents de sagesse)
— dents de sagesse.	1	

(1) Cette consultation a été rédigée par M. le Dr Waton, auquel nous adressons nos plus vifs remerciements.

II. — Élévateurs.

a. *Pied de biche :* Pour les racines offrant peu de prise ou peu de solidité.

b. *Langue de carpe :* Surtout pour les dents de sagesse du bas; certains opérateurs s'en servent pour toutes les racines.

III. — Clef de Garangeot.

Presque abandonnée : force énorme, mais brutale, amenant souvent des fractures du rebord alvéolaire.

II. — TECHNIQUE OPÉRATOIRE.

A. — Daviers.

Attitude du malade : Dents du haut : Patient assez élevé, tête renversée.

Dents du bas : Patient en position assise normale, aussi bas que possible.

En l'absence du fauteuil articulé, faire construire un escabeau de 20 à 25 centimètres de hauteur ; placer sur cet escabeau la chaise sur laquelle est assis le patient pour l'extraction des dents du haut ; pour l'extraction des dents du bas (l'opérateur monte lui-même sur l'escabeau).

Attitude du chirurgien : Dents du haut : Opérateur à droite et légèrement en avant, bras gauche entourant la tête du patient.

Dents du bas : Opérateur à droite et en avant, main gauche soutenant le maxillaire inférieur. S'il se sert du bec de faucon, l'opérateur se place nettement en avant pour les dents du côté gauche et nettement sur le côté pour les dents de droite, le bras gauche entourant la tête du malade.

1° Enfoncer les mors du davier le long de la racine, *aussi profondément que possible*, par poussées successives, se rappelant que *la couronne ne doit jamais servir pour une extraction* sous peine de fractures fréquentes.

2° Luxer la dent en dehors, par un *mouvement lent et soutenu*; placer le pouce entre les deux branches pour modérer la pression entre les mors.

3° Sortir la dent par traction de haut en bas, ou inversement; si l'on se sert du davier baïonnette ou en bec de faucon, bien veiller à ce que les mors du davier glissent exactement le long de la racine.

Après l'extraction, prescrire des lavages de la bouche, fréquents (surtout après les repas), avec l'eau boriquée ou mieux avec la solution de thymol à 1 p. 1.000.

B. — Élévateurs.

a. *Pied de biche :*

1° Glisser la pointe le long de la racine.

2° Peser fortement vers le bord opposé.

Instrument dangereux, s'il glisse : avoir donc toujours le soin de mettre à côté un doigt de la main gauche garni de compresses, pour recevoir le choc, s'il se produit.

b. *Langue de carpe :*

1° Glisser la pointe entre la dent saine et la dent à extraire.

2° Peser d'avant en arrière en prenant point d'appui sur la dent voisine, après s'être assuré qu'elle est assez solide pour supporter l'effort.

Si la dent saine voisine n'est pas assez solide pour servir de point d'appui, faire l'extraction au davier.

III. — MANUEL OPÉRATOIRE SPÉCIAL POUR L'EXTRACTION DES DENTS.

I. — Maxillaire supérieur.

1° *Incisives et canines* (dents coniques) : Opérateur à droite et en avant, bras gauche autour de la tête; patient, tête renversée.

Davier droit : Enfoncer les mors très profondément par fortes poussées; mouvement de rotation sur l'axe; dès que la dent est détachée, tirer en bas.

Exagérer la force pour l'extraction de la canine.

2° *Prémolaires* (dents aplaties longitudinalement; souvent deux racines frêles, faciles à briser) : Même attitude que pour 1° pour l'opérateur et le patient.

Davier légèrement courbe : Enfoncer les mors très haut; à cause de la forme de la racine, tirer fortement de haut en bas, et exécuter un léger mouvement de luxation en dehors, pour détacher la dent du maxillaire; éviter les mouvements de latéralité qui entraînent souvent la production de fractures et provoquent de la douleur.

3° *Grosses molaires* (trois racines) :

Davier dont le mors externe est pointu afin de pouvoir s'insinuer entre les deux racines externes, et le mors interne aplati pour la racine palatine.

Attitudes du patient et de l'opérateur comme pour 1° :

Remonter le davier très haut; luxation en dehors et traction vers le bas (exécuter ces divers mouvements sans brusquerie; mouvements de latéralité inutiles et douloureux).

4° *Dents de sagesse* (racines réunies en un seul tronc) : Attitudes du patient et de l'opérateur comme pour 1°;

Luxation en dehors et traction vers le bas.

II. — Maxillaire inférieur.

1° *Incisives et canines* (racines coniques) Opérateur à droite et assez en avant, patient très bas.

Davier à mors courbés par rapport au manche.

Comme pour les dents supérieures, enfoncer profondément : faciliter ce mouvement par la pression du pouce de la main gauche sur le davier; mouvement de rotation sur l'axe très accusé et traction en haut avec légère luxation en dehors.

2° *Prémolaires* (dents coniques) : Attitudes de l'opérateur et du patient comme pour 1°.

Rotation sur l'axe très accusée ; mouvement de traction en haut avec légère luxation en dehors.

3° *Grosses molaires* (deux racines) : Attitudes de l'opérateur et du patient comme pour 1°.

Davier courbe à mors pointus. Enfoncer les mors en s'aidant de la pression du pouce gauche sur le davier, jusqu'à ce que les pointes de l'instrument arrivent à se loger entre les racines ; mouvement de traction en haut, avec tendance à la luxation en dehors.

4° *Dents de sagesse :* Davier comme pour 3°.

Attitudes de l'opérateur et du patient comme pour 1°.

Mouvement de luxation en dehors comme pour 3°; mais, en même temps, faire décrire au davier un arc de cercle de bas en haut (à cause de l'incurvation des racines vers l'angle de la mâchoire).

IV. — EXTRACTION DES RACINES.

I. — Maxillaire supérieur.

Attitudes de l'opérateur et du patient comme pour l'extraction des dents correspondantes. *Si les racines sont solides*, employer le davier baïonnette. Nécessité d'enfoncer le davier très profondément.

1° *Racines externes des grosses molaires :* Mouvement de luxation en dehors et traction en bas.

2° *Racines palatines des grosses molaires :* Mouvement de luxation en dedans et traction en bas.

3° *Racines des petites molaires :* Mouvements de traction en bas et de luxation en dehors.

4° *Racines des incisives et des canines :* Mouvements de rotation et de traction en bas.

Pour les molaires découronnées : Enlever les trois racines séparément.

En cas d'extractions multiples, commencer toujours par les racines du fond pour ne pas être gêné par le sang (même remarque pour les dents).

Si les racines sont peu solides, se servir du pied de biche : Opérateur placé en avant; avoir toujours la précaution de placer au-dessous de l'instrument un doigt garni d'une compresse, en cas de glissement.

II. — Maxillaire inférieur.

Se servir de préférence du davier bec de faucon (*racines solides*). Opérateur très en avant pour le côté gauche, en avant et à droite pour le côté droit; son bras gauche entoure la tête du patient; attitude du patient comme pour l'extraction de dents correspondantes.

Enfoncer le plus possible les mors du davier (augmenter l'effort par la pression du pouce gauche sur le davier); luxation en dehors pour les racines des grosses molaires ; rotation pour toutes les autres et traction en haut.

Si les racines sont peu solides : Employer le pied de biche.

V. — ANESTHÉSIE (Voir ce mot).

Chlorure d'éthyle : Bon anesthésique.

Contre-indications : Pulpe exposée, opération de longue durée.

Diriger le jet de 15 à 20 centimètres sur la gencive, le long du trajet de la racine, jusqu'à pâleur des tissus. Opérer vite.

Cocaïne : Solution rigoureusement titrée à 1 p. 100, toujours inoffensive.

Le plus souvent il suffit d'injecter, de chaque côté de la racine à extraire et à la face profonde de la muqueuse, un demi-centimètre cube de la solution.

Attendre pour opérer, quatre à cinq minutes après l'injection.

Nirvanine : Anesthésique excellent : solution à 5 p. 100; même technique que pour la cocaïne.

Chloroforme : N'y recourir qu'en cas de nécessité absolue : accidents de dent de sagesse (trismus) ou extractions multiples.

Protoxyde d'azote : Peu employé aujourd'hui; presque aussi dangereux que le chloroforme et donne une anesthésie de courte durée.

VI. — ACCIDENTS DE L'EXTRACTION.

Hémorrhagie : Tamponnement de la cavité alvéolaire à la gaze aseptique (très efficace) : laisser le tampon vingt-quatre ou quarante-huit heures.

Fracture du rebord alvéolaire : Extraire s'il y a lieu les esquilles le plus tôt possible.

Accidents infectieux (*gingivite, ostéo-périostite*, etc.) : désinfection du foyer par de grands lavages à la seringue, avec la solution de thymol à 1 p. 1.000; tamponnement de l'alvéole à la gaze salolée, dans l'intervalle des lavages.

VII. — CONTRE-INDICATIONS DE L'EXTRACTION.

Absolues : peu nombreuses : Derniers jours d'une grossesse ; crises d'excitation chez les nerveux.

Relatives : Grossesse chez les femmes très nerveuses ; période menstruelle ; diabétiques ; hémophiliques (prévoir l'hémorrhagie et se préparer à la combattre : tamponnement, gélatine, thermocautère, etc.).

FISSURE A L'ANUS

Éléments étiologiques : Sexe féminin, nervosisme ; âge adulte. Constipation habituelle ; hémorroïdes, etc.

Signes cliniques : Ulcération au niveau du sphincter (pli radié), presque toujours en arrière ; contracture du sphincter ; douleur après la défécation allant parfois jusqu'à la syncope.

I. — FORME TOLÉRANTE.

1° Laxatifs.

2° Lavages locaux après chaque selle avec de l'eau boriquée ; bains fréquents.

3° Pansements à la vaseline iodoformée ou cocaïnée et mieux encore : suppositoires avec : orthoforme 80 centigrammes, ou bien : badigeonnages avec la solution de nirvanine à 5 p. 100.

II. — FORME INTOLÉRANTE.

1° Dilatation brusque.

Technique : 1° *Préparation du malade :* Purgatif la veille de l'opération ; l'anus est rasé puis lavé.

2° *Chloroformisation :* L'anesthésie sera faite avec beaucoup de soin (accidents assez fréquents) ; elle sera profonde, afin d'éviter la syncope réflexe au moment de la dilatation.

3° *Opération :* Le malade est couché sur le côté droit, la jambe droite allongée, la gauche fléchie. Le chirurgien introduit les deux pouces dos à dos vaselinés dans l'anus et les écarte fortement jusqu'à ce qu'ils soient arrêtés par les ischions.

4° *Pansement :* Mèche de gaze iodoformée dans l'anus.

5° Prévenir la récidive de la fissure en traitant la cause : Constipation, hémorroïdes, déviations utérines (causes de constipation, etc.), état général, etc.

FRACTURES DE LA CLAVICULE A SA PARTIE MOYENNE

Éléments étiologiques : Directe ou indirecte (chûte sur la main, le coude ou l'épaule). Fractures par contraction musculaire.

Signes cliniques : Épaule malade abaissée, tête inclinée du même côté; la main du côté sain tient le coude du côté malade.

Fragment externe abaissé et porté en dedans.

Fragment interne attiré en haut et en avant.

I. *Réduction de la fracture :* Faire asseoir le malade sur un escabeau ; un aide, placé derrière, empaume le devant des épaules et porte ces dernières en arrière en haut et en dehors, *progressivement* et *doucement,* jusqu'à ce que les deux clavicules aient la même longueur (de l'articulation sterno-claviculaire à l'extrémité externe de l'os).

II. *Application de l'appareil :* 1° Circulaire de ouate (pas trop épais) autour du thorax ; une bande de ouate en sautoir sur l'épaule du côté sain.

2° Un tampon de ouate serré (gros comme le poing au moins) dans l'aisselle malade.

3° Préparer une bande de tarlatane ayant six doubles d'épaisseur, large comme les deux mains et longue de 110 à 120 centimètres et la tremper dans le plâtre.

4° Appliquer un des chefs de cette bande sur l'épaule malade, en empiétant assez largement sur la face dorsale du moignon, et la laisser tomber en avant du thorax.

5° En avant de la bande, appliquer sur la poitrine le bras du côté malade et replier l'avant-bras de façon que l'extrémité des doigts atteigne l'épaule du côté sain.

6° Replier, en avant du membre ainsi fléchi, la partie inférieure de la bande de tarlatane plâtrée, de façon que l'autre chef vienne aboutir au voisinage du point de départ, sur l'épaule malade : elle forme ainsi une anse qui embrasse le bras et l'avant-bras.

7° Trois ou quatre bandes de tarlatane sont trempées dans de l'eau blanchie avec deux ou trois poignées de plâtre;

avec elles, on décrit autour du thorax un éventail dont le manche rétréci correspond à l'aisselle et à la partie du thorax du côté sain, tandis que la partie large embrasse le membre supérieur du côté malade; serrer un peu vers le coude, pour rapprocher celui-ci du tronc ; tous les trois tours environ, passer la bande en sautoir obliquement sous le coude malade et sur l'épaule saine, de façon à soulever le coude et, par suite, l'épaule.

8° Chemin faisant, avec la gâchée de plâtre qui a servi au début pour la large bande en anse, imbiber les tours de bandes au niveau du moignon de l'épaule malade, jusqu'au milieu du thorax (pas au delà) en avant et en arrière.

Cet appareil soulève le coude et par suite le moignon de l'épaule; de plus, il porte en dehors le fragment externe par le mécanisme du levier du premier genre (puissance : tours inférieurs de l'éventail qui rapprochent le coude de tronc; point d'appui : tampon de ouate axillaire ; résistance : fragment externe).

Laisser l'appareil vingt-cinq jours environ (quinze jours chez les enfants).

S'il survenait des troubles de compression nerveuse après consolidation, *intervention sanglante* pour libérer le nerf pris dans le cal.

FRACTURES DE COTES

Éléments étiologiques : Traumatisme ; fractures directes (partie moyenne), fractures indirectes (partie antérieure, partie postérieure). — Action musculaire : toux, éternuement (côtes inférieures gauches). Fractures spontanées : ataxie, grossesse, etc...

Signes cliniques : Douleur vive, exaspérée par les mouvements du thorax (respiration, toux, éternuement), localisée par la pression digitale ; gêne respiratoire ; crépitation perçue par la main appliquée à plat sur le thorax ou à l'auscultation, pendant la toux. Déformation du thorax, déplacement, mobilité anormale, rares. Complications : hémorragique, pleurales, pulmonaires.

I. — FRACTURES DE COTES SANS DÉPLACEMENT ET SANS COMPLICATIONS ACTUELLES.

Calmer la douleur :

Immobiliser, autant que possible, le thorax par l'application d'un bandage de corps plus ou moins serré (suivant les indications fournies par le malade) ; employer, à cet effet, une large bande de diachylon, entourant une fois et demie la poitrine, mais laissant libre la partie inférieure du thorax, pour ne pas gêner les mouvements du diaphragme, (respiration diaphragmatique).

Fléchir le bras correspondant et l'immobiliser contre le thorax par quelques tours de bande ou une simple écharpe (contre l'action des pectoraux).

Repos au lit pendant quelques jours.

En cas de douleur particulièrement tenace : Piqûres de morphine.

Ausculter chaque jour le malade avec soin (complications possibles).

II. — FRACTURES DE COTES AVEC DOULEUR (POINT DE COTÉ) ET DYSPNÉE CROISSANTES, MALGRÉ L'IMMOBILISATION, AVEC OU SANS FIÈVRE.

Supprimer le bandage de corps.

Dépister, par percussion et auscultation attentives et fréquemment pratiquées, la ou les complications (pneumothorax, hémopneumothorax, pleurésie, pneumonie traumatique).

Traiter les complications (Voir *Contusion profonde de la poitrine*).

III. — FRACTURES DE COTES AVEC EMPHYSÈME SOUS-CUTANÉ (DÉCHIRURE DU POUMON).

Traitement comme pour I.

A la moindre aggravation, traitement comme pour II.

IV. — FRACTURES DE COTES AVEC DÉPLACEMENT FRAGMENTAIRE, SANS MENACES DE COMPLICATIONS.

Essayer de produire l'*engrènement des fragments* :

1° Dire au malade de faire un violent effort.
2° Exercer, à ce moment, une pression sur les deux fragments, ou sur un des fragments (suivant les cas).

Ne pas insister en cas d'insuccès et s'en tenir au bandage en diachylon et au repos au lit.

V. — FRACTURES DE COTES AVEC DÉPLACEMENT FRAGMENTAIRE, ACCIDENTS ACTUELS OU A CRAINDRE.

Résection costale (Voir *Pleurésies purulentes*).

FRACTURES DE CUISSE

I. — FRACTURE DE L'EXTRÉMITÉ SUPÉRIEURE.

Éléments étiologiques : Malades âgés, femmes surtout.

Fracture intracapsulaire : Chutes sur les pieds, les genoux, la partie antérieure ou postérieure du grand trochanter. Contraction musculaire.

Fracture extracapsulaire ; Chute directe sur le grand trochanter.

Signes cliniques : a. *Intracapsulaire* : Impotence fonctionnelle du membre, raccourcissement, rotation en dehors ; douleur peu marquée au repos, mais provoquée par les mouvements (surtout adduction et flexion) et la percussion du talon ou du trochanter.

b. *Extracapsulaire* : Mêmes signes et aussi augmentation de volume du grand trochanter et effacement ou saillie du triangle de Scarpa.

1° *Chez le vieillard :* Négliger la fracture par elle-même ; éviter le décubitus prolongé.

Dès les premiers jours, commencer le massage.

Ne pas tenir le malade au lit plus de huit à dix jours.

Au bout de ce temps, le faire lever et marcher avec des béquilles : massages journaliers, très prudents.

2° *Chez l'adulte :* Faire l'extension continue pendant deux mois environ, comme pour II.

En cas de raccourcissement et rotation externe notables : Réduire sous le chloroforme :

Contre-extension sur le bassin ; traction dans l'axe de la cuisse, combinée à la rotation interne ; appliquer ensuite l'extension continue (Appareil de Hennequin, sans gouttière).

II. — FRACTURE DE LA DIAPHYSE DU FÉMUR.

Signes cliniques : Cuisse tassée, raccourcie, volumineuse ; mobilité anormale et crépitation ; hydarthrose du genou (précoce).

Éléments étiologiques : Causes directes ou indirectes. Age adulte et enfance (fractures obstétricales). Fractures spontanées.

A. — Appareil de Tillaux.

Technique : Objets nécessaires : 1° Se procurer un lit de fer, de la bonne corde de 5 millimètres de diamètre environ, un rouleau de diachylon de 1^{m},50 à 2 mètres, quelques briques ou des morceaux de bois de 10 centimètres d'épaisseur pour soulever les deux pieds antérieurs du lit et, si possible, une poulie.

2° Tailler, dans la pièce de diachylon, sept à huit bandelettes de 3 à 4 centimètres de large.

3° Prendre une première bandelette, la chauffer légèrement, l'appliquer sur la partie inférieure et externe de la cuisse (au-dessous de la fracture), sur la partie externe du genou et de la jambe, jusqu'à la malléole; la faire bien adhérer dans tout ce trajet, la mener à 25 centimètres environ au delà du pied et lui faire décrire une anse pour la ramener sur la malléole interne, la face interne de la jambe, du genou et de la cuisse, jusqu'à la hauteur du point de départ de la partie externe.

4° Glisser transversalement sous le membre (au-dessus du genou, au mollet et au cou-de-pied), trois bandelettes de diachylon et leur faire faire deux circulaires autour du membre en mobilisant celui-ci le moins possible.

5° Prendre une troisième bandelette, la faire chauffer et l'appliquer longitudinalement comme 3°; mais, pour l'imbriquer, partir un peu en avant et venir aboutir exactement sur la première bandelette au niveau de l'anse; la replier alors et la mener en dedans (toujours comme 3°), mais un peu en arrière.

6° Terminer par des circulaires ce qui reste des bandelettes transversales employées à 4°.

7° Appliquer la quatrième bandelette comme 5°, mais partir en dehors, un peu en arrière, décrire l'anse et aboutir en dedans, un peu en avant de la première bandelette.

8° Cinquième bandelette circulaire comme 4° et 6°.

9° Sixième et septième bandelettes longitudinales imbriquées sur 5° et 7° et maintenues par les tours circulaires de ce qui reste de 8°.

10° Si l'on a une huitième bandelette, terminer par des circulaires, ou plutôt des tours de spire, autour du membre, des malléoles à la cuisse.

11° Fixer la poulie aux barreaux du lit, du côté des pieds du malade. *Faute de poulie*, prendre un corps cylindrique rond, tel qu'un morceau de manche à balai en bois.

12° Attacher la corde à l'anse du diachylon, au-dessous

du pied du malade, la réfléchir sur la poulie ou le morceau de manche à balai et y attacher un poids de 2 à 3 kilos.

On peut encore faire la traction en attachant un tube de caoutchouc à l'anse de diachylon et à un barreau du lit.

13° Pour éviter que le malade ne soit entraîné par la traction, soulever de 10 centimètres environ les deux pieds antérieurs du lit, de façon à mettre le blessé sur un plan incliné, la tête basse.

L'extension continue fatigue les muscles et met les os bout à bout.

Cependant si, après réduction, l'absence de crépitation faisait supposer qu'il y a des parties molles (muscle) interposées entre les surfaces fracturées, endormir le malade, tirer dans l'axe et désenclaver le fragment par quelques légers mouvements de latéralité, de rotation et de circumduction.

B. — Appareil de Hennequin.

Technique : Objets nécessaires : Un lit de fer, corde, poulie, comme pour A. En plus : une serviette pliée en cravate et une gouttière courte, dite gouttière de Hennequin (ou du plâtre et de la tarlatane).

1° Envelopper le membre inférieur, des orteils jusqu'au quart inférieur de la cuisse, d'une bande de ouate recouverte d'une bande de toile ou de flanelle régulièrement serrée.

2° La serviette, pliée en cravate, est appliquée par son milieu sur la face antérieure de la rotule, ses deux chefs, se croisant dans le creux poplité, puis, passant de chaque côté de la face postérieure de la jambe, sont ramenés en avant et noués à distance : c'est en ce point que sera appliquée la traction.

3° Pendant la durée des préparatifs précédents, le matelas du côté malade a été décousu depuis son angle inférieur jusqu'au niveau du creux poplité ; en faire enlever la laine sur une largeur de 30 centimètres environ ; réunir les deux toiles du matelas à la limite de la laine (qui a été refoulée pour former un rebord), avec des épingles anglaises. Faire porter la jambe du côté malade sur cet espace vide (flexion à 40°).

4° Glisser la gouttière de Hennequin, garnie de ouate, sous la cuisse et la maintenir avec deux courroies en cuir.

Faute de gouttière de Hennequin, faire une gouttière

plâtrée avec de la tarlatane, mesurant en longueur 20 centimètres environ et entourant les deux tiers de la cuisse.

5° Attacher la corde à l'extrémité de la serviette nouée et faire la traction comme pour A.

Il est quelquefois nécessaire de faire un peu de traction manuelle pour obtenir la réduction.

Placer au bout de la corde 2 à 3 kilos et, chez les sujets très musclés, jusqu'à 6 kilos.

Avant de fermer la gouttière (4°), bien matelasser de ouate la région antérieure et mettre, en long, à ce niveau (point correspondant à la saillie ordinaire des fragments) une attelle de bois de 35 centimètres environ ; boucler les courroies par dessus. *Vérifier fréquemment l'appareil.*

Avec l'appareil de Hennequin, le malade peut s'asseoir.

Quel que soit l'appareil employé, ne pas permettre la marche avant trois mois. Pendant ce temps, sans déranger l'appareil, faire un peu de massage en avant sur le point fracturé et imprimer des mouvements à l'articulation du cou-de-pied.

III. — FRACTURES DE L'EXTRÉMITÉ INFÉRIEURE DU FÉMUR.

Éléments étiologiques : Directes ou indirectes. Adultes.

Signes cliniques : Gonflement énorme ; raccourcissement souvent peu marqué ; la jambe semble luxée en arrière ; mouvements anormaux.

Si la fracture est intracondylienne : élargissement du genou et crépitation perçue en appuyant sur un seul condyle.

A. — Cas simples.

1° Réduire le fragment inférieur luxé en arrière ; fléchir la jambe à 40° ;

2° Appliquer l'appareil de Hennequin (II, B).

B. — Fractures avec hémarthrose considérable.

1° Ponctionner le genou sous le chloroforme.

2° Appliquer un appareil plâtré (gouttière postérieure) maintenant le genou légèrement fléchi (compression ouatée du genou).

Dans les deux cas (A-B) : Massage précoce.

FRACTURE DE DUPUYTREN

Éléments étiologiques : Abduction forcée du pied (faux pas).

Signes cliniques : Vives douleurs, gonflement, pied en valgus et souvent porté en arrière; coup de hache à 5 ou 6 centimètres au-dessus de la pointe de la malléole externe. En appuyant avec un instrument mousse (stylet, pointe de crayon), vive douleur à la pointe de la malléole interne et au niveau du coup de hache. Ecchymoses.

Règle très importante : Il est indispensable de réduire d'une façon parfaite et, très souvent, l'anesthésie générale sera nécessaire.

I. — FRACTURE RÉCENTE.

A. — Réduction.

Technique : Fléchir le genou pour relâcher les muscles gastrocnémiens.

Un aide empaume la jambe avec les deux mains (contre-extension).

L'opérateur, au bout du membre, prend à pleines mains le pied, tire fortement et le porte en varus et en avant.

On réussit presque toujours à réduire.

En cas d'insuccès, ne jamais se contenter d'une réduction approximative, mais mettre à nu le foyer de la fracture pour redresser ou extirper l'esquille tibiale externe parfois interposée entre les fragments.

B. — Contention.

Immobiliser le pied à angle droit en léger varus, dans une gouttière plâtrée postérieure et le maintenir en bonne attitude jusqu'à dessiccation complète du plâtre.

Vérifier fréquemment la persistance de la réduction sous

la gouttière et refaire un nouvel appareil plâtré, dès que le premier ne maintient plus suffisamment les fragments. (*La crête tibiale prolongée doit tomber sur le premier espace intermétatarsien*).

Masser les muscles à découvert dans l'espace libre de la gouttière plâtrée et faire des mouvements passifs de flexion et d'extension des orteils.

Après six semaines, enlever l'appareil; bains de pieds chauds, massages et mouvements articulaires. Pour les premières séances de mobilisation, il est quelquefois utile de donner le bromure d'éthyle.

II. — FRACTURE DE DUPUYTREN VICIEUSEMENT CONSOLIDÉE.

Faire l'ostéotomie cunéiforme du tibia et linéaire du péroné.

Dans quelques cas, avoir recours soit à la résection tibio-tarsienne, soit à l'astragalectomie.

FRACTURES DE L'HUMÉRUS

Éléments étiologiques : *A. Col anatomique* : Après cinquante ans; traumatismes indirects, plus rarement directs.

B. Col chirurgical : Après cinquante ans, traumatismes directs (en avant ou en arrière) ; quelquefois indirects.

C. Diaphyse : Hommes, adultes ; traumatismes directs ou indirects ; contractions musculaires ; fractures obstétricales.

D. Epiphyse inférieure. a) Sus-condylienne ; enfance et adolescence ; directes (chutes sur le coude en flexion) ; indirectes (chutes sur la main, l'avant-bras étant en hyperextension).

b) Pour les fractures sus et intercondyliennes (en T ou en Y) : Hommes adultes, de vingt à quarante ans ; traumatisme violent du coude ; rarement chute sur la main.

c et *d) Fractures du condyle externe et du condyle interne* : au-dessous de quinze ans; chute sur le coude ou sur la main.

Signes cliniques : *A. Col anatomique* : Diagnostic difficile ; douleur, au-dessous du bord externe de l'acromion, gonflement, bras pendant ; effacement du sillon pectoro-deltoïdien ; mouvements actifs (élévation et abduction) parfois conservés ; crépitation (manque si les fragments sont engrénés).

B. Col chirurgical : Gonflement de la région, sillon pectoro-deltoïdien effacé, fragment inférieur parfois saillant dans l'aisselle; ecchymose vaste (thorax, abdomen, face interne du bras) ; membre pendant ou légèrement écarté du tronc ; *racourcissement de un demi-centimètre à 3 centimètres* (de l'angle postérieur de l'acromion à l'épicondyle); élargissement du moignon de l'épaule; douleur (1° à deux doigts au-dessous de l'acromion ; 2° au voisinage de l'apophyse coracoïde), à la pression directe et indirecte (coude); crépitation (provoquée par les mouvements de rotation) et mobilité anormale ; absence de ces deux derniers signes dans les fractures engrénées.

C. Diaphyse : Signes des fractures en général. Pseudarthrose fréquente par interposition des parties molles.

D. Épiphyse inférieure. a) Sus-condylienne : Tuméfaction et signes habituels des fractures ; chevauchement en arrière, du fragment inférieur ; conservation des rapports normaux des saillies du coude (épicondyle, épitrochlée, olécrane) ; bras raccourci ; mouvements de flexion et d'extension du coude faciles et indolores.

Si la fracture est à la fois sus et intercondylienne, il y a en plus :

élargissement transversal du coude, réductible par pression latérale avec crépitation et douleur, mobilité des deux fragments.

b) *Fractures du condyle externe* : Signes d'une contusion; douleur vive (pression, mouvements provoqués) à 2 ou 3 centimètres au-dessus de l'épicondyle; quelquefois déplacement (fragment inférieur porté en arrière et simulant une luxation du coude).

c) *Fractures du condyle interne* : Crépitation, douleur, déviation en cubitus varus, ou cubitus valgus facilement réductible.

I. — FRACTURES DU COL ANATOMIQUE.

Massage et immobilisation dans une écharpe, en dehors des séances.

II. — FRACTURES DU COL CHIRURGICAL, DE LA DIAPHYSE ET DE L'EXTRÉMITÉ INFÉRIEURE.

Appareil de Hennequin.

1° *Taille de l'appareil* : Bande de tarlatane de 16 épaisseurs, de 1 mètre de long et de largeur égale à la circonférence du bras; à sa partie supérieure, faire une échancrure en fer à cheval, profonde de 20 centimètres environ; de même à la partie inférieure, mais l'échancrure mesurera 50 centimètres. L'appareil a ainsi la forme de la lettre H; la barre transversale, plus rapprochée de la partie supérieure est large de 25 à 30 centimètres. Un surjet de gros fil fixe l'appareil.

2° *Réduction de la fracture :* Asseoir le blessé sur une chaise; appliquer sur la main, l'avant-bras et l'extrémité inférieure du bras, de la ouate et une bande et fléchir l'avant-bras à angle droit; garnir l'aisselle et l'épaule d'une couche de ouate maintenue par une compresse;

Une bande passant en sautoir dans le creux axillaire et fixée verticalement à un piton ou à la barre d'un lit fait la contre-extension;

Une bande de toile de 1 mètre est appliquée circulairement par son milieu autour de la partie inférieure du bras et les chefs se croisent au niveau du pli du coude; à chacun des chefs, passant l'un en avant, l'autre en arrière de l'avant-bras, on attache un poids de 2 kilos ou un corps de poids analogue; on fait ainsi l'extension. Laisser les muscles se fatiguer un peu avant d'appliquer l'appareil.

3° *Application de l'appareil :* La réduction obtenue, l'appareil, imbibé de plâtre, est glissé entre le thorax et le bras, son échancrure supérieure embrassant l'aisselle; les deux chefs en sont croisés sur le moignon. La gouttière est ensuite appliquée sur le bras et les chefs inférieurs sont ramenés sur la face antéro-supérieure de l'avant-bras fléchi et croisés à leur tour deux fois « comme les cordons d'un cothurne »; ils viennent aboutir à l'apophyse styloïde du cubitus.

4° *Maintenir le tout par quelques tours de bandes* et ne pas enlever l'extension et la contre-extension avant la prise complète du plâtre.

Laisser l'appareil en place pendant trente à trente-cinq jours et même un peu moins pour les fractures voisines des articulations, afin de commencer au plus tôt le massage.

FRACTURES COMMUNES DE L'OLÉCRANE

Éléments étiologiques : Homme (adulte, vieillard). Traumatismes directs ou indirects; action musculaire.

Signes cliniques : Dépression entre les deux fragments, surtout dans la flexion (peut manquer : simple rainure). Mobilité latérale du fragment supérieur; ascension légère dudit fragment. Souvent gonflement énorme; ecchymose; épanchement sanguin intra et périarticulaire masquant la fracture. Impossibilité (le plus souvent) d'étendre et de fléchir l'avant-bras par un mouvement actif. Cal presque toujours fibreux.

I. — FRACTURE SIMPLE, AVEC ÉCARTEMENT MODÉRÉ DES FRAGMENTS.

Extension et massage : *Pas d'appareils à immobilisation permanente.*

Technique : 1° Aussitôt après l'accident, faire un bandage roulé avec une bande de flanelle, bien appliquée, régulièrement serrée et sans godet, de la main au milieu du bras;

Le malade reste au lit, le membre sur un coussin.

2° Le quatrième jour, commencer le massage sur le membre entier, en frottant de toute la largeur de la paume de la main; pendant ce temps le bras est en extension et le fragment olécranien immobilisé avec le pouce et l'index gauche. Ces massages seront journaliers.

3° Après chaque séance de massage, replacer la bande de flanelle et maintenir le membre dans l'extension avec une attelle de bois matelassée de ouate.

Après la première semaine, commencer quelques très légers mouvements de flexion et d'extension, en soutenant la partie de l'olécrâne fracturée. Augmenter progressivement les mouvements.

Après trois semaines, supprimer les attelles en bois et donner chaque jour des bains de bras très chauds (dans une poissonnière, par exemple). Continuer les massages, les mouvements et les bains jusqu'au 40e jour environ. La guérison est alors complète.

II. — FRACTURE AVEC GRAND ÉCARTEMENT (2 CENTIMÈTRES ET PLUS) OU COMPLIQUÉE DE PLAIE.

Suturer les fragments (suture osseuse). Si la fracture est comminutive, extraire les fragments isolés et suturer le tendon du triceps au fragment inférieur.

Après la suture, immobiliser le coude en flexion pendant une semaine dans une gouttière plâtrée; puis, mobilisation progressive et massage.

FRACTURE DU RADIUS (EXTRÉMITÉ INFÉRIEURE)

Éléments étiologiques : *Fracture directe* (n'offrent rien de spécial).

Fracture indirecte : Chute sur la paume de la main, rarement sur la face dorsale. Fréquente après cinquante ans, surtout chez la femme.

Signes cliniques : Déformation en dos de fourchette; exagération des plis de flexion du poignet; cordes des radiaux; déviation externe de la main; la ligne des deux apophyses styloïdes (radius et cubitus) est horizontale au lieu d'être oblique en bas et en dehors.

1° Réduction :

Technique : Le malade est assis, le bras pendant le long du corps, l'avant-bras fléchi à angle droit.

Un aide placé derrière le malade empoigne fortement, des deux mains, l'avant-bras vers son tiers inférieur.

L'opérateur se tient en face, un genou en terre ; d'une main (pouce en dessus), il empaume les quatre derniers doigts; de l'autre main, il empaume le pouce. Ses pouces remontent, sur la face dorsale, aussi haut que possible, dans l'espace interosseux qui sépare le premier du deuxième métacarpien.

Appuyant fortement des deux pouces sur la déformation dorsale, il fléchit avec force le poignet, pendant qu'il l'incline sur le bord cubital. (Cette manœuvre exige un effort assez grand et, par suite, cause une douleur vive au malade ; mais elle est absolument nécessaire; on devra donc la faire assez vite, en quelque sorte par surprise.)

2° *Si la réduction se maintient bien*, mettre une simple écharpe, en laissant pendre en dehors la main sur son bord cubital et faire, à partir du quatrième jour, une séance quotidienne de massage.

Si la déformation tend à se reproduire, placer l'avant-bras en position moyenne (bord cubital en bas) et appliquer une demi-gouttière plâtrée sur le bord cubital : elle partira en haut du voisinage du pli du coude et en bas elle ne dépassera pas les plis de flexion des doigts, pour permettre les mouvements de ceux-ci.

Cette gouttière sera laissée de dix à douze jours.

Dès lors, massage et mouvements passifs chaque jour; bains locaux d'eau très chaude.

FRACTURES DE LA ROTULE

Éléments étiologiques : I. *Fractures fermées.* — *a*) Directes : choc direct, trait de fracture le plus souvent oblique ou vertical, rarement transversal, fractures communitives.

b) Indirectes : par action musculaire ; trait transversal, déchirure fréquente des ailerons latéraux, hémarthrose plus ou moins considérable.

II. *Fractures ouvertes.* Choc direct, deux ou plusieurs fragments ; hémarthrose.

Signes cliniques : *Fracture transversale* : Dépression interfragmentaire plus ou moins marquée, augmentant par la flexion, diminuant par l'extension du membre ; mobilité anormale, crépitation (écartement faible ou rapprochement possible) ; signes d'épanchement articulaire plus ou moins considérable ; douleurs variables ; signes fonctionnels variables suivant intégrité ou déchirure des ailerons.

Fractures obliques, verticales : Fréquemment lésions cutanées (fractures directes) ; écartement des fragments nul ou peu considérable ; épanchement articulaire ; crépitation.

Fractures comminutives : multiplicité des traits de fracture ; hémarthrose.

Fractures ouvertes : Plaie variable des parties molles prérotuliennes ; examen direct des lésions.

La suture est le traitement de choix, mais ne saurait être pratiquée que sous le couvert d'une antisepsie absolument scrupuleuse.

I. — FRACTURE TRANSVERSALE AVEC ÉCARTEMENT DE DEUX CENTIMÈTRES OU PLUS. ADULTE BIEN PORTANT.

A. — Fragment inférieur suffisant.

Nettoyer l'articulation et suturer les fragments.

Technique : Asepsie de la région. Anesthésie générale.

Instruments : Bistouri, ciseaux droit et courbe, aiguille à suture (Reverdin ou Hagedorn), pince à griffes, perforateur, davier, fil d'argent (de 1 millimètre de diamètre ; le stériliser par le flambage avant de s'en servir), crins de Florence, catgut moyen.

1° Tailler un lambeau courbe, convexe en bas; le disséquer de bas en haut jusqu'au bord supérieur de la rotule; le rabattre en haut et le maintenir rabattu.

2° Avec une compresse aseptique, enlever le sang et les caillots de la bourse prérotulienne.

3° Écarter l'un de l'autre les deux fragments (flexion du membre) et enlever, aux ciseaux et à la pince à griffes les tissus interposés.

4° Nettoyer à fond, à l'aide de compresses aseptiques, la cavité articulaire (caillots, sang, etc.).

5° Faire saisir solidement avec un grand davier denté, un des fragments rotuliens et, avec le perforateur, pratiquer à 1 centimètre du trait de fracture, successivement, deux perforations obliques, de façon que la pointe du perforateur vienne sortir au niveau de la surface fracturée, au voisinage de la face cartilagineuse de la rotule, mais en avant d'elle.

6° Engager, après chaque perforation, dans l'orifice du perforateur, l'extrémité du fil d'argent; recourber en anse cette extrémité et retirer le perforateur.

7° Perforer de même, en deux points symétriques, l'autre fragment maintenu de même et engager successivement dans le trou du perforateur l'extrémité inférieure des deux fils d'argent.

8° Faire coapter exactement les deux fragments et serrer les fils, à la face antérieure de la rotule, en les tordant solidement; les couper courts, rabattre les nœuds métalliques sur un des fragments et les enfoncer d'un coup de maillet dans le tissu osseux rotulien.

9° Suturer, par un surjet au catgut moyen, les ailerons, les ligaments rompus, le périoste.

10° Suturer la peau aux crins de Florence.

11° Pansement occlusif à la gaze iodoformée, ouate, bande. Mettre le membre dans une gouttière.

Soins post-opératoires : Ne pas prolonger l'immobilisation au delà d'une dizaine de jours et commencer, après avoir enlevé les fils, le massage et la mobilisation, méthodiquement et prudemment effectués. Autoriser la marche avec des béquilles (genou maintenu en extension par une genouillère élastique). vers le onzième jour.

B. — **En cas de fragment inférieur très petit (suture impossible).**

Pratiquer le *cerclage* de la rotule.

Technique : « Avec une grosse aiguille de Reverdin, traverser de dehors en dedans, tout près de son insertion rotulienne, le tendon rotulien ; engager dans le chas de l'aiguille une des extrémités d'un gros fil d'argent, la recourber en anse, et retirer l'aiguille ; traverser de même, près de son insertion rotulienne, le ligament rotulien ; engager dans le chas de l'aiguille l'autre extrémité du même fil et retirer l'aiguille ; coapter exactement les fragments, encadrer soigneusement le bord interne de la rotule dans l'anse métallique, tendre vigoureusement le fil, et en tordre les deux chefs au niveau du bord externe de l'os ; couper le fil court et rabattre le nœud sur l'os ; suturer le périoste et les parties superficielles. »

Soins postopératoires comme A.

II. — FRACTURE TRANSVERSALE AVEC ÉCARTEMENT PRESQUE NUL. AILERONS INTACTS. MALADE COMME POUR I.

S'il y a hémarthrose : Ponctionner l'articulation (asepsie scrupuleuse).

Mettre le membre dans une gouttière (compression légère) et l'immobiliser pendant cinq à six jours.

Commencer dès lors : massage méthodique et très longtemps continué et mouvements provoqués très prudemment effectués.

Technique du massage : (L. Championnière).

Attitude du membre : En extension, le talon reposant sur un coussin et le pied maintenu fixe par un aide. Malade en décubitus dorsal.

Faire au début de la séance des pressions larges, en bracelet, sur toute la périphérie du membre ; faire ces pressions toujours dans le même sens, de bas en haut ; les commencer à mi-jambe et les terminer à mi-cuisse ; faire ces manœuvres très légères, pour obtenir l'anesthésie de la région : simple effleurage.

L'anesthésie obtenue, faire, avec la face palmaire des pouces, des doigts ou avec l'éminence thénar, des pressions beaucoup plus énergiques et localisées, toujours dans le même sens ; masser ainsi les parties latérales de la rotule (respecter la partie médiane), les parties latérales de l'articulation du genou et aussi le cul-de-sac sous-tricipital et le pourtour de l'articulation rotulo-condylienne.

Terminer la séance par des pressions larges en bracelet, portant sur toute la périphérie du membre.

Mouvements provoqués : Ne jamais provoquer de mouvements étendus (dangereux et parfaitement inutiles) ; se borner à quelques très légers mouvements de flexion du membre, faits immédiatement après la séance de massage.

Supprimer la gouttière et laisser le membre libre dans le lit, dès que la douleur a cessé.

Permettre la marche une quinzaine de jours après la première séance de massage ; ne faire, pendant la marche, que des mouvements très légers de flexion du membre.

III. — FRACTURE TRANSVERSALE AVEC PLUS OU MOINS D'ÉCARTEMENT CHEZ LE VIEILLARD OU L'ADULTE TARÉ (ALBUMINURIE, DIABÈTE, ALCOOLISME, ETC.).

Traitement comme pour II.

IV. — FRACTURE COMMINUTIVE.

A. — Adulte bien portant.

Cerclage de la rotule (Voir I).

B. — Vieillard ou adulte à santé générale défectueuse.

Traitement comme pour II.

V. — FRACTURE OUVERTE.

A. — Transversale, oblique ou verticale.

Suture de la rotule (Voir I).

B. — Comminutive ou transversale à fragment inférieur très petite.

Cerclage de la rotule (Voir B).

FRACTURES (TRAITEMENT GÉNÉRAL)

Éléments étiologiques : Traumatismes ; directes ou indirectes. Causes prédisposantes : Vieillards ; métiers pénibles (hommes) ; maladies des os et maladies générales (fractures spontanées, pathologiques).

Signes cliniques : Douleur ; impotence fonctionnelle ; gonflement ; ecchymoses et quelquefois phlyctènes ; crépitation ; mobilité anormale et déformation.

Elles sont ouvertes (compliquées) ou fermées (simples).

I. — FRACTURES SIMPLES OU FERMÉES.

A. — Fractures de la diaphyse.

I. Réduire dès qu'on est appelé près du malade :

Technique : 1° Extension, faite par un aide qui tire sur le fragment inférieur d'une façon douce et continue ;

2° Contre-extension, faite en même temps par un autre aide qui fixe le fragment supérieur ou le tronc ;

3° Coaptation, faite par le chirurgien, qui, agissant directement sur les fragments, essaie de les placer exactement bout à bout.

Chez les sujets très musclés, il est nécessaire de recourir à l'anesthésie générale ; y recourir encore lorsqu'une réduction parfaite est nécessaire (Ex. : *Fracture de Dupuytren*).

Intervention sanglante, lorsque la réduction est rendue impossible par l'interposition d'un fragment osseux et qu'un résultat imparfait compromettrait les fonctions du membre (*certaines fractures de Dupuytren*).

II. Maintenir réduit :

1° *Appareils improvisés :* Planchettes de bois matelassées de ouate et maintenues avec des bandes ;

Morceaux de carton épais, ramollis dans l'eau bouillante et maintenus avec des bandes, etc.

2° *Appareils définitifs :*

Appareils plâtrés : Technique : 1° Tailler, dans une pièce de tarlatane de 20 à 30 épaisseurs (selon la longueur de l'appareil), une large bande, pouvant entourer les deux tiers du membre et dépassant largement en longueur l'articulation qui est au-dessus et celle qui est au-dessous de l'os fracturé; (quelques lanières de bois de placage, à l'intérieur de la tarlatane, augmentent la résistance de l'appareil).

2° La réduction faite, mettre dans une grande cuvette de l'eau froide, y ajouter du plâtre, jusqu'à ce que la pâte ainsi formée ait la consistance d'une belle crème un peu claire; gâcher rapidement avec la main et enlever les grumeaux ou parties pierreuses, qui se trouvent souvent dans le fond.

3° Imbiber aussitôt la tarlatane de plâtre, l'enrouler ou l'exprimer avec les deux mains, pour en enlever l'excès et appliquer, en forme de gouttière, l'appareil, maintenu bien tendu par les aides, sur la peau rasée ou enduite de vaseline; le fixer avec des bandes et avec deux planchettes de bois appliquées latéralement pendant qu'on continue toujours l'extension et la contre-extension. Quelques tours de bandes empêchent les planchettes de bouger.

Inciser aux ciseaux les points correspondant aux articulations en flexion (cou-de-pied, coude, etc.).

Laisser le plâtre faire sa prise complètement; quelques heures après, enlever bandes et planchettes.

Appliquer l'appareil immédiatement après l'accident, lorsque le gonflement des parties ne s'est pas encore produit.

S'il existe une tuméfaction considérable, immobiliser pendant quelques jours dans une gouttière en fil de fer abondamment matelassée de ouate et faire un appareil plâtré, dès que le gonflement a disparu. Ou bien, faire immédiatement un appareil plâtré, mais le renouveler après quelques jours, lorsque le membre revient à son volume normal.

Surveiller de très près l'appareil : l'enlever s'il est trop serré (douleurs, cyanose, refroidissement des extrémités); le refaire s'il est devenu trop lâche (ne pas se contenter de bourrer de ouate les espaces vides).

Laisser, autant que possible, en dehors de l'appareil, les doigts et les orteils.

B. — Fractures de l'épiphyse.

I. *Fractures juxta-articulaires sans déplacement :*

1° Appliquer une bande élastique *peu serrée*, de l'extrémité vers la racine du membre;

2° Enlever la bande élastique deux fois par jour et immerger le membre dans l'eau très chaude pendant dix minutes (50 degrés);

3° Terminer par une séance de massage.

II. *Fractures juxta-articulaires avec déplacement :*

1° Réduire comme I, A;

2° Maintenir réduit avec des attelles de bois matelassées de ouate et fixées avec quelques tours de bandes;

3° Chaque jour, enlever l'appareil et faire une séance de massage et quelques mouvements, après avoir donné un bain local d'eau chaude (50 degrés);

4° Après huit ou quinze jours, supprimer les attelles et, dans l'intervalle des séances de massage, appliquer une bande de flanelle.

III. *Fractures intra-articulaires :*

1° Faire disparaître l'hémarthrose : ponction articulaire, ou mieux, arthrotomie (pour la technique, voir *Hydarthrose*), suivie de compression avec la bande de flanelle;

2° Immobiliser dans un appareil plâtré, pendant huit ou quinze jours;

3° Après ce temps : massage.

Quelle que soit la méthode employée, après consolidation de la fracture, on aura recours, contre les troubles trophiques et les raideurs articulaires, aux massages, douches sulfureuses, bains locaux d'eau très chaude, mouvements actifs et passifs (cette partie du traitement est parfois fort longue).

II. — FRACTURES COMPLIQUÉES.

A. — Cas simples.

Fracture ordinaire avec une plaie cutanée petite :

1° Désinfecter avec grand soin, à la brosse et au savon, à l'alcool et au sublimé, la plaie et les parties voisines;

2° Débrider au bistouri le foyer de la fracture et le laver abondamment au sublimé, ou mieux, à l'eau oxygénée ou au permanganate (infection par des microbes anaérobies);

3° Il est prudent de ne pas réunir et de tamponner la plaie à la gaze;

4° Réduire et maintenir réduit comme pour I, dans un appareil plâtré largement fenêtré au niveau de la plaie.

B. — Cas complexes.

Plaie avec esquilles et contusions graves de la peau, des muscles, etc. :

1° Endormir le malade et débrider largement l'ouverture pour nettoyer le foyer de la fracture.

2° Enlever les esquilles dépourvues de périoste; réséquer aux ciseaux courbes les parties molles mortifiées, en ménageant avec soin le périoste. Grands lavages comme pour II, A. avec permanganate ou eau oxygénée, ou solution phéniquée forte à 5 p. 100, surtout si la plaie a été souillée de terre.

3° Pendant l'extension et la contre-extension, assurer le contact des surfaces osseuses; retourner les esquilles intercalées; si c'est nécessaire, mettre un fil d'argent ou encercler les fragments obliques qui tendent à glisser (suture osseuse, ligature ou enchevillement selon les cas).

4° Tamponner la plaie à la gaze et recouvrir de ouate aseptique sur laquelle on place une large feuille de gutta-percha, qui empêchera le plâtre d'être souillé ultérieurement par les liquides de la plaie.

5° Appliquer un bon appareil en plâtre épais, mais largement fenêtré au niveau de la plaie, et maintenir soigneusement l'extension, la contre-extension et la coaptation jusqu'après dessiccation.

6° Faire préventivement une injection de sérum antitétanique, si la plaie a été souillée de terre.

Ultérieurement, après formation de l'os nouveau, enlever les séquestres, s'il s'en est formé.

C. — Cas très complexes avec broiement d'une partie du membre.

1° *S'il persiste des battements dans les artères,* au delà de la lésion, désinfecter, immobiliser ; pansement humide et grand enveloppement ouaté.

S'il y a lieu, injection de sérum antitétanique.

2° *Si les artères ne battent plus, et si le membre est froid au delà de la blessure,* ne faire aucune opération typique : Exciser les parties mortifiées et réséquer plus tard les portions osseuses que les parties molles ne sauraient recouvrir.

Pendant les premiers jours, pansement antiseptique humide.

FROIDURES

Éléments étiologiques : Froid humide et vent ; lymphatisme ; misère physiologique (surmenage, alcoolisme, affections morales). Nez, orteils, doigts, oreilles, talon...

Signes cliniques : A. *Froidures générales.* Élévation thermique de courte durée vite remplacée par hypothermie croissante, engourdissement général, lassitude extrême, besoin irrésistible de sommeil, ralentissement progressif des battements du cœur, mort.

B. *Froidures locales.* 1er *degré* (rubéfaction), engelures : coloration violacée des téguments, tuméfaction, œdème ; onglée ; disparition rapide, récidives faciles ou passage à l'état chronique ; ulcérations superficielles sécrétantes et douloureuses.

2e *degré* (vésication) : phlyctènes à liquide citrin ou sanguinolent, et au-dessous ulcérations superficielles du derme, atones, sans tendance à la cicatrisation. 3e *degré* (gangrène) : mortification du derme et des couches sous-jacentes à une profondeur variable (os) ; coloration livide des téguments avec plaques bleuâtres, marbrées ; escarres à contours sinueux, irréguliers, séparées des tissus vivants, enflammés et tuméfiés, par des sillons de séparation de plus en plus profonds ; élimination des escarres ; ulcérations torpides à cicatrisation lente, entourées d'une zone stupéfiée plus ou moins étendue, siège fréquent de poussées inflammatoires et gangréneuses (infection générale). Accidents tardifs, troubles trophiques : mal perforant, atrophie générale du membre, névrites périphériques, tabes, arthropathies.

Règle fondamentale : **Ne jamais provoquer par un réchauffement brusque une élévation rapide de la température (aggravation des froidures locales, accidents généraux mortels).**

I. — FROIDURES GÉNÉRALES.

Pratiquer sur toute la surface du corps des lotions glacées d'abord (glace, neige) froides ensuite (eau froide), et en élever très progressivement la température ;

Exciter la pituitaire par des titillations, des vapeurs d'ammoniaque.

Dès que le malade sort de l'état léthargique : Frictions sèches et excitantes, boissons alcooliques (thé au rhum, alcool) à 15° ou 20°, par cuillerées à café. Élever progressivement la température de la chambre et peu couvrir le malade dans son lit.

Tout danger de réaction brusque écarté : Envelopper le malade de flanelle, de couvertures de laine et élever progressivement la température de ses boissons stimulantes (café, thé, alcool).

II. — FROIDURES LOCALES, PREMIER DEGRÉ.

Lotions excitantes au vinaigre, à l'alcool camphré, au vin aromatique ;

Calmer les douleurs par des badigeonnages avec l'huile de morphine.

Passage à l'état chronique : a) œdème persistant : Application de collodion riciné ; badigeonnage à la teinture de belladone.

b) Ulcérations, fissures : Bains locaux chauds, deux ou trois par jour (infusion de feuilles de noyer à 55°) et, dans l'intervalle, pansement à la vaseline iodoformée ou boriquée 2 p. 100, vaseline au salol 2 p. 100, pommade au borax 1/15, etc.

Importance, chez les lymphatiques, strumeux, etc., du traitement général (huile de foie de morue, liqueur de Fowler).

III. — FROIDURES LOCALES, DEUXIÈME DEGRÉ.

a) Phlyctènes : Vider, d'un coup de ciseaux, les phlyctènes à contenu séreux, citrin, sans enlever l'épiderme ; respecter les phlyctènes à contenu hémorragique. Pansement (Voir *Brûlures III*).

b) Ulcérations dermiques, fongueuses, atones : Bains

locaux prolongés dans de l'eau à 50°; dans l'intervalle, attouchements au nitrate d'argent, à la glycérine phéniquée au dixième et pansement à la vaseline iodoformée, à l'onguent styrax (1 partie pour 3 de vaseline iodoformée); bandage ouaté légèrement compressif.

IV. — FROIDURES LOCALES, TROISIÈME DEGRÉ.
(Gangrène de la peau, des couches profondes.)

a) Mortification peu étendue, limitée aux tissus superficiels : Antisepsie scrupuleuse (Voir *Brûlures III*) puis attendre, sous embaumement antiseptique, la chute spontanée des escarres : Poudre de quinquina, de charbon et d'iodoforme, ou vaseline iodoformée ; compression ouatée.

Renouveler ce pansement le plus rarement possible (surveillance attentive de l'état général).

Après la chute de l'escarre : Traiter la plaie comme pour II, *b*.

b) Mortification totale (membre, segment de membre).

1° Antisepsie des escarres et des sillons d'élimination (Voir *Brûlures VI*).

2° Attendre pour intervenir (amputation) la délimitation définitive des lésions.

FURONCLE

Éléments étiologiques : Staphylococcus pyogènes aureus; excoriations épidermiques au niveau des glandes tégumentaires pilo-sébacées (irritations, contacts répétés, etc...); face, nuque, avant-bras, mains; auto-inoculabilité; dyspepsie, arthritisme, diabète...

Signes cliniques : Petite saillie rouge vif, prurigineuse (poil central) reposant rapidement sur plaque dure, surélevée, douloureuse, rouge, diffuse; coloration blanc-jaunâtre de la saillie primitive, pustule vite remplacée par croûte (pus desséché), (avortement possible au 3e ou 4e jour); plaque périphérique de plus en plus étendue et dure; ramollissement du centre; douleur très vive (mouvement fébrile), gêne des mouvements (nuque); ulcération, perforation, cratère, issue du bourbillon (escarre glandulaire); atténuation de tous les phénomènes, guérison rapide (induration, coloration violacée de la peau souvent persistantes). *Complications :* Lymphangite, phlébite (furoncle du nez, de la lèvre, de la joue), phlegmon circonscrit, gangrène...

Furonculose : Furoncles successifs (éruption), état général infectieux.

I. — FURONCLE NAISSANT.

Traitement abortif : Badigeonner la zone douloureuse à la teinture d'iode, à la glycérine phéniquée au 1/10.

Ou encore : Pansements antiseptiques humides et chauds : recouvrir la région de compresses de tarlatane imbibées de la solution phéniquée faible à 2 p. 100 ou de la solution boriquée à 4 p. 100, à 50°; taffetas gommé, couche de ouate ; bande de tarlatane.

II. — FURONCLE EN ÉVOLUTION.

A. — Furoncle bénin, très circonscrit.

Pansement antiseptique humide chaud et vaporisation antiseptique (sublimé à 1 p. 1000, eau phéniquée à 3 p. 1000, etc.

Si la région s'y prête (extrémités des membres) : Balnéation antiseptique prolongée chaude (45°) (eau phéniquée 2 p. 100, sublimé à 1/1000) ; dans l'intervalle des bains : pansements humides et antiseptiques.

B. — Furoncle circonscrit très douloureux, avec phénomènes inflammatoires modérés.

Anesthésie locale au chloréthyle : Incision simple au bistouri, intéressant toute l'épaisseur du furoncle, ou bien, pointe de feu profonde au centre. Pansements humides antiseptiques.

C. — Furoncle volumineux, douloureux, à tendance extensive (rare).

Comme pour B ;

Si cela ne suffit pas, y joindre des pointes de feu profondes à la périphérie de la zone enflammée.

D. — Furoncle de la zone dangereuse cervico-faciale (cou, front, joue et surtout lèvres et nez.

Surveiller attentivement le malade (état local et état général).

Recourir tout d'abord aux pansements antiseptiques humides ; ou mieux aux pulvérisations antiseptiques (Voir *Anthrax*).

Au moindre signe d'envahissement périphérique : Débrider la tumeur au thermocautère (incisions cruciales multiples dépassant la zone inflammatoire).

E. — Furoncle du conduit auditif externe.

Au début : Remplir le conduit auditif plusieurs fois par jour d'eau stérilisée chaude, et instiller une ou deux gouttes de glycérine phéniquée au 1/10, ou d'alcool boriqué (à saturation) ;

Envelopper la région de compresses d'eau chaude, recouvertes de makintosh.

Période de gonflement inflammatoire : Inciser le furoncle : Insensibiliser le conduit avec un tampon d'ouate imbibée de la solution de cocaïne à 1/20 ;

Introduire le spéculum et engager dans sa lumière un bistouri à pointe fine et à lame mince, le tranchant dirigé vers le centre du conduit ; embrocher la tumeur à sa base et la sectionner de la base au sommet. Assécher le conduit avec de petits tampons de ouate aseptique.

Si le furoncle, trop profond, n'est pas accessible, calmer les douleurs par des instillations de cocaïne à 1/10 ; grands lavages d'eau bouillie chaude, instillations de glycérine phéniquée ; enveloppement humide.

F. — En cas de furonculose.

Traitement général : Purgatifs, antisepsie intestinale, benzonaphtol, levure de bière ! S'il y a lieu, traitement général du diabète.

GRENOUILLETTE SUBLINGUALE

Éléments étiologiques : Plus fréquente chez la femme (abus de la parole) et à l'âge adulte. Causes immédiates mal connues : stomatites, aphtes, professions d'avocat, de chanteur, etc...

Signes cliniques : Tumeur kystique (généralement unilatérale), du plancher buccal; forme arrondie, souvent allongée dans le sens du maxillaire ; surface lisse et régulière; coloration blanc-grisâtre. Muqueuse mobile sur la tumeur qui est peu mobile, rénitente, indolore spontanément et à la pression. Ne produit des troubles fonctionnels (phonation, déglutition, respiration) que si elle est très volumineuse.

Excision partielle et cautérisation (Duplay).

Technique : Soins préliminaires : *a*) Antiseptiser la cavité buccale pendant les vingt-quatre heures qui précèdent l'intervention, avec de l'eau phénosalylée (cinq à six gouttes de phénosalyl par verre d'eau) ;

b) Anesthésier la région en injectant sous la muqueuse qui recouvre le kyste, une seringue de Pravaz de la solution de cocaïne à 1/100; attendre trois minutes, avant d'intervenir.

Saisir entre les mors d'une pince à griffes la partie saillante du kyste recouverte de la muqueuse, et la sectionner avec des ciseaux courbes, circulairement.

Lavages fréquents de la bouche à l'eau phénosalylée.

Traitement postopératoire (d'importance capitale) : Tous les deux ou trois jours, désunir, s'il y a lieu, les bords de la plaie, et cautériser avec le crayon de nitrate d'argent le fond de la cavité kystique.

Ne cesser ce traitement que lorsque toute cavité aura disparu.

HÉMORROIDES

Éléments étiologiques : Pays chauds, bonne chère, vie sédentaire ; constipation habituelle. Idiopathiques ou symptomatiques (rétrécissements du rectum et autres causes gênant la circulation rectale : tumeurs abdominales, grossesse, hypertrophie de la prostate, maladies du foie, etc.).

Signes cliniques : Varices des veines du rectum, externes ou internes ; procidentes ou non procidentes ; à l'état flasque (marisques) ou en activité ; dans ce dernier cas, petites tumeurs bleuâtres, plus ou moins sessiles, rénittentes, douloureuses et rendant les selles pénibles ; elles causent souvent une émission de sang plus ou moins abondante (anémie), précédée de phénomènes généraux : céphalée, éblouissements, etc.

Complications : Inflammation et suppuration ; étranglement, phlébite, pyohémie. — Fissure, fistules.

On est consulté pour : phénomènes inflammatoires, douleurs ou hémorragies.

I. — HÉMORROIDES PEU OU PAS DOULOUREUSES, AMENANT RÉGULIÈREMENT UN SOULAGEMENT CHEZ LES SUJETS PLÉTHORIQUES.

Les respecter.

1° Prendre des soins de propreté de la région anale : lavages à l'eau boriquée après chaque défécation.

2° Prescrire une selle, le soir avant de se coucher et la réduction immédiate des hémorroïdes si elles sortent.

3° Lavages du périnée et lavement journalier soit à l'eau à 50-55 degrés, soit à l'eau froide.

II. — HÉMORROIDES CAUSANT DES HÉMORRAGIES GRAVES PAR LEUR RÉPÉTITION.

Ne sont pas toujours volumineuses.

1° Dilater assez l'anus pour bien voir (écarteur, spéculum ani), car ce sont souvent des hémorroïdes internes :

a) *Si le paquet hémorroïdal est bien visible*, l'exciser et suturer la muqueuse au catgut ou bien (paquet hémorroïdal bien pédiculé) mettre un fil à la base et couper au-dessous d'un coup de ciseaux.

b) *La muqueuse est rouge et vasculaire* (état nœvoïde) : exciser la muqueuse et suturer au catgut.

Dans les deux cas, anesthésie locale ou mieux chloroformisation.

III. — HÉMORROIDES S'ACCOMPAGNANT D'ACCIDENTS INFLAMMATOIRES PARTIELS, AVEC PEU DE RÉACTION GÉNÉRALE. (Cas fréquent) :

Excision :

Technique : 1° Soins préparatoires : Purger le malade la veille et prescrire naphtol-β (un cachet de 50 centigrammes);

Le matin de l'opération, de bonne heure (quatre heures avant l'opération), lavement d'eau boriquée.

Raser l'anus ; lavages et soins antiseptiques.

2° Anesthésie locale à la cocaïne ou à la nirvanine ; quelquefois chloroformisation nécessaire.

3° Dilatation forcée avec les doigts (Voy. *Fissure à l'anus*).

4° Cerner d'un coup de bistouri la base des tumeurs thrombosées ; mettre une pince de Kocher ou un fil sur la muqueuse rectale située au-dessus de l'incision, pour qu'elle ne remonte pas dans le rectum ; excision de la tumeur d'un coup de ciseaux courbes.

5° Suture de la muqueuse anale à la muqueuse rectale ; les fils (crins ou catgut) passeront au-dessous de la partie cruentée pour être hémostatiques.

6° Pansement avec poudre d'orthoforme sur la plaie, une petite mèche de gaze iodoformée dans l'anus, ouate hydrophile et bandage en T. Le pansement sera changé vers le quatrième jour ; avant, s'il est souillé.

Soins consécutifs : Constiper le malade avec des pilules de 2 centigrammes d'extrait thébaïque (trois pilules le soir même de l'opération et une pilule les jours suivants jusqu'au septième).

Continuer les cachets de naphtol-β (n° 1).

Au septième ou huitième jour, purgatif, aidé d'un lavement, avec deux cuillerées de glycérine, si c'est nécessaire. La selle obtenue, lavage de l'anus avec solution de sublimé à 50 centigrammes par litre d'eau.

N'enlever les fils qu'au dixième jour, si l'on s'est servi de crins de Florence.

IV. — ÉTAT INFLAMMATOIRE PLUS ÉTENDU, ALLANT JUSQU'A L'ÉTRANGLEMENT.

1° Traitement sédatif: grands bains tièdes prolongés; suppositoires avec :

Orthoforme........................	ãã 0,50 centigr.
Iodoforme..........................	

2° Après disparition de l'inflammation, agir comme pour III.

Si la douleur est très vive avec contracture de sphincter :

1° Chloroformisation et soins antiseptiques (rasage, lavage, etc.).

2° Dilatation digitale (Voy. *Fissure à l'anus*).

3° Volatilisation des hémorroïdes avec la pince de Richet ou mieux extirpation au thermocautère :

Technique : Le bourrelet enflammé est saisi avec de fortes pinces à griffes et le couteau du thermocautère, porté au rouge sombre, le sectionne à sa base.

Agir en plusieurs fois pour éviter de brûler les parties voisines par radiation.

Ne pas faire d'extirpation circulaire totale qui expose au rétrécissement de l'anus, mais laisser des bandelettes de muqueuse entre les bourrelets extirpés.

4° Pansements et soins consécutifs comme pour III.

V. — IL EXISTE DES DOULEURS TRÈS VIVES.

1° Elles sont dues le plus souvent à la présence d'une fissure ; *dans ce cas,* dilatation digitale de l'anus (Voir *Fissure*).

2° Il peut exister un bourrelet hémorroïdaire isolé amenant la procidence de la muqueuse rectale *: dans ce cas,* disséquer ce bourrelet verticalement, l'exciser et suturer les bords de la plaie : Technique comme III.

VI. — HÉMORROIDES SUJETTES A S'ENFLAMMER, MAIS EN DEHORS DE LA PÉRIODE INFLAMMATOIRE.

Excision par le procédé de Whitehead.

VII. — HÉMORROIDES SYMPTOMATIQUES.

Traiter la cause.

HERNIAIRE (ÉTRANGLEMENT)

Éléments étiologiques : Adulte et vieillard (très rare chez l'enfant) ; traumatismes, efforts (toux, éternuement, etc...).

Signes cliniques : Tumeur brusquement irréductible, tendue, résistante, douloureuse; vomissements réflexes (alimentaires, muqueux) ; état nauséeux; arrêt des matières et des gaz (parfois précédé de l'évacuation du bout inférieur) ; coliques intestinales ; tension des parois abdominales sensibles à la palpation. Bientôt, et plus ou moins rapidement suivant la forme de l'étranglement (suraigu, aigu, chronique...), vomissements bilieux, puis fécaloïdes; ballonnement du ventre, météorisme ; pouls dépressible, petit, fréquent, parfois irrégulier; anxiété extrême ; respiration superficielle, accélérée; facies terreux, angoissé; hypothermie; intégrité de l'intelligence (empoisonnement stercorémique). Mort par stercorémie, péritonite septique, complications pulmonaires (broncho-pneumonie)... Guérison spontanée : anus contre nature (phlegmon stercoral).

Recommandation très importante : S'assurer autant que possible le concours d'un chirurgien, à cause des surprises opératoires relatives au degré des lésions, pouvant nécessiter des manœuvres délicates et complexes.

I. — HERNIE ANCIENNE, VOLUMINEUSE ; CRISES ANTÉRIEURES D'IRRÉDUCTIBILITÉ TEMPORAIRE, AVEC AUGMENTATION DE VOLUME ET DOULEURS ; CRISE ACTUELLE AU DÉBUT.

Tenter le taxis (pendant deux ou trois minutes au maximum et d'une façon méthodique) :

Technique : Soins préliminaires : Raser et nettoyer la région. Tout préparer pour la kélotomie (qu'il faudra pratiquer immédiatement après le taxis, en cas d'échec).

Attitude du malade : Bassin élevé, cuisses fléchies en abduction.

Attitude du chirurgien : A droite du malade.

Anesthésie générale (chloroforme, éther) ou bien, en cas de contre-indication formelle, piqûre de morphine au niveau du collet.

Premier temps : Vider l'intestin : Embrasser de la main gauche le pédicule de la hernie.

Entourer circonférentiellement, avec la main droite, la partie moyenne de la tumeur et la comprimer « largement, doucement, progressivement. » (Lejars.) (Evacuation de l'anse annoncée par du gargouillement et la diminution de la tension de la masse herniaire.)

Deuxième temps : Réduire l'anse herniée, totalement ou partiellement vidée :

Etirer avec la main gauche le pédicule « en filière. »

Exercer de bas en haut, avec la pulpe des doigts de la main droite, des mouvements rythmés de pression, sur les parties contenues dans la région du pédicule; faire ainsi progresser ces parties vers le collet, où les saisissent les doigts de la main gauche pour leur faire franchir, au fur et à mesure de leur arrivée, l'orifice herniaire.

Après réduction de l'intestin, agir de même sur l'épiploon, sans insister (adhérences, hémorragies).

Ne se déclarer satisfait que quand le doigt peut être introduit dans le trajet herniaire.

En cas d'échec, ne pas renouveler la séance de taxis et recourir immédiatement à la *kélotomie*, comme pour II.

II. — SIGNES NETS D'ÉTRANGLEMENT.

Irréductibilité, vomissements (signes du début, imposant d'emblée l'intervention); arrêt des matières et des gaz; tension du ventre, etc.

Kélotomie d'urgence : Soins préparatoires : S'éclairer le mieux possible (ne jamais se contenter, la nuit, d'une seule lampe, qui peut s'éteindre).

Instruments : Bistouri, douze pinces hémostatiques, pince à griffes, sonde cannelée, ciseaux droit et courbe, herniotome de Cooper, aiguille de Reverdin, aiguille fine de Hagedorn, soie, catgut, crins de Florence.

Antisepsie des mains, de la région, des instruments.

Anesthésie générale (chloroforme; ou bien, en cas de contre-indication, *anesthésie locale à la cocaïne* (solution à 1/100) : faire, suivant la future ligne d'incision cutanée, une première injection intradermique; renouveler les injections pendant l'opération, au niveau des différentes couches anatomiques (tissu cellulaire, aponévroses, sac).

Technique opératoire :

Premier temps :

Incision des parties molles : Parallèle au grand axe de la tumeur (verticale pour les hernies crurale et ombilicale, oblique de dehors en dedans et de haut en bas pour les hernies inguinales); *longue* (se donner beaucoup de jour) et dépassant largement par en haut le siège de l'étranglement.

Deuxième temps :

a) Recherche du sac : Dissocier à la sonde cannelée ou sectionner prudemment aux ciseaux (hémostase au fur et à mesure) le tissu cellulo-adipeux qui entoure le sac (tumeur arrondie, rénitente, gris brunâtre);

Est-ce bien le sac?

Circonscrire la tumeur avec l'index et l'énucléer des tissus environnants, jusqu'au pédicule (c'est donc une poche, un sac);

b) Ouverture du sac : Avec une pince à griffes, faire un pli à la membrane séreuse et, avec la pointe d'un bistouri, faire prudemment, au niveau de ce pli, une petite incision (jet de liquide séro-sanguin, sauf dans hernies sèches); agrandir l'incision sur la sonde cannelée, introduire l'index gauche dans le sac, et, sur ce doigt comme guide, inciser le sac, aux ciseaux, jusqu'au collet.

Repérer exactement, avec des pinces à forcipressure, les lèvres de l'incision du sac.

Laver la séreuse au sublimé à 1/1000 et assécher ensuite exactement.

Anomalies de ce deuxième temps : Existence d'un kyste préherniaire (hernie crurale surtout) :

Signes caractéristiques : a) C'est un cul-de-sac (recourir à la sonde cannelée) ;

b) Le liquide qui en sort est citrin et non séro-sanguin;

c) Il repose sur le vrai sac que l'on voit et sent bomber au-dessous de lui.

Existence d'une masse graisseuse (sous-péritonéale) au-devant du sac, faisant croire à l'épiploon (pseudo-épiploon) (hernie crurale) :

Caractère distinctif : Absence de pédicule; rechercher le sac au-dessous.

Troisième temps :

Débridement : Le faire à ciel ouvert (grâce au prolongement par en haut de l'incision primitive).

Introduire l'index gauche, lentement, progressivement, entre la paroi du sac et les viscères (pulpe tournée vers les viscères), érailler avec l'ongle le collet du sac et le dilater de plus en plus (un aide attirant le sac au dehors, à l'aide de pinces à forcipressure, pour empêcher le collet de fuir au-devant du doigt).

En cas d'anneaux fibreux très étroit : Section aux ciseaux : Introduire entre le sac et l'anneau fibreux, la branche mousse des ciseaux, et sectionner l'anneau, à petits coups, jusqu'au delà de l'obstacle.

Sinon, section au *bistouri de Cooper :* guider le bistouri à plat, sur l'index gauche, jusqu'au collet ; glisser son extrémité mousse entre l'intestin et le collet ; tourner alors le tranchant vers ce dernier et imprimer au manche un mouvement de bascule qui assure la section.

Sens du débridement d'après variétés des hernies :

Hernie inguinale : En haut et légèrement en dehors.

Hernie crurale : En bas et en dedans.

Hernie ombilicale : Ad libitum (de préférence en haut et à gauche).

Quatrième temps :

Examen du contenu herniaire :

Attirer l'intestin (sans brusquerie) au dehors, sur une assez grande étendue.

Examiner attentivement le sillon d'étranglement et l'anse elle-même.

Examiner attentivement l'épiploon.

A. *Intestin : 1° L'intestin peut être réduit* (pas d'amincissement de la paroi intestinale ; séreuse intacte, coloration foncée noirâtre, mais non verdâtre, terne ; circulation se réveillant sous l'eau bouillie chaude).

2° *L'intestin est malade* (Voir plus loin).

B. *Épiploon : 1° L'épiploon peut être réduit : Sain* (formant masse compacte, fortement tassée, mais facile à déplisser, sans fausses membranes) et en petite quantité.

2° *L'épiploon doit être réséqué :* Enflammé ou sain mais en très grande quantité :

Résection avec un fil très solide, de grosseur moyenne (soie ou catgut) ; nœud de Lawson Tait ou ligatures en chaîne, suivant le volume de la masse épiploïque.

Cinquième temps :

Réduction : Vider l'anse intestinale de son contenu par une compression très douce, et refouler ensuite méthodiquement dans le ventre l'intestin, en commençant par le bout postérieur (sorti le premier).

S'assurer que la réduction est parfaite, en introduisant l'index droit dans le ventre.

Sixième temps :

Résection du sac : Lier le sac au niveau du pédicule (catgut moyen) et le sectionner au-dessous de la ligature.

Septième temps :

Fermeture de la paroi abdominale : Plan par plan, par une suture à étages. Appliquer un large pansement antiseptique compressif (spica double bien serré).

Soins postopératoires : Diète absolue pendant vingt-quatre heures.

Lavement légèrement purgatif (s'il y a lieu) à la fin du deuxième jour.

En cas d'échec du lavement : Huile de ricin à doses fractionnées (une cuillerée toutes les heures), au troisième jour.

Intestin trouvé malade pendant la Kélotomie (après débridement).

a) *Intestin plus ou moins profondément éraillé* (séreuse, couche musculaire) : Ne jamais réduire sans avoir réparé la brèche, quelque superficielle qu'elle soit : suture séro-séreuse, à la Lambert (fin catgut), adossant les lèvres de la solution de continuité.

b) *Intestin menacé de gangrène* (coloration terne, grisâtre, bronzée, feuille morte ; diminution de consistance de la paroi, etc.) :

1° *Altération très limitée* (*ou petite perforation*) *:* Enfouir les parties suspectes ou perforées à l'aide de deux plans de suture séro-séreuse, refermant l'intestin au-dessus des parties malades (Guinard).

2° *Altérations étendues, diffuses :* Attirer largement au dehors l'anse menacée et l'y maintenir entre deux couches de gaze iodoformée, ou (si on craint qu'elle ne rentre spontanément dans le ventre), à l'aide de quelques points de suture la fixant au collet ; recouvrir l'anse de compresses aseptiques :

Au bout de quarante huit heures ou bien *perforation :* N'intervenir que plus tard contre anus contre nature ou fistule stercorale ;

Ou bien : *réparation des lésions :* Enlever les fils de suture et panser à plat (réduction spontanée de l'anse).

En cas de réduction spontanée trop lente : Décoller prudemment avec le doigt les adhérences récentes, refouler l'anse dans le ventre et fermer la paroi abdominale.

c) *Intestin gangrené :* 1° *Une ou plusieurs plaques de sphacèle, nettement circonscrites, de faibles dimensions :* Enfouissement (Voir *b*) 1°) ou *résection de la plaque de sphacèle* suivie de la suture exacte des lèvres de la perte de substance (surjet séro-musculaire) ;

2° *Sphacèle de la totalité de l'anse, ou plaques de gangrène confluentes :*

Entérectomie avec *entérorraphie* circulaire ou à l'aide d'un bouton anastomotique (nécessité d'une instrumentation spéciale, d'une assistance éclairée et surtout d'une sérieuse expérience chirurgicale) ;

Ou bien : *Anus contre nature* (intervention facile et à la portée du plus grand nombre).

1° *Anse pincée latéralement :* Exciser la plaque de gangrène et réunir à la peau, avec beaucoup de soin, les bords de la perte de substance.

2° *Anse herniée entière, mais très courte :* Inciser suivant le bord libre de l'anse, en plein tissu gangrené et suturer à la peau et au collet du sac, les bords de l'incision.

Introduire dans le bout supérieur de l'anse un drain en caoutchouc qui en assurera le fonctionnement.

3° *Anse herniée longue :* Attirer prudemment au dehors l'anse gangrenée et une longueur suffisante d'anse intestinale saine.

Réunir, par des points séro-séreux, et sur les parties saines de l'intestin, les faces contiguës des deux cylindres intestinaux.

Suturer ces derniers aux débris du sac et à la peau; réséquer enfin l'anse gangrénée.

Recouvrir l'anus contre nature de compresses humides fréquemment renouvelées.

III. — ÉTRANGLEMENT ANCIEN. PHLEGMON STERCORAL.

Inciser largement le phlegmon au bistouri ; lavage antiseptique abondant du foyer.

Recouvrir la plaie de compresses humides, fréquemment renouvelées.

HERNIES (CONTRE-INDICATIONS GÉNÉRALES DE LA CURE RADICALE).

I. — HERNIEUX A PAROI ABDOMINALE SANS RÉSISTANCE physiologiquement insuffisante et dont les régions inguinales amincies et facilement dépressibles, bombent au moindre effort (hernies souvent multiples).

Bandage :

Considérations générales relatives à son application : Le médecin doit le faire fabriquer sur mesure, d'après ses propres indications, et le surveiller, de façon à le faire modifier ou changer s'il y a lieu (usure du bandage, croissance du malade, etc.).

Appliquer le bandage, sur le malade couché, la hernie étant bien réduite (exploration digitale du trajet).

Vérifier la bonne contention en faisant marcher, sauter, se moucher dans la position accroupie, se baisser et se lever, le malade.

Mettre le bandage le matin, avant de se lever, et l'enlever le soir, après s'être couché (sauf indication particulière nécessitant la permanence d'application).

Veiller à la propreté absolue de la peau et du bandage.

II. — HERNIEUX AVEC ÉTAT GÉNÉRAL DÉFECTUEUX OU GRAVE (diabète, albuminurie, tuberculose, affection cardiaque).

Traitement comme pour I.

III. — HERNIEUX ATTEINT D'UNE AFFECTION CHRONIQUE DES VOIES RESPIRATOIRES (efforts de toux) OU DES VOIES URINAIRES (efforts de miction).

Traitement comme pour I.

En cas d'affections aiguës des voies respiratoires ou urinaires : Appliquer un bandage jusqu'à guérison complète de ces affections; ne recourir qu'alors seulement à la cure radicale, indiquée d'autre part.

IV. — HERNIEUX TRÈS JEUNES (rien d'absolu) VIEUX (rien d'absolu ! cinquante ans)

Traitement comme pour I.

V. — HERNIEUX PORTEUR D'UNE VÉRITABLE ÉVENTRATION (hernie énorme, ayant perdu droit de domicile dans le ventre).

Cure radicale indiquée chez malade jeune et bien portant.

En dehors de ces circonstances cliniques (rarement réalisées) : Suspensoir élastique lacé (permettant une compression légère de la hernie).

HERNIES (INDICATIONS GÉNÉRALES DE LA CURE RADICALE)

I. — HERNIES IRRÉDUCTIBLES (épiplocéles, entérocèles, entéro-épiplocèles).

Douleurs plus ou moins vives, coliques, tiraillements, impossibilité de tout effort ; complications toujours imminentes (inflammation, engouement, étranglement) : **Cure radicale** nettement indiquée (en dehors de toute contre-indication formelle (Voir *Hernies* : contre-indications de la cure radicale).

Conditions fondamentales de l'opération : 1° Excision élevée du sac herniaire, après dissection poussée le plus loin possible, jusqu'au tissu cellulo-graisseux sous-péritonéal (destruction de l'infundibulum péritonéal).

2° Libérer exactement, avant de les réduire, les parties adhérentes et exciser la plus grande quantité possible d'épiploon (amorce de récidive).

3° Créer une cicatrice solide au niveau de la solution de continuité de la paroi, en réunissant ses différents plans par une suture à étages.

4° Nécessité absolue d'une antisepsie rigoureuse !

II. — HERNIES RÉDUCTIBLES (en dehors de toute contre-indication formelle). (Voir *Hernies : contre-indications de la cure radicale.*)

a) Hernies incoercibles : S'insinuant toujours au-dessous du bandage : **Cure radicale.**

b) Hernies congénitales avec ectopie testiculaire : (très souvent douloureuses ; bandage insupportable ; accidents fréquents (étranglement de l'intestin, du testicule) : Cure radicale (voir *ectopies du testicule.*

c) Hernies douloureuses : (Douleur seul symptôme : petit volume, réduction aisée, maintien facile par le bandage; mais adhérences épiploïques au collet du sac) : Cure radicale.

d) Hernies à volume progressivement croissant : Nécessité d'une intervention tout particulièrement précoce.

e) Hernies à opérer par convenances sociales :

1° *Hernies des jeunes gens :* Service militaire; mariage; nécessité de travailler pour vivre.

2° *Hernies des jeunes filles :* Souvent douloureuses et excellents résultats de la cure radicale. Effet moral du bandage désastreux.

HERNIES
INGUINALES, CRURALES, OMBILICALES

I. — HERNIES INGUINALES.

A. — De l'adulte.

Cure radicale (en dehors de toute contre-indication formelle) (Voir *Hernies*, contre-indications de la cure radicale).

B. — Des nouveau-nés et des enfants.

a) Sans ectopie testiculaire: Guérison fréquemment obtenue par bandage inguinal double porté, sans interruption, nuit et jour.

Cure radicale très légitime après la première année.

b) Avec ectopie testiculaire :

1° *Testicule au-dessous de la hernie et facile à isoler:* Bandage en fourche pour maintenir la hernie réduite ; massage pour abaisser le testicule. En cas d'échec, au bout d'un certain temps, intervenir comme pour 2°.

2° *Testicule et hernie solidaires, ou ectopie inguinale élevée:* Pas de bandage ; surveiller attentivement le malade ; opérer le plus tôt possible (après la première année) ; « passé dix-huit mois à deux ans, toute hernie avec ectopie doit être traitée par la cure radicale suivie d'orchidopexie » (Broca) ;

Tenter la *conservation* du testicule (abaissement et orchidopexie) ; *castration* (cordon trop court ; atrophie considérable ; adultes).

II. — HERNIES CRURALES.

Cure radicale nettement indiquée à tout âge (sauf extrême vieillesse) toutes les fois qu'il n'y a pas de contre-indication formelle (Voir *Hernies* : contre-indications de la cure radicale).

III. — HERNIES OMBILICALES.

A. — Des nouveau-nés et des enfants.

Bandage jusqu'à sept ou huit ans :

a) *Très jeunes enfants :* Appliquer sur la hernie réduite un tampon d'ouate gros comme une noix et maintenu par une bande de diachylon faisant deux fois le tour du corps ;

b) *Enfants plus âgés :* Ceinture en caoutchouc avec pelote à insufflation.

A partir de sept ou huit ans : **Cure radicale**.

B. — Des adultes.

Intervenir (en l'absence de contre-indication formelle) (Voir *Hernies :* contre-indications de la cure radicale), le plus tôt possible, avant que la hernie ne soit trop grosse.

En cas de contre-indications : Bandage de Dolbeau. Plaques concaves rembourrées, moulées sur la hernie. Suspensoir élastique lacé.

HYDARTHROSES

Éléments étiologiques : 1° *Traumatismes articulaires* (entorse) : hémo-hydarthrose traumatique (genou).

2° *Infections* : Hydarthroses blennorragique, tuberculeuse, syphilitique, rhumatismale vraie, pseudo-rhumatismale (varicelle, scarlatine, oreillons...).

3° *Hydarthrose proprement dite, essentielle?* (sans cause apparente, cliniquement appréciable) : Synovite plastique articulaire; hydarthrose intermittente (auto-intoxication?); grandes articulations (genou surtout).

Signes cliniques : *Objectifs communs* : Tuméfaction et déformation de la jointure, distension de la synoviale (cul-de-sac sous-tricipital), fluctuation, choc rotulien; atrophie musculaire précoce (des extenseurs surtout).

Variantes symptomatiques et évolutives suivant étiologie : *Hydartrose traumatique* : douleurs vives de l'arthrite, spontanées, à la pression, pendant les mouvements; apparition tardive de l'épanchement (12, 24, 48 heures après l'accident); sa résorption très lente au genou (hémo-hydarthrose). — *Hydarthrose blennorragique :* apparition souvent brusque de l'épanchement; évolution excessivement lente; indolence ou douleurs très vives, spontanées et provoquées (gros épanchement); intégrité des tissus péri-articulaires; ni points douloureux ni gonflement au niveau des extrémités articulaires (diagnostic avec l'arthrite blennorragique); peu ou pas de phénomènes généraux, ankylose. — *Hydarthrose tuberculeuse :* début insidieux, lent, indolent; mouvements conservés; os et ligaments intacts; synoviale épaissie, épanchement intermittent; guérison ou transformation en arthrite fongueuse. — *Hydarthrose proprement dite* (synovite plastique articulaire); début insidieux, simple gêne des mouvements; pas d'attitude fixe du membre; évolution très lente; récidives fréquentes; distension ligamenteuse parfois considérable; mouvements anormaux de latéralité (genou); atrophie musculaire; entorses à répétition.

I. — HYDARTHROSE TRAUMATIQUE.

A. — L'accident vient de se produire.

a) Phénomènes aigus d'arthrite avec épanchement progressif très abondant : distension excessive et très douloureuse des culs-de-sac synoviaux :

Au genou (hémohydarthrose ; résorption lente, souvent partielle) :

Arthrotomie :

Technique : Soins préopératoires : Antisepsie scrupuleuse de la région du genou. Anesthésie locale au chlorure d'éthyle, cocaïne ou nirvanine (Voir *Anesthésie*).

Instrument : Bistouri aseptique.

1° Enfoncer d'un seul coup le bistouri dans la partie externe du cul-de-sac supérieur de la synoviale; faire, parallèlement à l'axe du membre, une incision de 3 à 4 centimètres côtoyant à 1 centimètre de distance le bord externe de la rotule et remontant à 2 centimètres au-dessus du bord supérieur de cet os.

2° Favoriser par des pressions manuelles exercées de haut en bas et de bas en haut l'issue des flocons et caillots fibrineux et des dernières gouttes du liquide.

3° Ni sutures, ni drainage (sauf indications spéciales); recouvrir la plaie d'un chiffonné de gaze iodoformée; ouate hydrophile stérilisée entourant le genou ; coton cardé ordinaire en quantité suffisante pour permettre une bonne compression de la région avec une bande de flanelle.

Traitement postopératoire : Recourir le plus tôt possible au massage (genou, triceps), aux mouvements passifs puis actifs graduels, à l'électrisation (Voir *Entorse*).

En cas d'éducation chirurgicale insuffisante :

Ponction de l'article :

Technique : Soins préopératoires : Comme pour l'arthrotomie.

Instrument : trocart aseptique.

1° Enfoncer d'un coup sec, dans la partie supéro-externe du cul-de-sac sous-tricipital, un trocart de gros calibre préalablement flambé et tenu dans la main droite comme un couteau à découper.

2° Pressions manuelles de haut en bas et de bas en haut sur les régions antérieure et latérales du genou pour assécher aussi complètement que possible l'articulation (si l'écoulement s'arrête, modifier en divers sens la direction du trocart, et désobstruer, s'il y a lieu, la canule avec un mandrin aseptique).

3° Retirer brusquement le trocart.

4° Recouvrir l'orifice de ponction de légères couches de coton hydrophile fixées par du collodion iodoformé ; appareil ouaté compressif : coton cardé ordinaire entourant le genou ; bande de flanelle.

Traitement postopératoire: Comme pour l'arthrotomie.

En cas d'éducation chirurgicale tout à fait insuffisante :

Se contenter de l'immobilisation dans appareil ouato-caoutchouté :

Technique : 1° Envelopper le membre depuis la racine des orteils jusqu'au-dessus du genou dans une feuille de ouate ordinaire.

2° Maintenir cette ouate par des tours de bandes en toile méthodiquement faits, depuis l'avant-pied jusqu'au-dessous du genou.

3° Entourer le genou d'une deuxième couche de coton ordinaire, épaisse, et appliquer par dessus une bande élastique modérément serrée.

Maintenir le membre élevé à l'aide de coussins placés sous le pied.

Le plus tôt possible (du 8e au 12e jour) adjoindre au traitement précédent le massage, la mobilisation graduelle et l'électrisation.

Aux autres articulations (épanchement le plus souvent séreux, facilement résorbable) :

Compression ouato-caoutchoutée, massage et mobilisation précoces.

A l'épaule : Remplacer la compression ouato-caoutchoutée, inapplicable, par l'immobilisation dans l'écharpe ordinaire.

b) *Phénomènes aiguës d'arthrite avec épanchement intrasynovial peu abondant* (culs-de-sac modérément distendus, fluctuation nettement perceptible) :

Immobilisation dans appareil ouato-caoutchouté, combinée, le plus tôt possible, au massage et à la mobilisation.

En cas de persistance de l'épanchement ou de récidive après disparition, traitement comme pour B.

B. — L'accident est de date plus ou moins ancienne.

Hydarthrose chronique ; épanchement ayant résisté au traitement précédent (b) *: impotence fonctionnelle ; atrophie musculaire :*

Indication thérapeutique double : 1° Évacuer le liquide.

2° Modifier la synoviale par irritation inflammatoire aseptique.

L'épanchement est assez abondant : 1° Évacuer le liquide par ponction, comme pour A.

2° Modifier la synoviale, par injection à travers le trocart laissé en place, de 4 à 5 grammes de la solution phéniquée à 3 p. 100.

Immobiliser l'article, immédiatement après la ponction, dans un appareil ouaté.

En cas d'échec agir comme suit :

L'épanchement est peu abondant : 1° Évacuer l'article par l'arthrotomie.

2° Modifier la synoviale par attouchement de la séreuse avec tampon aseptique imbibé de la solution phéniquée forte.

Immobilisation dans appareil ouaté.

Recourir aussitôt que possible au massage, à la mobilisation et à l'électrisation. Eaux minérales (Aix-les-Bains, Balaruc, Salies-de-Béarn, Dax, Barèges, etc.). Traitement général.

II. — HYDARTHROSE BLENNORRAGIQUE.

a) *Épanchement aigu considérable ; vives douleurs par distension excessive des culs-de-sac : Indication urgente :* Vider l'articulation (douleurs, atrophie musculaire, ankylose).

Intervention de choix : **Arthrotomie** (technique comme pour A).

Massage (genou ; triceps) et *mobilisation* le plus tôt possible (du 5e au 15e jour).

En cas d'éducation chirurgicale insuffisante : ponction ou

immobilisation dans l'appareil ouato-caoutchouté comme pour I, A.

b) *Épanchement aigu peu abondant, douleur modérée ou nulle :*

Recourir à l'immobilisation dans appareil ouato-caoutchouté (technique et soins consécutifs comme pour A).

En cas de persistance de l'épanchement (8-15 jours) : Arthrotomie (technique et soins consécutifs comme pour A).

c) *Épanchement chronique, abondant, sans tendance aucune à la résorption ou récidivant :* Indications thérapeutiques, technique et soins postopératoires comme pour I, B.

Dans tous les cas, traiter le foyer primitif d'infection (urètre, vagin, utérus, etc.).

III. — HYDARTHROSE TUBERCULEUSE.

A. — Chez l'enfant.

Immobilisation en bonne position, révulsion, compression ouato-caoutchoutée (Voir *Tumeurs blanches*).

En cas d'échec de ce traitement, suffisamment prolongé, agir comme suit :

B. — Chez l'adulte.

1° Ponction évacuatrice et injection intra-articulaire de glycérine iodée (teinture d'iode et glycérine āā 3 grammes), technique comme pour A et B, I.

2° Immobilisation dans appareil ouato-caoutchouté (comme pour A) pendant une quinzaine de jours.

Si au bout de ce temps, l'épanchement subsiste : Faire une seconde injection glycérino-iodée suivie d'une immobilisation d'égale durée dans le même appareil.

Après disparition du liquide : Traiter l'épaississement synovial persistant (très fréquent) par les injections sclérogènes au chlorure de zinc à 1/10 (Voir *Tumeur blanche*).

Importance capitale du traitement général.

IV. — HYDARTHROSE ESSENTIELLE.

Immobilisation et compression dans appareil ouato-caoutchouté (I, A), combinées au massage (article, muscles).

En cas d'échec (au bout de dix à quinze jours) : Ponction évacuatrice et lavage de l'articulation à la solution phéniquée forte 5 p. 100.

Technique : 1° Plonger dans l'articulation un trocart de gros calibre (voir I, A) et évacuer le liquide ;

2° Avec une seringue à hydrocèle aseptique, pleine de la solution phéniquée forte, pousser par le trocart dans l'article, et, à différentes reprises, trois à quatre litres de la solution, jusqu'à ce que celle-ci ressorte absolument claire.

Pansement ouato-collodionné sur la petite plaie du trocart.

Immobilisation dans appareil ouaté compressif, huit à quinze jours.

Massage ; mobilisation graduelle ; électrisation.

Si l'hydarthrose est absolument rebelle : Arthrotomiser et, l'articulation largement ouverte, agir suivant les circonstances : Excision de la synoviale, grattages, etc.

V. — HYDARTHROSE PSEUDO-RHUMATISMALE.

Immobilisation et compression ouatée. Massage.

En cas d'échec, ou si l'épanchement est très abondant ou très septique : Ponction ou mieux arthrotomie.

VI. — HYDARTHROSE RHUMATISMALE VRAIE, MONO-ARTICULAIRE (rare), AVEC ÉPANCHEMENT TRÈS ABONDANT ET DOULEURS VIVES.

Arthrotomie.

VII. — HYDARTHROSE SYPHILITIQUE.

Instituer le plus tôt possible le traitement spécifique mixte : frictions d'onguent mercuriel et surtout iodure de potassium de 6 à 8 grammes par jour.

Repos ; emplâtre de Vigo ; compression ouatée.

Dans les cas graves avec épanchement abondant : arthrotomie ou ponction.

HYDROCÈLE VAGINALE (VAGINALITE SÉREUSE)

Éléments étiologiques : 1° Hydrocèle congénitale par persistance partielle ou totale du conduit vagino-péritonéal.

2° Hydrocèle acquise : presque toujours secondaire à une affection de l'épididyme, de la vaginale ou plus rarement du testicule.

Dans les pays chauds, on rencontre une vaginalite chyleuse due à la filaire.

Signes cliniques : Épanchement de liquide séreux dans la vaginale ; tumeur piriforme, régulière, lisse, élastique, fluctuante, transparente, irréductible (réductible parfois pour Hydrocèle congénitale) ; volume parfois énorme (verge avalée).

Recherche du testicule par la présence d'une zone opaque au milieu de la transparence et par une douleur spéciale à la pression : il est généralement en arrière, en bas et en dedans.

I. — HYDROCÈLE CONGÉNITALE SIMPLE CHEZ L'ENFANT.

1° Compression ouatée sur la tumeur scrotale pendant quelques semaines.

2° **En cas d'insuccès**, ponction avec un fin trocart (aiguille de seringue de Pravaz), en un point transparent, pour évacuer le liquide, suivie d'injection d'alcool à 90° dans la vaginale.

Technique : Remplir la seringue de Pravaz d'alcool à 90° ; placer l'index gauche sur l'orifice inguinal (pour empêcher le passage du liquide dans le ventre) et vider par l'aiguille l'alcool dans la vaginale ;

Le laisser cinq minutes au contact, en malaxant le scrotum et évacuer ensuite l'alcool.

Pansement compressif.

Si le liquide séreux ou l'alcool s'évacuaient mal, aspiration avec la seringue de Pravaz.

II. — HYDROCÈLE ACQUISE RÉCENTE ET SIMPLE.

Ponction suivie d'injection iodée :

Technique : 1° Préparer un trocart à hydrocèle, une seringue à hydrocèle, 5 à 6 grammes de solution de cocaïne à 1/100 ou 10 grammes de solution de nirvanine à 5 p. 100, 30 grammes de *collodion* et la solution suivante :

Teinture d'iode.....................	60 grammes.
Eau..............................	30 —
Iodure de potassium................	1 —

2° *Après soins antiseptiques de l'opérateur, du champ opératoire, le trocart étant flambé,* saisir le scrotum à pleine main gauche, de façon à tendre et à faire saillir la partie où n'est pas le testicule, généralement la partie antérieure (recherche du testicule : point où la tumeur n'est pas transparente ; douleur spéciale à la pression).

3° Le manche du trocart étant dans la paume de la main droite, le pouce et l'index de la même main sont placés à 3 centimètres environ en arrière de la pointe ; d'un coup brusque, enfoncer celle-ci non pas perpendiculairement, mais obliquement vers le périnée.

4° Retirer le trocart en laissant la canule, pour permettre au liquide de s'évacuer.

5° Après évacuation complète, injecter dans la vaginale, avec la seringue à hydrocèle 5 à 6 grammes de solution de cocaïne ou 10 grammes de solution de nirvanine ; la laisser au contact de la séreuse pendant cinq à dix minutes, en malaxant légèrement le scrotum pendant ce temps ; évacuer la solution.

6° Pousser avec la seringue à hydrocèle de 50 à 100 grammes de solution de teinture d'iode au tiers dans la poche,

L'y maintenir de trois à cinq minutes, pendant lesquelles on malaxe le scrotum ;

Evacuer la teinture d'iode en laissant dans la vaginale les dernières gouttes.

7° Avec du collodion, oblitérer la piqûre. Pansement ouaté compressif sur les bourses.

Il y a d'abord une réaction inflammatoire avec réapparition de l'épanchement qui se résorbe peu à peu complètement.

Accidents de la ponction : Piqûre du testicule (bien déterminer sa présence avant d'intervenir) ;

Injection de la teinture d'iode dans le tissu cellulaire des bourses (s'assurer que la canule est dans la vaginale, en constatant la mobilité en tous sens de son extrémité vaginale) ;

Ne pas tirer sur la canule pendant l'évacuation du liquide ;

Récidives possibles.

III. — HYDROCÈLES ACQUISES ANCIENNES, HYDROCÈLES CONGÉNITALES S'ACCOMPAGNANT DE HERNIE OU D'ECTOPIE TESTICULAIRE; HYDROCÈLES ACQUISES AYANT RÉCIDIVÉ ; HYDROCÈLES A DOUBLES POCHES.

Dans tous ces cas, faire la *cure radicale* par la méthode sanglante : ouvrir la ou les poches au bistouri, frotter les parois à la gaze iodoformée et réséquer, s'il y a lieu, une partie de la vaginale (la vaginale seule).

HYGROMAS

Éléments étiologiques : *Hygroma aigu :* traumatisme ; propagation d'une inflammation voisine (lymphangite, érysipèle...) ; blennorragie, rhumatisme...

Hygroma chronique : Contusion chronique (professionnelle) ; hygromas des bourses séreuses accidentelles développées en des régions chroniquement contusionnées (cavaliers, cordonniers, forts des halles, religieuses, etc..., pieds-bots...).

Signes cliniques : *Hygroma aigu non suppuré* (séreux) : douleur, fluctuation plus ou moins nette (tension des liquides, siège de la bourse séreuse), rougeur de la peau. — *Hygroma aigu suppuré :* rougeur, chaleur, douleur, œdème, état fébrile; ouverture à l'extérieur (spontanée ou chirurgicale), ouverture intra-articulaire, suppuration diffusée (rupture de la poche).

Hygroma chronique : Tumeur arrondie, bien circonscrite, indolente, fluctuante (bourse séreuse normale ou accidentelle) ; immobile sur les plans profonds (pédiculisation ultérieure); crépitation (hygroma proliférant); évolution essentiellement lente ; rupture, épanchement sanguin (augmentation de volume), infection, résolution ou suppuration, fistules intarissables...

I. — HYGROMA AIGU.

a) Non suppuré : 1° Envelopper la région enflammée dans des compresses humides chaudes (liqueur de Van Swieten), recouvertes de makintosh et d'une couche d'ouate.

2° Immobilisation absolue.

b) Suppuré : 1° Antisepsie de la région.

2° Inciser largement la bourse séreuse et évacuer le pus en totalité.

3° Nettoyer énergiquement la cavité avec l'index engainé dans une compresse aseptique.

4° Laver la poche à la solution phéniquée à 5 p. 100.

5° Drainer avec un drain enrobé de gaze aseptique ou tamponner à la gaze.

6° Pansement humide.

II. — HYGROMA CHRONIQUE.

Extirpation totale de la poche.

Technique : Antisepsie de la région (hygroma para-articulaire pouvant communiquer avec la synoviale de l'articulation). Anesthésie à la cocaïne ou à la nirvanine (voir *Anesthésie*).

Instruments : Bistouri, pinces à griffes, ciseaux droits et courbes, aiguilles à sutures, crins de Florence.

1° *Incision de la peau :* Faire sur la tumeur une incision n'intéressant que la peau ; faire l'incision en un point qui ne sera pas exposé plus tard aux heurts et aux pressions.

2° *Isolement de la poche :* Saisir avec une pince à griffes une des lèvres de l'incision cutanée, la soulever et, à l'aide des ciseaux courbes fermés, d'une sonde cannelée, d'une spatule ou d'un bistouri, séparer la paroi du kyste des tissus voisins ; poursuivre cet isolement jusqu'à la partie profonde de la bourse séreuse ; isoler de même la face opposée de la tumeur ; extraire la poche ; excision partielle de la peau, s'il est nécessaire.

3° *Suture de la plaie :* Suturer la plaie dans toute sa longueur (catgut, soie, crins de Florence).

4° *Pansement :* Sec compressif : chiffonné de gaze aseptique ou antiseptique, recouvert d'une couche de ouate ; fixer le tout par quelques tours de bande.

Si l'extirpation totale est impossible : Résection partielle de la paroi.

Gratter énergiquement ce qui en reste à la curette tranchante, laver à la solution phéniquée à 5 p. 100, toucher à la solution de chlorure de zinc à 1/10.

Suturer la plaie en totalité.

Pansement sec.

HYPERTROPHIE DES AMYGDALES

Éléments étiologiques: Grande fréquence. Enfance et adolescence. Tempérament scrofuleux. Poussées d'amygdalites aiguës.

Signes cliniques: Débilité physique; développement corporel insuffisant; signes d'obstruction nasó-pharyngienne: voix sourde et nasonnée (voix amygdalienne); affaiblissement de l'ouïe; bouche ouverte et ronflement pendant le sommeil; angines fréquentes; adénopathies.

Bilatéralité; saillie des amygdales en dedans des piliers; coloration rose pâle; consistance ferme ou molle (hypertrophie molle de l'enfance); diminution fréquente du réflexe pharyngien.

I. — SUJET JEUNE (moins de 12 ans). — Amygdales saillantes fermes et pâles (nullement enflammées) ; sans adhérences aux piliers. Absence d'hémophilie.

Méthode rapide : Amygdalotomie : Se servir de l'amygdalotome qui se manœuvre d'une seule main (amygdalotome de Mathieu).

Technique : Soins préparatoires : Badigeonner les amygdales, pendant huit ou dix jours, avec du jus de citron.

Lavage de la bouche, du pharynx, des fosses nasales avec une solution boriquée chaude (4 p. 100), pendant deux ou trois jours avant l'intervention.

Anesthésie locale à la cocaïne (1/50) (anesthésie au bromure d'éthyle ou au chloroforme parfois nécessaire chez l'enfant).

S'assurer du bon fonctionnement de l'instrument.

Chez l'enfant : Asseoir le petit malade face au jour, entre les genoux d'un aide qui immobilise les jambes, maintient les bras collés au tronc, avec son bras droit ou mieux en les enroulant dans un drap ; il appuie la tête contre sa poitrine avec sa main gauche.

S'asseoir en face du malade dont la bouche est maintenue ouverte par un fort abaisse-langue tenu de la main gauche ; charger l'amygdale dans l'anneau, en abaissant un peu ce dernier pour y engager en premier lieu la portion postéro-inférieure, plus profonde, de la glande ; y enfoncer vivement la fourchette d'un coup de pouce et, d'un coup sec, faire jouer l'anneau tranchant; retirer aussitôt l'instrument.

Faire, s'il y a lieu, dans la même séance, la section des deux amygdales.

Soins consécutifs : Garder la chambre pendant huit jours; Alimentation liquide pendant trois ou quatre jours ;

Gargarismes. à l'eau boriquée froide ou très chaude (3 p. 100).

A défaut d'amygdalotome : Saisir l'amygdale avec pince de Museux et la sectionner au ras des piliers (ciseaux; bistouri boutonné).

S'il se produit hémorragie (un quart d'heure, une demi-heure, quelques heures après l'opération) :

Toucher avec le thermocautère au rouge sombre; glace en application directe sur l'amygdale.

En cas d'échec : Envelopper de ouate les extrémités d'une longue pince; appliquer un des mors, introduit dans le pharynx, sur l'amygdale, tandis que l'autre, extérieur, prend point d'appui derrière l'angle de la mâchoire; rapprocher par un lien les deux anneaux de la pince.

II. — SUJET AU-DESSUS DE 12 ANS ET ADULTE. — Amygdales enchâtonnées; molles. Poussée inflammatoire actuelle ou récente. Hémophilie.

Thermocautérisation : Faire, tous les trois jours, avec la fine pointe du thermocautère, trois à quatre ponctions ignées de 4 à 6 millimètres de profondeur, en plein tissu amygdalien.

Répéter les séances jusqu'à rétraction cicatricielle suffisante des amygdales.

Galvanocautérisation (procédé de choix, mais moins aisément utilisable) :

Technique opératoire : Introduire la pointe galvanocaustique, froide, jusqu'au point à cautériser.

Ne jamais interrompre le courant avant d'avoir dégagé la pointe (sinon, adhérence aux tissus, nécessité d'assez forte traction, plaie par arrachement);

Transfixer, de part en part, et d'avant en arrière, parallèlement à la paroi latérale du pharynx, le tissu amygdalien;

Ou bien, ponctions multiples, comme avec le thermocautère.

Faire, à chaque séance, de trois à six piqûres (suivant le volume de l'amygdale et la patience du sujet).

Faire une séance, tous les douze ou quinze jours (jusqu'à rétraction cicatricielle suffisante).

Pour la *thermocautérisation* et la *galvanocautérisation* mêmes soins consécutifs qu'après l'*amygdalotomie* (I).

HYPERTROPHIE DE LA PROSTATE

Éléments étiologiques : Artériosclérose (élément presque constant), généralisée ou localisée. Lésions glandulaires (inflammations chroniques...), probablement primitives, dans bien des cas, amenant des lésions périglandulaires secondaires (tissus conjonctif, musculaire, vaisseaux) : d'où variétés anatomiques, cliniques, thérapeutiques d'hypertrophies. Exceptionnelle avant cinquante ans; (faits incontestables de prostatiques jeunes).

Signes cliniques : 1re *période* (phases dynamique et congestive) : fréquence nocture des mictions (deuxième moitié de la nuit); miction retardante (inutilité des efforts); le malade pisse sur ses bottes; crises d'hypérémie prostatique (aggravation des symptômes précédents, rétention aiguë...). — 2e *période* (phase mécanique); rétention chronique (stagnation de l'urine dans la vessie) avec rétentions aiguës intercurrentes; fausse incontinence; distension de la vessie; incontinence vraie. État général de plus en plus défectueux; fièvre, troubles digestifs, langue urinaire.

Complications : hématuries, cystite, pyélonéphrite.

Considérations très importantes : **1° Le véritable traitement de l'hypertrophie prostatique réside dans les soins médicaux, l'hygiène, le cathétérisme.**

2° L'intervention opératoire ne saurait avoir d'indications en dehors des accidents de rétention ou d'infection.

3° Rien de plus dangereux que le cathétérisme chez les prostatiques, s'il n'est rigoureusement aseptique.

I. — LE MALADE VIDE SA VESSIE.

1° *Hygiène :* Éviter la vie sédentaire; sorties fréquentes mais de courte durée ; pas de refroidissement; fuir toute excitation sexuelle ; ne jamais résister au besoin d'uriner ; combattre la constipation; frictions sèches ; bains alcalins de vingt minutes à 31°; se coucher de bonne heure et se lever tôt.

2° *Alimentation :* Sobriété, pas d'alcool, pas de mets épicés, pas de viandes noires.

3° *Thérapeutique :* Iodure de sodium à faible dose et très longtemps continué.

II. — LE MALADE EST ATTEINT DE RÉTENTION COMPLÈTE AIGUE (voir ce mot).

Recourir à la médication décongestionnante : grands bains, lavements très chauds (50°), etc.

En cas d'échec : Cathétérisme.

En cas d'échec : Faire la ponction hypogastrique ; ponctionner deux, trois, quatre fois, si cela est nécessaire.

En cas d'échec et si la sonde refuse encore de passer, pratiquer la cystostomie sus-pubienne, de préférence à la castration ou à la résection des déférents.

Si le cathétérisme est possible, mais difficile, douloureux, suivi d'urétrorragie ou de fièvre : Mettre une sonde à demeure.

En cas d'intolérance pour la sonde à demeure : Castration ou résection des déférents.

En cas d'échec ou d'insuffisance de ces interventions : Cystostomiser le malade et, si le cas s'y prête, faire la prostatectomie (lobe moyen saillant, contractilité viscérale suffisante, malade relativement jeune).

III. — HÉMORRAGIES VÉSICALES ABONDANTES OU RÉPÉTÉES.

Cystostomie sus-pubienne.

IV. — LE MALADE NE VIDE PAS SA VESSIE ; RÉTENTION CHRONIQUE SANS DISTENSION.

A. — Il n'y a pas d'infection, pas de troubles digestifs, bon état général.

Traitement comme pour I et surveillance attentive du malade ; *à la moindre aggravation* (dyspepsie, céphalée, amaigrissement) : cathétérismes (4 à 5 par jour) avec la sonde en caoutchouc rouge de Nélaton ; enseigner au malade à se cathétériser lui-même et le convaincre de la nécessité absolue de faire bouillir la sonde, avant de s'en servir pour uriner.

B. — Il y a cystite.

Cathétérismes (en régler le nombre) avec la sonde de Nélaton aseptisée par l'ébullition; laver la vessie par des injections boriquées tièdes et recourir, s'il est nécessaire, aux instillations argentiques (solution à 1/50); lavements chauds laudanisés, suppositoires morphinés.

V. — CRISES SUCCESSIVES DE RÉTENTION AIGUE CHEZ UN MALADE ATTEINT DE RÉTENTION CHRONIQUE.

A. — Glande molle, élastique (Toucher rectal).

Pratiquer la castration, sinon la résection des déférents.

B. — Glande dure, fibreuse (Toucher rectal).

Cystostomiser à l'hypogastre et faire, s'il y a lieu (Voir II), la prostatectomie.

VI. — MALADE ATTEINT DE RÉTENTION CHRONIQUE, SE SONDANT RÉGULIÈREMENT ET SOUFFRANT DEPUIS QUELQUE TEMPS DE TROUBLES DIGESTIFS, AMAIGRISSEMENT, FIÈVRE (intoxication urinaire chronique).

Pratiquer la cystostomie sus-pubienne, à moins qu'il ne paraisse plus sage de s'abstenir de toute intervention (état général, âge, etc.)

VII. — RÉTENTIONNISTE CHRONIQUE AVEC CYSTITE INTENSE (douleurs vives, épreintes, etc.).

Recourir aux lavages boriqués et aux instillations argentiques.

En cas d'échec : Cystostomie hypogastrique.

INCONTINENCE D'URINE

Éléments étiologiques : Fausse incontinence des prostatiques et des rétrécis qui n'est que de la rétention (voir hypertrophie de la prostate et rétrécissements de l'urètre).

Incontinence vraie par paralysie du sphincter (affections de la moelle) ou par distension du sphincter (polype, calcul).

Incontinence nocturne ou infantile.

Signes cliniques : Émission involontaire des urines goutte à goutte ou par miction véritable.

I. — INCONTINENCE VRAIE PAR PARALYSIE OU DISTENSION DU SPHINCTER.

Traiter la cause. Soins de propreté journaliers; urinal pour éviter l'action irritante de l'urine.

II. — INCONTINENCE NOCTURNE OU INFANTILE.

1° S'il existe une malformation (phimosis, adhérences préputiales ou clitoridiennes, etc.), *la traiter.*

Dans le même but, rechercher les fissures anales, les oxyures, les calculs; enlever les tumeurs adénoïdes du pharynx.

2° *Traitement moral :* Ne pas punir l'enfant, ni même le gronder;

Mais l'éveiller de temps en temps, le faire coucher la tête basse ou encore lui faire prendre un peu de thé ou de café pour rendre son sommeil léger et lui permettre de se réveiller sous l'influence du besoin;

Lui donner confiance en lui-même, ce qui suffit parfois à amener la guérison.

3° *Traitement général :* Toniques, huile de foie de morue, hydrothérapie, saison au bord de la mer.

4° *Traitement local :* Électrisation faradique : pôle + dans le vagin ou le rectum, ou encore sur la région lombaire ou le pubis ; pôle — au périnée, et même dans l'urètre des garçons ou entre les lèvres des petites filles ; durée de la séance : de une à deux minutes.

5° Joindre au traitement local, une à quatre cuillerées à café de sirop de strychnine pour les enfants de cinq à dix ans ; commencer par une cuillerée ; aller progressivement jusqu'à quatre (sirop de strychnine à 5 centigrammes pour 100 grammes).

INFILTRATION D'URINE

Éléments étiologiques : Affection inflammatoire, septique, microbienne; rétrécissements blennorragiques, ruptures traumatiques de l'urètre. Où se trouve le microbe? 1° dans l'urine infectée; 2° dans l'urètre (normal et pathologique). Quel est-il? colibacille (le plus souvent). Comment passe-t-il de l'urètre dans le périnée? — *a*) En cas de rétrécissement : à la faveur des lésions urétrales rétrostricturales (périurétrite et sphacèle secondaire du canal suivi de l'effusion de l'urine dans le périnée). — *b*) En cas de rupture traumatique : à la faveur de la solution de continuité urétrale; infection secondaire (par les microbes normaux de l'urètre), de l'hématome traumatique périnéal (infiltration d'urine sans urine).

Signes cliniques : I. *En cas de rétrécissement* : Dysurie progressive et apparition insidieuse de l'infiltration périnéale (exceptionnellement, rétention aiguë d'urine, éclatement de l'urètre, miction intra-périnéale); voussure périnéale en dos d'âne, nettement médiane, molle, indolente, œdémateuse, bientôt dure et douloureuse; envahissement du scrotum, de la verge, de la paroi abdominale, etc...; plaques de sphacèle, ulcérations, fistules; pus sanieux, grisâtre...; phénomènes généraux graves : frissons, fièvre vive, pouls petit, serré, langue sèche, adynamie.

II. *En cas de rupture traumatique.* 1re *période, aseptique :* Infiltration hématique périurétrale de la loge périnéale antérieure (le plus souvent) ou fosse ischiorectale. 2° *période, septique :* Phénomènes généraux, septicémie, infiltration gangréneuse du périnée (périnée antérieur ou fosse ischio-rectale).

« Quand il y a infiltration urineuse du scrotum, il s'est fait un épanchement préalable d'urine et de pus dans le périnée. »

I. — INFILTRATION DANS LA LOGE PÉRINÉALE INFÉRIEURE.

Incision médiane antéro-postérieure du périnée.

Mettre le malade en position de la taille. Antisepsie du périnée (Voir *Antisepsie*).

Technique: Faire relever par un aide les bourses du malade.

Inciser au bistouri et bien exactement sur la ligne médiane (raphé), le périnée infiltré, depuis la racine des bourses jusqu'à 2 ou 3 centimètres en avant de l'anus.

Continuer à inciser dans la profondeur (toujours bien exactement sur la ligne médiane), jusqu'à ce que le bistouri ait ouvert le foyer septique.

Aller dès lors à la recherche du foyer initial de péri-urétrite à l'aide de l'index droit qui déchirera les cloisons conjonctives qui l'entourent.

Explorer avec le doigt les côtés du bulbe de l'urètre et, si la collection purulente pousse des prolongements vers les fosses ischio-rectales, inciser largement la base de ces fosses.

Pratiquer au niveau des bourses, sur la verge, à l'hypogastre, etc., des incisions de décharge en long, parallèles entre elles et distantes d'au moins 2 ou 3 centimètres les unes des autres ; larder de pointes de feu profondes les zones indurées voisines.

Laver largement à l'eau bouillie chaude toutes les brèches ainsi créées.

Pansement humide : Recouvrir toute la région de compresses bouillies, makintosh, ouate, bandage en T.

Traitement général: Quinquina, injections sous-cutanées de strychnine, d'huile camphrée à 1/10; lavements salés; injections de sérum artificiel (Voir ce mot).

II. — INFILTRATION DANS LA FOSSE ISCHIO-RECTALE.

Technique : Soins préopératoires comme pour I.

Inciser largement dès que l'infiltration est soupçonnée :

Faire au bistouri, parallèlement au raphé médian du périnée, une incision de 6 centimètres et creuser jusqu'à ce que la collection soit ouverte.

Avec l'index droit, enfoncé jusqu'au fond du foyer, creuser, jusqu'à la lésion urétrale d'origine, une large voie au drainage.

Laver largement à l'eau bouillie chaude et jusque dans ses moindres recoins l'énorme brèche.

Tamponner lâchement et jusqu'au fond toute la poche à la gaze aseptique imbibée de sublimé à 1/1000 et recouvrir le périnée de compresses humides; makintosh, ouate, bandage en T.

Traitement général, comme pour I.

Si la lésion urétrale d'origine est inaccessible (fracture du pubis; fausse route prostatique): Cystostomie et drainage hypogastrique.

INJECTIONS DE SÉRUM ARTIFICIEL

Liquide à employer : Eau salée tiède (9 grammes de chlorure de sodium (deux cuillerées à café) par litre d'eau), bouillie pendant trois quarts d'heure, ou mieux sérum de Hayem.

Instruments nécessaires : Un bock-laveur de 2 à 3 litres, flambé, ou mieux un flacon à deux tubulures;

Un tube de caoutchouc, bouilli une demi-heure ;

Une aiguille de Potain, n° 2 ou 3, une canule de trocart, un bistouri, une pince à disséquer et une sonde cannelée, une paire de fins ciseaux pointus (ébullition d'une demi-heure dans l'eau carbonatée ou flambage).

I. — INJECTIONS SOUS-CUTANÉES (méthode de choix dans la plupart des cas).

Lieux d'élection : Face externe de la cuisse, région trochantérienne, paroi abdominale, fesses.

Technique : A. — Antisepsie de la peau du malade et des mains de l'opérateur. (Voir antisepsie).

Chasser l'air du tube et de l'aiguille en laissant couler un peu de liquide;

B. — Saisir et soulever entre le pouce et l'index gauches la peau de la région; enfoncer d'un coup sec et obliquement, à la base du pli ainsi formé, l'aiguille de Potain (3-4 centimètres) tenue de la main droite, comme une plume à écrire ; s'assurer qu'on est bien dans le tissu cellulaire sous-cutané ; bock-laveur tenu par un aide ou suspendu à 75 centimètres au-dessus du malade;

C. — A mesure que le liquide pénètre sous la peau, pratiquer avec la main gauche un léger massage de la région.

L'injection terminée (2-300 grammes), retirer l'aiguille d'un coup sec, et recouvrir l'orifice de ponc on d'une couche de collodion iodoformé.

Faire en une autre région, et immédiatement, s'il y a lieu, une injection semblable.

II. — INJECTIONS INTRAVEINEUSES (cas d'extrême urgence).

Température du sérum 38°. Il est important de *chasser l'air du trou de l'aiguille* (Entrée de l'air dans les veines).

Lieux d'élection: Pli du coude (médiane ou céphalique), cou-de-pied (saphènes).

Précautions antiseptiques comme pour I.

Technique : 1° Dénuder la veine sur une longueur de 4 à 5 centimètres (compression circulaire au niveau du bras, du mollet, si elle est peu visible).

2° Passer sous la veine un fil double (aseptique) de soie ou de catgut fin et lier immédiatement le fil correspondant au bout périphérique de la veine.

3° Saisir le vaisseau avec la pince à disséquer et l'ouvrir prudemment d'un coup de ciseaux perpendiculaire à sa direction.

4° Pincer et soulever la lèvre supérieure de la boutonnière veineuse et introduire la canule laissant déjà s'écouler le liquide (danger de l'injection d'air) ; élever le bock à 50 centimètres au-dessus du malade.

5° Serrer sur la canule et, d'un simple nœud, le fil supérieur.

L'injection terminée (1000 à 1500 grammes), retirer la canule et lier, à double nœud avec le fil d'attente, le bout central de la veine.

7° Laver au sublimé à 1/1000 la plaie et la suturer.

8° Pansement aseptique : Gaze, ouate, bande.

Ne pas craindre de répéter les injections de sérum (sous-cutanées ou intraveineuses) autant de fois qu'il est nécessaire (pouls).

III. — INDICATIONS DES INJECTIONS DE SÉRUM ARTIFICIEL

Hémorrhagies graves ; shock ; injections.

KYSTES SÉBACÉS

Éléments étiologiques : Frottements répétés ; infection, hérédité. Cuir chevelu, épaules, nuque, face..., etc...

Signes cliniques : Tumeurs de nombre et de volume variables (pois, noix de coco), sphéroïdales, dures ou pâteuses, mobiles sous la peau, sauf au niveau de leur pôle superficiel (kystes sous-cutanés), immobiles (kystes intra-dermiques) ; point noir central, inconstant (orifice du follicule pilo-sébacé) ; indolence ; état stationnaire, ou bien inflammation, suppuration, fistules ; transformation possible en épithélioma.

I. — KYSTE SÉBACÉ SOUS-CUTANÉ, MOBILE SOUS LA PEAU, A LAQUELLE IL EST OU NON RÉUNI PAR UN MINCE PÉDICULE.

Extirpation totale au bistouri :

Technique : Antisepsie de la région et anesthésie à la cocaïne à 1 p. 100 : ou à la nirvanine à 5 p. 100.

Instruments nécessaires : Bistouri ; ciseaux courbes ; aiguille à sutures ; pince à griffes ; sonde cannelée ; seringue de Pravaz (pour l'injection anesthésique).

1° *Incision de la peau :* Faire sur la tumeur et très attentivement une incision rectiligne jusque sur la paroi du kyste.

2° *Isolement de la poche :* Saisir avec une pince à griffes une des lèvres de l'incision cutanée, la soulever et, à l'aide d'une spatule mousse, d'une sonde cannelée ou de l'index, séparer la capsule du kyste, des tissus voisins ; poursuivre cet isolement jusqu'à la partie profonde du kyste.

Isoler de même la face opposée de la tumeur.

Extraire le kyste sans l'ouvrir.

S'il s'ouvre accidentellement, bien éponger et exciser, aux ciseaux courbes, les parcelles de poche restées adhérentes.

3° *Suture de la plaie :* Après excision partielle de la peau, s'il est nécessaire, rapprocher par la suture les lèvres de la plaie cutanée, en faisant passer les fils profondément (catgut, soie, crins de Florence), pour supprimer toute cavité.

Si c'est à la face : suture intradermique.

4° *Pansement:* Légèrement compressif: gaze aseptique recouvert d'une couche de ouate ; fixer le tout par quelques tours de bande de tarlatane.

II. — KYSTE SÉBACÉ PARTIELLEMENT INTRADERMIQUE, N'ADHÉRANT A LA PEAU QUE PAR SA PARTIE SUPERFICIELLE.

Extirpation totale au bistouri:

Technique: 1° *Incision de la peau:* Circonscrire la base du kyste par une incision elliptique faite en dehors de la zone d'adhérences ; enlever à la fois kyste et peau adhérente.

2°, 3° et 4°, comme pour I (*technique*).

III. — KYSTE SÉBACÉ TOTALEMENT INTRADERMIQUE, ADHÉRANT PARTOUT A LA PEAU.

Extirpation totale au bistouri :

Technique: 1° *Incision de la peau :* Circonscrire la base du kyste par une double incision demi-circulaire.

2° *Isolement de la poche:* Isoler attentivement, au bistouri et à la pince à griffes, la capsule du kyste des parties voisines qui lui adhèrent.

Si on ouvre la poche, ce qui est fréquent en pareil cas, s'efforcer d'extraire la totalité de la capsule, aux ciseaux courbes et à la pince à griffes. Si c'est impossible, gratter énergiquement la cavité à la curette tranchante, cautériser à l'eau phéniquée forte à 5 p. 100, au chlorure de zinc à 1/12 ou au thermocautère et tenter la réunion. Pansement comme pour I.

IV. — KYSTE SÉBACÉ ADHÉRANT AUX PARTIES VOISINES PAR INFLAMMATION LÉGÈRE.

Opérer comme pour III.

V. — KYSTE SÉBACÉ SUPPURÉ.

Incision de la poche suffisante pour évacuer le pus.

Curettage et cautérisation au chlorure de zinc au 1/10; tamponnement à la gaze iodoformée.

Pansement humide (liqueur de Van Swieten dédoublée).

LUXATIONS DU COUDE

Nous n'étudierons que les luxations des deux os en arrière, celles du radius en avant et du radius en bas. Les autres luxations du coude sont rares.

I. — LUXATIONS DU COUDE EN ARRIÈRE (complète ou incomplète).

Éléments étiologiques : *Causes directes* (rares) : coups sur la partie postérieure du bras ou antérieure de l'avant-bras.

Causes indirectes : Chutes sur la paume de la main avec : flexion forcée, extension forcée, flexion latérale ou torsion.

Signes cliniques : *A la vue* : Gonflement du coude; flexion de l'avant-bras sur le bras (de 125° à 140°) ; l'axe du bras prolongé coupe l'avant-bras vers son quart supérieur et non au niveau de l'interligne articulaire ; dans l'extension, la pointe de l'olécrane est au-dessus de la ligne qui unit l'épicondyle à l'épitrochlée (ces trois points sont sur une même ligne droite à l'état normal) ; dans la flexion, la pointe de l'olécrane est bien en arrière du plan vertical qui passe par les tubérosités (elle affleure ce plan à l'état normal). *A la palpation* : vide sous-épicondylien; cupule radiale sur la face externe de l'olécrane. *A la mensuration* ; augmentation du diamètre antéro-postérieur du coude ; saillie énorme de l'olécrane en arrière pendant la flexion avec dépression manifeste au-dessus ; avant-bras raccourci (mesurer de l'épitrochlée à l'apophyse styloïde du cubitus); bras raccourci lorsqu'on regarde par derrière. *Mouvements* actifs nuls ; passifs : extension exagérée; flexion arrêtée avant l'angle droit ; mouvements de latéralité.

A. — Réduction des luxations récentes.

A. — *Méthode de la traction et de la pression combinées.*

Technique :

1° Le malade est couché sur une table.

2° Un aide, placé près de la tête du malade, fait la contre-extension en tirant sur le bras.

3° Un second aide tire sur le poignet en faisant alternativement de légers mouvements de rotation interne et externe combinés à des mouvements de latéralité en dedans et en dehors. Les tractions seront douces, régulières, continues, sans à-coup.

4° Le chirurgien, placé en arrière, embrasse de ses deux mains la partie antérieure et inférieure du bras pour refouler l'humérus en arrière, tandis que ses deux pouces pressent sur l'olécrâne, pour le refouler en avant.

B. — *Méthode de la flexion forcée.*

Technique :

1° Placer un corps résistant (morceau de bois) dans le pli du coude.

2° Fléchir fortement le bras.

3° Faire sur le coude des pressions directes comme A. 4.

C. — *Méthode de l'extension forcée.*

Technique :

1° L'extension de l'avant-bras sur le bras est portée jusqu'à produire un angle postérieur.

2° Deux aides font l'extension et la contre-extension comme pour A.

3° Le chirurgien, par des pressions directes, essaie de réduire.

En cas d'insuccès de ces méthodes, les répéter sous le sommeil chloroformique.

Soins consécutifs. N'immobiliser que pendant quelques jours après la réduction et commencer de suite, surtout chez l'adulte, le massage et la mobilisation.

S'il y avait fracture de l'olécrâne, de la coronoïde ou de la tête du radius et si la réduction a été possible (ce qui n'a pas toujours lieu dans ce cas), ne pas immobiliser plus de quinze jours.

B. — **Luxations récentes irréductibles.**

En cas d'irréductibilité pour une luxation récente, faire l'arthrotomie pour en reconnaître la cause, la faire disparaître si possible ou même parfois pratiquer, séance tenante, la résection (le plus souvent partielle : humérus seul).

C. — **La luxation est ancienne.**

Manœuvre de Farabeuf :

Technique :

1° Sous le chloroforme, fléchir plusieurs fois fortement l'avant-bras sur le bras, avec les mains seules. et faire des mouvements forcés de pronation et de supination pour rompre les adhérences fibreuses.

2° Le bras est placé par rapport au tronc dans l'abduction à 90°, après avoir été entouré d'ouate ; il est fixé dans cette position par des chevilles fichées dans une planche percée de trous, sur laquelle repose le bras.

3° L'avant-bras est fléchi horizontalement à angle droit, le radius en haut, le cubitus en bas, tandis qu'un appareil à mouffles exerce sur la partie antibrachiale du pli du coude une pression de 50 à 60 kilos.

4° Une main placée sous le coude le soulève à petits coups secs, pour rompre les adhérences externes.

5° Quelques petites pesées brusques sur la face externe rompent les adhérences internes.

6° Sans cesser la traction, faire des mouvements de pronation et de supination.

7° Les surfaces articulaires se rapprochent peu à peu et, quand elles sont assez voisines, on termine *par une flexion exagérée de l'avant-bras* qui amène la coronoïde dans la gorge de la trochlée.

Répéter plusieurs fois cette manœuvre qui réussit souvent lorsqu'elle est bien faite.

En cas d'insuccès, s'il persiste des mouvements, les augmenter par des manœuvres d'assouplissement progressif (surtout chez les enfants).

Si l'ankylose est complète et surtout si elle est en mauvaise position, recourir à l'intervention sanglante : *résection humérale surtout.*

II. — LUXATION DU RADIUS EN AVANT (complète ou incomplète).

Éléments étiologiques : *Directe* : Chûte sur la partie postéro-externe de l'avant-bras.

Indirecte : Pronation forcée, traction sur les poignets. Coexistence avec la fracture de l'extrémité supérieure du cubitus.

Signes cliniques. — Avant-bras demi-fléchi, la main dans le plan vertical. Angle externe de l'avant-bras sur le bras exagéré. Si le gonflement le permet, on sent, en avant, la cupule du radius ; en arrière, une dépression à 2 centimètres au-dessous de l'épicondyle. Extension limitée; flexion ne dépassant pas 90°. Souvent, mouvements de latéralité.

1° Réduction le plus souvent facile par pression directe, avec extension et contre-extension.

2° *Si la luxation est ancienne, irréductible et gênante* : arthrotomie avec résection de la cupule radiale.

III. — LUXATION DU RADIUS EN BAS.

Éléments étiologiques : Action de soulever un enfant par le poignet.

Signes cliniques : Douleur vive avec claquement. Mouvements actifs impossibles; membre immobilisé en demi-flexion, la main dans le plan vertical. Pas de déformation.

Réduction :

Technique:

1° Saisir d'une main le poignet malade, l'autre main embrassant le pli du coude, le pouce sur la tête radiale.

2° Faire ensuite un mouvement combiné d'extension et de supination.

3° Puis, flexion de l'avant-bras en portant le poignet un peu en dehors, comme pour produire un mouvement de latéralité externe.

Un léger claquement indique que la réduction s'est produite.

LUXATIONS DE L'ÉPAULE

Éléments étiologiques : A. *Luxations directes.* — Un choc d'arrière en avant sur le bras pendant (surtout en rotation externe) produit une luxation *antéro-interne* plus ou moins avancée selon la force du traumatisme. Un choc d'avant en arrière sur le bras pendant, en rotation interne, produit une *luxation en arrière.*

B. *Indirectes.* — Dans une chute sur le coude ou la main, le membre étant en abduction forcée, la tête humérale sort *par en bas* et y reste, mais la continuation de la violence peut rompre la partie antérieure de la capsule et produire une *luxation antéro-interne.*

Si le bras est en abduction moindre et en rotation externe, il y a luxation antéro-interne.

Si le bras est projeté en avant et en rotation interne, la luxation se fait *en arrière.*

Les luxations de l'épaule sont exceptionnelles chez l'enfant.

Signes cliniques: A. *Signes communs à toutes les luxations de l'épaule* : Douleur, gonflement, ecchymose, crépitation cartilagineuse, attitude de Desault (Épaule malade abaissée ; tête fléchie du côté malade ; coude malade soutenu par la main saine).

B. *Signes propres à chaque variété* :

a. *Antéro-internes.* 1° *Extra-coracoïdiennes.* — Dépressibilité anormale des tissus du bord externe de l'acromion (examiner le malade par derrière). Légère voussure deltoïdienne. Rotation externe du bras. Mouvements actifs nuls ; passifs peu douloureux.

2° *Sous-coracoïdiennes.* — L'épaule semble abaissée ; aplatissement du moignon de l'épaule. Saillie de l'acromion. Bord interne de l'omoplate soulevé. Paroi antérieure de l'aisselle allongée. Coude écarté du tronc de 10 centimètres environ. L'axe du membre prolongé coupe la clavicule en son milieu. Rotation interne légère. A la partie externe du creux sous-claviculaire, on sent, au palper, une tumeur ronde qui suit les mouvements de l'humérus (tête humérale). De l'acromion à l'épitrochlée, allongement de 11 à 16 millimètres. Mouvements actifs abolis ; passifs douloureux.

3° *Intra-coracoïdiennes.* — Exagération des signes précédents, mais la tête humérale, trop profonde, est difficile à atteindre par la palpation. Coude peu écarté du tronc. Allongement inconstant (quelquefois raccourcissement). Crépitation rugueuse dans les mouvements passifs. Phénomènes de compression du plexus brachial.

4° *Sous-claviculaires.* — Dépressibilité très grande des tissus mous (on arrive à sentir la coracoïde). Voûte acromio-coracoïdienne très saillante. Axe de l'humérus dévié en arrière et en dedans. Avec la pulpe du pouce déprimant fortement les tissus sous la clavicule, on sent profondément un corps dur (tête humérale) qui suit les mouvements de rotation imprimés au bras.

b. *En bas.* (*Sous-glénoïdiennes.*) — Forte abduction du bras, dépassant même parfois 90° (*luxatio erecta*). Moignon aplati. Allongement de la paroi antérieure de l'aisselle. L'axe du bras prolongé arrive au-dessous et en arrière de la cavité glénoïde. Tête humérale dans le creux de l'aisselle. Rotation externe. Allongement (jusqu'à 3 centimètres). Douleur et engourdissement du bras.

c. *En arrière.* 1° *Sous-acromiales.* — Épaule repoussée en dehors. Le bras tombe parallèlement au corps, en rotation interne, le coude en en avant. Saillie antérieure du moignon de l'épaule disparue. En arrière, saillie de la tête sous l'acromion. Mouvements peu gênés.

2° *Sous-épineuses.* — Tête de l'humérus sous l'épine de l'omoplate. Signes cliniques variables.

d. *Luxation en haut.* — Rare. La tête humérale dépasse l'acromion. Bras en rotation externe.

I. — LUXATIONS RÉCENTES SIMPLES.

A. — Antéro-internes.

a) Extra-coracoïdiennes et sous-coracoïdiennes :

Manœuvre de Kocher.

Technique :

1° Le malade, nu jusqu'à la ceinture, est assis sur un tabouret (couché sur une table, l'épaule en porte-à-faux, si l'on donne le chloroforme).

Un aide le maintient dans la position verticale.

Le chirurgien, en face du blessé, met un genou en terre.

2° Flexion de l'avant-bras à 90° sur le bras ; coude solidement maintenu contre le tronc avec la main droite (côté droit) ou gauche (côté gauche).

3° Le coude étant dans cette situation, avec l'autre main qui maintient l'avant-bras comme un levier, porter graduellement le bras en rotation externe maximum. Accomplir ce temps lentement, sans à-coup et le prolonger un moment (30 secondes au moins).

4° Le bras étant toujours en rotation externe et l'avant-bras fléchi, le coude est ramené fortement en avant, en haut et en dedans, vers l'épaule du côté sain, jusque sur la ligne médiane. Pendant ce temps, le chirurgien se relève peu à peu.

5° Rapidement, mouvement de rotation interne, ramenant la main sur l'épaule du côté sain.

Répéter plusieurs fois la manœuvre et, en cas d'échec, la pratiquer sous le chloroforme. L'anesthésie est d'autant plus nécessaire que le sujet est plus musclé.

b) Intra-coracoïdiennes.

α. Manœuvre de Mothe.

Technique :

1° Elever le bras jusqu'à ce que l'humérus touche la pointe de l'acromion, l'avant-bras étant fléchi à angle droit.

2° Faire l'extension dans cette attitude, en portant le coude en dehors et un peu en arrière. Pendant ce temps, un aide fixe l'omoplate directement ou mieux encore avec une serviette passée en sautoir sous l'aisselle malade et le chirurgien aide la réduction par quelques pressions directes, facilitées par quelques mouvements de rotation imprimés au bras par l'aide qui fait l'extension.

3° Dès que la tête arrive au niveau de la cavité glénoïde, abaisser brusquement le bras.

Si ce procédé ne réussit pas toujours à réduire complètement, du moins il transforme une intra-coracoïdienne en sous ou extra-coracoïdienne, justiciable du procédé de Kocher.

β. La manœuvre de Kocher peut s'appliquer aussi aux luxations intra-coracoïdiennes en lui faisant subir la modification suivante :

Dans le premier et le deuxième temps, il faut porter le coude en arrière ou mettre un gros tampon de ouate dans l'aisselle, avant de rapprocher le coude du tronc.

c. Sous-claviculaires.

Mêmes manœuvres que pour intra-coracoïdiennes.

B. — **Postérieures.**

a) Sous-acromiales :

α. Pressions directes avec les doigts, pour faire cheminer la tête humérale vers la cavité glénoïde.

β. Procédé de A. Nélaton :

Le coude étant légèrement écarté du tronc, un fort cachet d'imprimeur est appliqué en arrière sur la tête humérale. Un coup de marteau sec, donné sur le cachet, réduit l'humérus à sa place.

γ. Procédé de Ch. Nélaton :

Tractions obliques en bas, avec exagération de la rotation interne.

δ. Procédé de Mauclaire :

Technique :
1° De la main gauche placée derrière le dos, saisir la main droite du malade (ou inversement, si la luxation siège à gauche).
2° S'asseoir sur l'avant-bras du malade fléchi à angle droit ; appuyer même un peu afin de produire l'extension, tandis que l'avant-bras droit et la main droite appuient fortement sur la face postérieure de l'humérus pour ramener celui-ci en avant.

b) *Sous-épineuses* :

α. Tractions directes en bas et en avant.

β. Procédé de Le Dentu :

Technique :
1° Rapprocher le coude du tronc et fléchir l'avant-bras.
2° Rotation de l'humérus en dedans.
3° Élévation et rétropulsion du bras en arrière.
4° Rotation de l'humérus en dehors.

C'est un procédé homologue, mais inverse, de celui de Kocher.

C. — **Luxations en haut.**

Réduction par des tractions en bas, avec quelques mouvements de rotation.

D. — **Luxations en bas.**

Procédé de Mothe, ou bien réduire en sous-coracoïdienne, puis procédé de Kocher.

Ces luxations sont généralement faciles à réduire.

E. — Traitement consécutif à la réduction des luxations de l'épaule.

1° Immobiliser le bras dans une écharpe (pendant huit jours au plus).

2° Contre l'atrophie du deltoïde et les raideurs articulaires : Massage, électrisation, douches.

II. — LUXATIONS RÉCENTES COMPLIQUÉES.

1° *Fractures de la coracoïde, de l'acromion, du col de l'omoplate.*

Réduire comme d'ordinaire ; maintenir l'immobilisation jusqu'à consolidation de la fracture et faire prudemment les premières séances de mobilisation.

2° *Fracture de la diaphyse humérale.*

Réduire sous le chloroforme, en se servant du fragment supérieur, comme d'un levier, pour faire la réduction. Celle-ci faite, appliquer un appareil de fracture sur l'humérus.

3° *Fracture du col chirurgical.*

Essayer, sous le chloroforme, de réduire la tête par des pressions directes avec les doigts. On peut enfoncer un poinçon stérilisé dans la tête humérale et s'en servir comme d'un levier pour réduire.

En cas d'insuccès, chercher à produire une pseudarthrose par le massage précoce, ou mieux faire l'arthrotomie et tenter de réduire ou d'extraire la tête déplacée.

4° *Rupture de l'artère axillaire.*

Faire la compression de l'artère sous-clavière sur la première côte, inciser au niveau de l'anévrysme et, dans la plaie, lier les deux bouts de l'artère. Profiter de l'incision pour réduire la luxation.

Plus tard, si la gangrène survient, faire l'amputation ou la désarticulation.

5° *Les compressions nerveuses graves* disparaissent le plus souvent par la réduction de la luxation.

En cas d'insuccès des procédés de réduction ordinaires, on sera autorisé à pratiquer l'arthrotomie.

III. — LUXATIONS ANCIENNES IRRÉDUCTIBLES.

1° Pendant les premiers mois : Tentatives de réduction ordinaires, sous le chloroforme et précédées de mouvements forcés de rotation interne et externe pour rompre les adhérences.

2° *En cas d'insuccès*, dans la même séance : Tentatives de réduction avec les moufles, les appareils de Jarvis, de Hennequin, etc. Ne pas dépasser 100 kilos comme traction.

3° *Dans les luxations très anciennes* : Arthrotomie ou résection, s'il existe des troubles graves (compression nerveuse, douleurs, ankylose, etc.).

En dehors de ces complications : Massage, électrisation, douches ; traitement thermal : Dax, Amélie-les-Bains, Balaruc, Aix-les-Bains, etc.

LUXATIONS DE LA HANCHE (RÉGULIÈRES)

Éléments étiologiques : *Causes générales :* Age : vingt à quarante ans (existent même chez les enfants) ; Sexe : masculin. Indirectes, mais traumatismes violents.

Causes spéciales : Pendant la flexion ou l'abduction forcée, échappement de la tête fémorale à travers la partie inférieure (de moindre résistance) de la capsule (*variété sous-cotyloïdienne*).

La luxation sous-cotyloïdienne étant instable, s'il y a rotation interne, la tête se déplace en arrière et en bas (*variété ischiatique*) et en arrière et en haut, si l'extension rompt l'obturateur interne et la partie postérieure de la capsule (*variété iliaque*).

Mais, si la rotation est externe, la tête fémorale se porte en avant (*variété obturatrice*) et si la déchirure de la partie antérieure de la capsule le permet, elle se déplace en haut (*variété iléo-pubienne*).

Signes cliniques : 1° *Sous-cotyloïdienne.* — Rectitude sans rotation du membre ; aplatissement de la fesse, dépression trochantérienne ; pli fessier élevé ; tête située à la hauteur de l'ischion ; allongement ; mouvements abolis.

2° *Luxation ischiatique.* — Adduction, rotation interne, flexion très marquée ; fesse saillante ; grand trochanter projeté en arrière ; pli fessier abaissé ; tête fémorale située au-dessus et en arrière de l'ischion ; raccourcissement peu marqué (1 centimètre et demi) ; abduction et rotation externe impossibles.

3° *Luxation iliaque.* — Adduction, rotation interne ; fesse saillante ; grand trochanter très élevé au-dessus de la ligne de Nélaton (de l'épine iliaque antérieure et supérieure à la tubérosité ischiatique) ; pli fessier élevé ; tête fémorale située dans la fosse iliaque externe ; raccourcissement de plusieurs centimètres ; abduction et rotation externe impossibles.

4° *Luxation obturatrice.* — Abduction, rotation externe, flexion notable, fesse aplatie ; dépression trochantérienne ; pli fessier abaissé ; tête située à la partie interne de la cuisse, près du pubis ou de l'ischion ; allongement ou pas de changement dans la longueur du membre ; adduction et rotation interne impossibles.

5° *Luxation iléo-pubienne.* — Abduction, rotation externe, extension ; fesse aplatie ; dépression trochantérienne ; pli fessier élevé ; tête au pli de l'aine, au-dessous de l'arcade crurale ; raccourcissement inconstant ; adduction et rotation interne impossibles.

I. — RÉDUCTION DES LUXATIONS RÉCENTES.

A. — **Variétés postérieures** (iliaque et ischiatique).

Technique : 1° Coucher le malade par terre sur un matelas dur.

2° Anesthésie au chloroforme ou à l'éther.

3° *Réduction :* Un aide fixe le bassin en appuyant de ses deux mains et de tout son poids sur les deux épines iliaques antérieures et supérieures :

Premier temps : Empaumer d'une main la jambe et de l'autre la cuisse et fléchir celle-ci sur le *bassin jusqu'à l'angle droit.*

Deuxième temps : Faire une traction verticale progressive, mais énergique, sur le membre (pas de traction avant la flexion à angle droit).

Troisième temps : En continuant la traction, mettre le membre en abduction et en rotation externe.

Un échappement indique la réduction ; celle-ci survient souvent au deuxième temps.

Quelquefois, au lieu de se réduire, la luxation se transforme en ovalaire.

Dans ce cas, réduire comme B.

En cas d'insuccès de la méthode précédente (luxations datant de plusieurs jours), employer la suivante :

Technique : 1° Assouplir la hanche par quelques mouvements.

2° Plier une serviette en diagonale, de façon à en former une bande large de quatre doigts environ ; appliquer le milieu en avant de la cuisse, plier les deux chefs dans le creux poplité et les ramener en avant de la jambe; les nouer solidement à quelques centimètres en avant. Dans cette anse, fixer une bonne corde qui se réfléchira au plafond (anneaux servant à accrocher les lustres, barreau d'une forte échelle, etc.)

3° Faire pratiquer par deux aides une traction énergique et soutenue sur la corde réfléchie, tandis qu'un troisième aide fixe de tout son poids le bassin, en appuyant sur les épines iliaques.

B. — **Variété ovalaire ou obturatrice.**

Même technique que pour A, mais au troisième temps, mettre le membre en adduction et rotation interne.

C. — **Variété ilio-pubienne.**

Technique : 1, 2 et 3 comme A.

Premier temps : Soulever légèrement la cuisse et la porter au maximum d'abduction possible.

Deuxième temps : A mesure qu'on fait l'abduction, fléchir la cuisse sur le bassin jusqu'à l'angle droit, en tirant en haut.

Troisième temps : Adduction et rotation interne.

D. — **Luxations compliquées.**

1° *Fracture de la diaphyse fémorale :*

Essayer de réduire comme A, B, C, en agissant sur l'extrémité supérieure du fémur.

En cas d'insuccès, réduire par l'arthrotomie pratiquée le plus tôt possible.

2° *Rupture des vaisseaux :*

Ligature des vaisseaux à ciel ouvert.

II. — TRAITEMENT CONSÉCUTIF A LA RÉDUCTION.

1° Immobiliser le malade au lit pendant quinze jours.

2° Pendant ce temps, faire de l'électrisation et du massage (triceps, fessiers, muscles périarticulaires).

3° *Si la luxation a tendance à se reproduire* (fracture du sourcil cotyloïdien), faire, après réduction, l'extension continue (Voir *Fractures de cuisse*).

III. — LUXATIONS IRRÉDUCTIBLES.

a) *Récentes*: Après plusieurs tentatives de réduction sous le chloroforme, faire d'emblée l'arthrotomie.

b) *Anciennes* :

1° Tenter la technique de I, A, B, C, sous le chloroforme, après avoir fait décrire au membre des mouvements de circumduction énergiques destinés à rompre les adhérences.

2° Faire l'arthrotomie et essayer de replacer la tête dans le cotyle.

3° En cas d'insuccès, faire, séance tenante, la décapitation de la tête fémorale.

4° *Si la cuisse est fixée en position vicieuse et ankylosée*, recourir à l'ostéotomie sous-trochantérienne ou à l'ostéotomie oblique pour redresser le membre.

5° *Lorsque les troubles fonctionnels ne rendront pas le membre absolument impotent*, employer le massage, l'électrisation et l'hydrothérapie, pour donner à l'articulation le maximum de force et de mouvements.

LUXATIONS DE LA MACHOIRE INFÉRIEURE

La luxation en avant est la seule à étudier; les autres sont exceptionnelles.

Éléments étiologiques : Adultes; femmes.

Causes prédisposantes : Largeur anormale de l'apophyse coronoïde, convexité exagérée du bord antérieur du coroné, étroitesse de l'aire zygomatique.

Causes déterminantes : Ouverture exagérée de la bouche (bâillements, rires...); choc violent sur le menton...

Signes cliniques : *Luxation unilatérale :* Menton dévié du côté sain; déplacement latéral de l'arcade dentaire; joue aplatie; dépression préauriculaire et saillie coronoïdienne intra-buccale du seul côté luxé.

Luxation bilatérale : Impossibilité de fermer la bouche; écartement permanent des arcades dentaires avec projection du menton en avant; dépression en avant des conduits auditifs; joues aplaties, allongées; cordes des masséters; apophyses coronoïdes perceptibles par le toucher intrabuccal. Écoulement continu de la salive au dehors; parole et déglutition gênées; mastication impossible.

I. — LUXATION RÉCENTE.

A. — Luxation unilatérale.

Réduction par abaissement et rétropulsion :

Technique : Attitude du malade, du chirurgien et de l'aide : Asseoir le malade sur une chaise, la tête solidement maintenue par un aide placé derrière ; se placer en face du malade ; introduire les pouces entourés d'un morceau de linge jusque sur la partie la plus reculée du bord alvéolaire, tout près de la branche montante du maxillaire; embrasser de chaque côté, avec les autres doigts, l'angle et la branche horizontale du maxillaire.

1° Abaisser un peu le menton en exagérant l'ouverture de la bouche et exercer avec les deux pouces et de haut en bas une pression vigoureuse et continue.

2° Pousser ensuite en arrière, tout en relevant le menton.

B. — **Luxation bilatérale.**

Même technique : Agir successivement et non simultanément sur les deux condyles.

En cas d'échec : Étendre le malade sur un matelas ; se placer au-dessus de la tête, jambes écartées ; pousser en bas et en arrière, avec les pouces introduits jusqu'aux dernières molaires.

En cas d'échec (exceptionnel) : Recourir à l'anesthésie générale.

Soins consécutifs à la réduction : Après réduction, s'opposer pendant quelques jours, au moyen d'un chevestre (bandage en fronde), aux mouvements trop étendus de la mâchoire ; prévenir le malade des récidives possibles.

II. — LUXATION ANCIENNE.

Agir comme pour I.

En cas d'échec : Procédé de la bascule : Introduire entre les deux maxillaires, au niveau des dernières molaires, un bouchon, ou un coin de bois bien matelassé de ouate et relever vigoureusement le menton.

En cas d'échec : Employer la pince de Stromeyer.

Soins consécutifs à la réduction : Comme pour I.

III. — LUXATION IRRÉDUCTIBLE.

Si l'ankylose de la mâchoire n'est pas très marquée, faire la dilatation graduelle avec le coin de bois ou l'ouvre-bouche.

S'il y a ankylose : Résection condylienne.

IV. — LUXATION RÉCIDIVANTE.

Faire l'arthrotomie et la suture du ménisque.

LUXATIONS DU POUCE ET DU GROS ORTEIL

La luxation en arrière est la seule à étudier. La luxation en avant est rare.

Éléments étiologiques : Extension forcée du pouce (chute ou choc). — Subluxation spontanée chez certains sujets. Luxation complexe presque toujours produite par les manœuvres d'un praticien ignorant et maladroit.

Signes cliniques : A. *Luxation incomplète.* — Les sésamoïdes sont encore en rapport avec la tête métacarpienne. Les deux phalanges du pouce et le métacarpien forment un Z mal accentué ; le pouce fixé, (sa première phalange en hyperextension), a sa longueur normale.

B. *Luxation complète.* — Les sésamoïdes ont perdu tout rapport avec la tête métacarpienne. Déformation en Z très accentuée, avec première phalange presque à angle droit sur le métacarpien ; tête métacarpienne saillante à la région thénar et en opposition ; raccourcissement notable du pouce.

C. *Luxation complexe :* Pouce dans la rectitude, mais diamètre antéro-postérieur très augmenté et doigt raccourci.

I. — LUXATION SIMPLE INCOMPLÈTE.

Technique : de la réduction :

Exagérer un peu l'hyperextension tout en appuyant sur la base de la première phalange pour lui faire franchir la tête métacarpienne. On sent un ressaut : la réduction est faite.

II. — LUXATION SIMPLE COMPLÈTE.

Dans ce cas, plus encore que pour la variété précédente, *ne jamais essayer de redresser le doigt sur la phalange ;* c'est tentant, mais on n'arriverait qu'à transformer la luxation simple en luxation complexe.

Technique : 1° Saisir à pleine main le pouce perpendiculaire à la phalange.

2° Exagérer l'extension du doigt en redressant fortement

la phalange sur le métacarpien et en s'efforçant de contourner la tête métacarpienne avec la base de la phalange.

3° Ne redresser que quand la base de la phalange a été contournée par la tête métacarpienne.

III. — LUXATION COMPLEXE.

Technique: 1° Tirer le pouce, solidement empoigné ou tenu avec la pince de Farabeuf, dans l'axe, jusqu'à ce que le doigt ait repris sa longueur normale et même un peu plus de cette longueur, si c'est possible.

2° Tout en continuant la traction, relever le pouce à angle droit sur le métacarpien.

3° Appuyer avec la base de la phalange ainsi relevée, comme si l'on voulait la faire pénétrer dans la tête métacarpienne.

4° Quand la tête métacarpienne est franchie — *mais pas avant* — fléchir la phalange.

Cette manœuvre est faite sous le chloroforme et répétée deux ou trois fois, si c'est nécessaire.

En cas d'insuccès, ouvrir l'articulation en dehors du tendon extenseur bien reconnu ; essayer de réduire en redressant les sésamoïdes sur une rugine courbe, ou bien, par cette voie, sectionner à sa base le ligament glénoïdien.

On a quelquefois dû pratiquer la résection de la tête métacarpienne.

IV. — LUXATIONS ANCIENNES IRRÉDUCTIBLES.

Résection de la tête métacarpienne.

V. — LUXATIONS RÉCIDIVANTES.

Arthrodèse métacarpo-phalangienne.

Les mêmes manœuvres sont applicables aux luxations du gros orteil.

LYMPHANGITES AIGUES

Éléments étiologiques : Infection des vaisseaux lymphatiques due le plus souvent au streptocoque ; solutions de continuité septiques des téguments : piqûres, écorchures, plaies, ulcères... ; formes graves : phlegmoneuse diffuse, gangréneuse ; (surmenage, diabète, alcoolisme, misère physiologique...).

Signes cliniques : *Lymphangite superficielle réticulaire :* Fin réseau de filaments rosés se fusionnant par places et formant des plaques rouges, rose pâle ou fauves, érysipélateuses, disparaissant à la pression, légèrement surélevées, sans relief nettement accusé sur les bords ; adénites des ganglions tributaires ; phénomènes généraux nuls ou peu intenses.

Lymphangite superficielle tronculaire : Traînées onduleuses, rouges, à direction générale parallèle à l'axe du membre, faisant parfois un léger relief à la vue et au toucher, anastomosées entre elles par des branches obliques ou transversales ; ganglions gros et douloureux ; phénomènes généraux variables (frisson, fièvre, délire, etc...).

Lymphangite profonde : Douleurs sourdes, spontanées et à la pression, sur le trajet des lymphatiques profonds ; nodosités, empâtement, œdème du membre, engorgement ganglionnaire, fièvre vive ; après un ou deux jours, plaques rosées sur la peau, traînées de lymphangite superficielle, suppuration circonscrite ou diffuse.

Lymphangite phlegmoneuse diffuse : Vrai phlegmon diffus.

Lymphangite gangréneuse : Début de lymphangite franche ; puis phlyctènes à évolution rapide, quelquefois très volumineuses, séreuses ou roussâtres, sanguinolentes, sur les plaques rouges ; rupture des phlyctènes ; escarres blanches et sèches (feuille morte), noirâtres, unies, lisses, sous les phlyctènes ; chute des escarres : ulcères plus ou moins profonds. Phénomènes généraux plus ou moins graves ; mort dans l'ataxo-adynamie ou par complications viscérales.

I. — LYMPHANGITE SUPERFICIELLE.

A. — **Des extrémités des membres** (mains, avant-bras, pieds, jambes).

1° *Balnéation antiseptique chaude* (solution phéniquée à 1 p. 300 à la température de 50°) pendant une heure, matin et soir.

2° Dans l'intervalle des bains, *pansement humide :* Envelopper la région de doubles de tarlatane trempés dans la solution chaude de sublimé à 1 p. 2000, makintosh, ouate et bande de tarlatane.

B. — **Des autres régions** (bras, cuisse, tronc, face, etc.)

Pansement humide permanent, comme pour A.

Ou mieux : *Pulvérisations antiseptiques* (voir *Anthrax*).

II. — LYMPHANGITE AVEC PETITS ABCÈS ANGIOLEUCITIQUES, PHLEGMONS CIRCONSCRITS.

1° Incision au bistouri de toutes les collections purulentes (voir *Abcès chauds*).

2° Traitement comme pour I.

III. — LYMPHANGITE PROFONDE, NON SUPPURÉE; ÉTAT GÉNÉRAL SATISFAISANT.

Traitement comme pour I.

IV. — LYMPHANGITE PROFONDE, MEMBRE ŒDÉMATIÉ; SUPPURATION DOUTEUSE, ÉTAT GÉNÉRAL MAUVAIS.

Anesthésie générale.

1° Incisions profondes, multiples et étendues, parallèles à l'axe du membre.

2° Balnéation antiseptique (si la région s'y prête).

3° Pansement humide antiseptique chaud.

V. — LYMPHANGITE PHLEGMONEUSE DIFFUSE.

(Voir *Phlegmon diffus*).

VI. — LYMPHANGITE GANGRÉNEUSE.

Intervenir le plus tôt possible.

Technique : Anesthésie (chloroforme, éther), sauf éta semi-comateux.

1° Torréfier les escarres en éteignant sur les surfaces gangrénées plusieurs gros cautères cultellaires.

2° Pratiquer, tout le long des traînées lymphangitiques, des raies de feu multiples et passer l'instrument plusieurs fois dans le même sillon.

3° Dépasser les limites de la zone enflammée et faire, au thermocautère, en pleine zone limitante d'apparence saine, jusque dans le tissu cellulaire sous-cutané, de nombreuses ponctions au thermocautère.

4° Pincer et lier au besoin les vaisseaux de calibre qui saignent.

5° Balnéation continue (eau phéniquée à 1 p. 300 ou sublimé à 0,25 p. 1000), ou pansements humides avec la même solution.

Importance capitale du *traitement général* dans les formes graves de lymphangites (alcool, champagne, sulfate de quinine, injections de sérum, etc.).

MAL PERFORANT PLANTAIRE

Éléments étiologiques : Alcoolisme, diabète, déviation des orteils, mais surtout maladies nerveuses (blessure du nerf sciatique, fractures du rachis, ataxie, paralysie générale, etc.) et artérielles (athérome).

Signes cliniques : *Début :* Durillon, centré parfois de rouge (épanchement sanguin), donnant souvent lieu à des douleurs persistantes.

Siège : 1° Au niveau de l'articulation métacarpo-phalangienne du gros orteil; 2° du petit orteil; 3° au talon.

Période d'état : Phlyctène au centre du durillon, puis ulcération arrondie bordée d'épiderme épaissi; fond grisâtre, fongueux; pus peu abondant, mais ichoreux et fétide; zone anesthésique autour de l'ulcération; celle-ci creuse jusqu'aux os et aux articulations.

1° Repos au lit absolu.

2° Abrasion au bistouri du bourrelet épidermique épais qui entoure l'ulcère, pour mettre la plaie sur le même niveau que les tissus voisins.

3° *Si l'ulcère est fongueux*: Curettage ou thermocautérisation.

4° *S'il y a inflammation de voisinage :* Pansement antiseptique humide : compresses trempées dans eau boriquée à 4 p. 100 ou solution de sublimé à 25 centigrammes par litre.

5° *S'il n'y a pas d'inflammation* : Pansement sec (gaze iodoformée).

6° *Être sobre d'amputation*, car la récidive se fait souvent sur le moignon; mais enlever les séquestres, s'il y en a.

7° Dans les cas rebelles : *Élongation des nerfs.*

Après la guérison, à cause de la fréquence des récidives, défendre les longues marches et les stations verticales prolongées.

Prescrire le port de chaussures spéciales empêchant le point d'appui de se faire sur la cicatrice.

Reprendre le repos au lit à la première menace de récidive.

Traitement général du diabète, de l'athérome, etc.

MÉTRITES

(En dehors de l'état puerpéral.)

Éléments étiologiques : Infections : gonocoque, saprophytes, streptocoque (accouchement, avortement), staphylocoque, colibacille ; cathétérisme utérin septique, congestion utérine.

Signes cliniques : A. *Métrite aiguë : Douleur* aiguë hypogastrique, irradiée dans les reins, les aines, les cuisses; parfois retentissement péritonéal (sensibilité générale du ventre, météorisme, état nauséeux..) ; *phénomènes généraux* inconstants (frissons, fièvre, céphalée...) ; *écoulement* visqueux, puis purulent, verdâtre, parfois hémorragique; *toucher vaginal* douloureux : col gros, œdémateux, entr'ouvert. Guérison ou passage à l'état chronique.

B. *Métrite chronique : Douleur* sourde à l'hypogastre, irradiée dans les lombes, les articulations sacro-iliaque, sacro-coccygienne (coccygodynie), les aines, les cuisses ; *leucorrhée* muco-purulente d'abondance variable ; *troubles menstruels* variables et inconstants, ménorragies, métrorragies (endométrite hémorragique), aménorrhée, dysménorrhée (endométrite exfoliante) ; *symptômes fonctionnels généraux* (syndrome utérin) : dyspepsie, toux, névralgies et névroses, hystérie, asthénie, facies utérin. *Toucher vaginal :* col gros, entr'ouvert, ulcéré, plus ou moins sensible; kystes folliculaires. *Au spéculum :* muqueuse éversée, ulcérations, polypes muqueux, écoulement muco-purulent...

I. — MÉTRITE AIGUE.

Repos absolu au lit dans le décubitus dorsal; glace sur le ventre.

A. Injections vaginales chaudes (50 degrés).

Technique : Eau bouillie ; sublimé 20 centigrammes par litre ; lysol à 2 p. 100, etc.

Attitude de la femme : Mettre la femme en décubitus dorsal, sur le bord du lit (toile cirée sous le siège, disposée en gouttière et plongeant dans un sceau), bassin élevé, cuisses fléchies, en abduction, maintenues par deux aides (ou, à leur défaut, jambes soutenues par deux chaises élevées).

Enduire la vulve de vaseline, surtout au niveau de la fourchette, pour éviter la brûlure de la région par le liquide chaud. Les premières injections seront faites à 48°, puis à 49° et enfin à 50° pour habituer peu à peu la malade.

Instruments nécessaires : Un bock-laveur de deux litres avec son tube de caoutchouc, une canule *en verre* de 12 centimètres de long, à bout olivaire, présentant, sur son pourtour une série d'orifices (faire bouillir le tout).

Antisepsie parfaite des mains de l'opérateur; introduire la canule avec douceur jusque sur le col et faire passer dans le vagin cinq à six litres de liquide (bock tenu par un aide ou suspendu à 1 mètre au-dessus du niveau du vagin); avoir soin de purger l'appareil d'air, avant de placer la canule dans le vagin.

Après l'irrigation, placer contre le col un tampon glycériné (muni d'un fil pour l'extraction). Le tampon et le fil seront stérilisés.

Recommencer la séance deux ou trois fois par jour.

B. — Lavements chauds : (Un quart de lavement à la température de 50°). Avec X gouttes de laudanum après grand lavement glycériné évacuateur.

C. — Émissions sanguines locales : En cas d'insuffisance des moyens précédents :

a) *Sangsues à l'hypogastre ;*

b) *Scarifications du col.*

Technique : Attitude de la femme : comme ci-dessus; *Spéculum* rendant le col bien accessible; *ponctions* du col au bistouri (1 centimètre de profondeur) tout autour et au voisinage du museau de tanche; laisser saigner de une à dix minutes; injection de sublimé (2 litres à 1 p. 5000 à la température de 45°) ; mèche de gaze sur le col.

II. — MÉTRITES CHRONIQUES.

A. — Endométrite hémorragique.

a). **Formes légères.**

1° Injections vaginales très chaudes (voir *Métrorragies*).

2° Repos au lit.

3° Prendre trois fois par jour de XX à XXV gouttes d'extrait fluide d'hydrastis canadensis ou trois pilules par jour avec 30 centigrammes d'hamaméline.

b) **Formes graves ou formes légères résistant aux moyens précédents.**

Curettage : Le pratiquer vers le huitième jour après les règles.

Technique : Soins préopératoires : Pendant les quatre jours qui précèdent le curettage, injections vaginales antiseptiques tièdes (sublimé à 1/2000); pansements vaginaux à la gaze iodoformée.

La veille de l'opération : purger et baigner la malade; raser la vulve; le matin même, debonne heure, lavement boriqué.

Immédiatement avant l'intervention: antisepsie de la vulve, du vagin (savonnage, brossage, lavage au sublimé à 1/2000), et de la face interne des cuisses; entourer de compresses aseptiques le champ opératoire (malade en position de la taille); anesthésie générale préférable, mais non indispensable.

Introduire dans le vagin et faire tenir par un aide deux écarteurs vaginaux (antérieur et postérieur). Saisir avec une pince de Museux la lèvre antérieure du col utérin et abaisser l'utérus aussi près que possible de la vulve (sans jamais exercer de traction violente); si l'utérus ne descend pas, ne pas insister, et se contenter de le fixer avec la pince.

1° Dilatation utérine : Immédiate progressive.

Bougies d'Hégar (jusqu'au n° 12 ou 15) aseptiques et bien vaselinées (vaseline aseptique).

Procéder méthodiquement et avec douceur; ne jamais forcer; diriger la bougie dans la direction de la cavité utérine (préalablement reconnue par l'hystérométrie et le toucher vaginal combiné au palper hypogastrique); employer d'abord une bougie pénétrant sans difficulté et introduire successivement les bougies suivantes de la filière, de diamètre progressivement croissant (accroissement d'un millimètre par bougie); si une bougie a pénétré avec quelque difficulté, la laisser en place deux à trois minutes et faire avec elle de petits massages du col (mouvements de va et vient) avant d'introduire la suivante. Ne recourir à la dilatation lente, par la liminaire, qu'en cas de col sténosé et particulièrement rebelle à la dilatation.

Opération: Introduire une curette mousse non perforée.

jusqu'au fond de la cavité utérine (dont la direction a été préalablement reconnue par l'hystéromètre et l'examen bi-manuel); ne faire mordre la curette que de haut en bas et dans une direction oblique par rapport aux parois utérines; faire « crier » le tissu utérin; gratter d'abord la face antérieure, puis la face postérieure, puis les bords, enfin le fond et les angles; gratter le col en dernier lieu, en appuyant plus fort (muqueuse plus adhérente).

Retirer de temps en temps la curette et la nettoyer en la trempant dans une solution phéniquée à 4 p. 100.

L'utérus une fois gratté dans toutes ses parties, faire immédiatement un second curettage « de revision ».

3° Irrigation intra-utérine: Sonde à double courant; solution phéniquée à 1 p. 100 ou de sublimé à 1/5000 chaudes; faire passer un demi-litre, sous faible pression (bock-laveur à 40 centimètres au-dessus du niveau du vagin).

4° Attouchement de la cavité utérine avec un tampon de ouate enroulé autour des mors de la pince à pansement et imbibé de liqueur de Battey (glycérine, 200 grammes, iode, 20 grammes, acide phénique, 100 grammes) ou de teinture d'iode (protéger le vagin, pendant l'introduction du tampon, avec une mèche de gaze placée en arrière et audessous du col).

5° Faire une deuxième irrigation intra-utérine.

6° Introduire dans l'utérus une mèche de gaze iodoformée.

7° Placer au fond du vagin, un tampon de gaze iodoformée.

8° Appliquer sur la vulve un chiffonné de gaze aseptique, ouate, bandage en T.

Faire, après quarante-huit heures, un premier pansement (précautions antiseptiques rigoureuses):

Technique : 1° Enlever le tampon vaginal.

2° Faire une injection vaginale au sublimé à 1/5000.

3° Retirer doucement la mèche de gaze intra-utérine et en remettre une autre semblable;

4° Placer au fond du vagin un tampon de gaze iodoformée.

5° Pansement vulvaire aseptique.

Faire, quarante-huit heures plus tard, un second pansement : Absolument dans les mêmes conditions que cidessus.

Supprimer, au sixième jour, le pansement intra-utérin.

Se contenter du pansement vaginal que l'on renouvelle chaque jour, en donnant, avant de replacer le tampon de gaze dans le vagin, une injection de sublimé à 1 p. 5000.

Vers le vingtième jour, laisser la malade se lever et ordonner une injection vaginale antiseptique, matin et soir, pendant quinze jours.

Tout à fait exceptionnellement :

Ligatures des artères utérines.

Hystérotomie et résection de la muqueuse.

Hystérectomie vaginale.

B. — Endométrite catarrhale.

Traitement général : Eaux chlorurées sodiques, décongestionnantes, toniques (lymphatisme); eaux ferrugineuses, arsenicales, bains salés, air de mer, hydrothérapie (anémie); eaux alcalines (dyspepsie). Frictions sèches sur tout le corps.

Pas de coït ; pas de constipation (eaux purgatives à dose laxative ; huile de ricin; lavements glycérinés).

Traitement local : Injections vaginales antiseptiques (sublimé 20 centigrammes p. 1000) tièdes, chaudes ou très chaudes (50°) suivant l'importance de l'élément congestif; au moins deux par jour.

Y joindre, *traitement intra-utérin :*

Dilatation et irrigations antiseptiques :

En cas d'échec: Faire *le tamponnement intra-utérin :*

A l'aide du dilatateur ou de la laminaire, dilater, et faire passer dans la cavité utérine un litre d'eau phéniquée à 2 p. 100 ou de lysol à 2 p. 100 (solutions tièdes); faire une irrigation par jour.

Après chaque irrigation, drainer la cavité utérine avec une mèche de gaze iodoformée; placer au fond du vagin un tampon de gaze imbibé de glycérine iodoformée.

Après dilatation et irrigation antiseptique de la cavité utérine, fixer l'utérus à l'aide d'une pince de Museux pinçant une des lèvres du col et tenue de la main gauche; avec l'hystéromètre, tenu de la main droite, introduire, jusqu'au fond de la cavité utérine, une lanière de gaze iodoformée de

75 centimètres de long sur 4 à 5 centimètres de large et l'y tasser, au fur et à mesure de son introduction progressive ; placer au fond du vagin un tampon de gaze iodoformée.

Enlever le tamponnement au bout de vingt-quatre ou de quarante-huit heures (suivant la tolérance de l'utérus : coliques) et, après une bonne irrigation antiseptique, refaire un tamponnement semblable au premier.

Continuer ce traitement de dix à quinze jours.

En cas d'échec : Cautérisation intra-utérine (après dilatation : bougies d'Hégar, dilatateur de Sims, de Reverdin).

Technique comme pour (A, 4°) : (liqueur de Battey, teinture d'iode, chlorure de zinc à 20 p. 100, solution phéniquée à 5 p. 100).

Faire deux cautérisations par semaine ; entre les séances de cautérisation, maintenir la dilatation utérine par le tamponnement intra-utérin (voir ci-dessus) ou le simple drainage capillaire avec une mèche de gaze iodoformée; faire, après chaque cautérisation, une irrigation intra-utérine avec de l'eau bouillie simple.

Continuer ce traitement pendant une quinzaine de jours.

En cas d'échec : Curettage comme pour (II, A), à renouveler, s'il y a lieu.

C. — **Endométrite exfoliative** (dysménorrhée membraneuse).

Pratiquer le curettage comme pour (II, A).

Faire suivre le curettage d'attouchements de la cavité utérine à la teinture d'iode ; maintenir la dilatation par le drainage à la gaze iodoformée.

Renouveler le curettage, s'il y a lieu, au bout de quelques mois.

D. — **Métrite parenchymateuse.**

Tampons glycérinés à l'ichthyol 10 p. 100.

Injections vaginales très chaudes (45° à 50°).

Massage de l'utérus et tamponnement du vagin.

En cas d'échec (très fréquent) :

Faire un curettage comme pour (II. A).

S'il y a hypertrophie scléreuse du col :

Amputation du col.

S'il y a hypertrophie folliculaire du col :

Opération de Schrœder.

S'il y a déchirure du col :

Opération d'Emmet (trachélorraphie).

MÉTRORRAGIES

(En dehors de la grossesse et de l'état puerpéral).

Éléments étiologiques : Fibromes utérins (polypes, fibromes sous-muqueux, interstitiels); cancer; endométrite hémorragique; déviations utérines; salpingo-ovarites; affections médicales diverses (fièvres graves hémorragiques, hémophilie, lésions organiques du cœur, paludisme...).

Signes cliniques : Hémorragie utérine à caractères très variables suivant les cas (abondance, durée, coloration, etc...), précédée ou non de prodromes (pesanteur hypogastrique, bouffées de chaleur, ténesme vésical, anal...); dans les cas graves : signes généraux des hémorragies abondantes.

I. — MÉTRORRAGIE METTANT, PAR SON ABONDANCE, LES JOURS DE LA FEMME EN DANGER.

1° *Injections vaginales d'eau bouillie très chaudes* (50°-55°) :

Mettre la femme en décubitus dorsal, la tête basse, le bassin très élevé, les cuisses fléchies en abduction et maintenues par deux aides. Asepsie des mains de l'opérateur.

Instruments nécessaires : Un bock-laveur de 2 litres avec son tube en caoutchouc; une canule en verre de 10 à 12 centimètres de long, à bout olivaire présentant, sur son pourtour, une série d'orifices (faire bouillir le tout).

Injecter dans le vagin, dont l'orifice doit regarder presque directement en haut, plusieurs litres d'eau bouillie à 50° ou 55°; faire remplir plusieurs fois le bock; faire tenir ou suspendre le bock à 1 mètre au-dessus du niveau du vagin.

En cas d'échec :

2° *Tamponnement du vagin :*

Soins préopératoires : Évacuer la vessie par la sonde, et le rectum par une grande irrigation rectale chaude; laver le vagin et la vulve à l'eau phéniquée faible à 1 p. 100 ou au sublimé (20 centigrammes pour 1000); plonger dans la solution précédente de sublimé ou mieux dans la solution concentrée d'alun, des mèches de gaze aseptique de 10 centimètres de large et aussi longues que possible.

Technique : La femme étant dans la position sus-indiquée, introduire le spéculum dans le vagin et bien dilater ce dernier. Pincer avec une pince de Museux la lèvre antérieure du col et, de la main gauche tenant la pince, attirer le col en bas et en avant ; de la main droite, saisir entre les mors d'une longue pince une des extrémités d'une mèche de gaze bien exprimée et la porter jusqu'au fond du cul-de-sac postérieur; ouvrir la pince et saisir la portion de la mèche qui affleure à la vulve ; la tasser dans le cul-de-sac postérieur; continuer la même manœuvre jusqu'à replétion du cul-de-sac (employer plusieurs mèches, si une ne suffit pas) ; faire de même le tamponnement des culs-de-sac antérieur et latéraux, en attirant le col utérin du côté opposé (afin de faire bâiller le cul-de-sac) ; appliquer de même une mèche bien tassée sur le museau de tanche; enlever dès lors la pince de Museux ; retirer un peu le spéculum, et continuer à tasser,sans bourrer,au-dessous des mèches déjà en place, de nouvelles mèches, jusqu'à réplétion à peu près complète du vagin.

Enlever le spéculum ; appliquer sur la vulve une couche de ouate et un bandage en T.

Laisser le tamponnement vingt-quatre heures ; l'enlever alors et faire dans le vagin une abondante irrigation avec de l'eau bouillie chaude.

Si l'hémorrhagie recommence, refaire, de la même façon, un nouveau tamponnement.

Pendant ces différentes manœuvres, charger un aide de faire sous la peau une injection de sérum artificiel (500-1500 grammes) (Voir ce mot), et une injection d'ergotine (1 gramme).

En cas d'échec :

3° *Injection intra-utérine* d'eau bouillie à 50°, suivie d'un *tamponnement utérin* avec une mèche de gaze aseptique imbibée de la solution de gélatine à 5 p. 100 stérilisée :

Technique : Mettre le spéculum ; saisir avec une pince de

Museux la lèvre antérieure du col; dilater progressivement le col avec le dilatateur de Reverdin; introduire ce dilatateur, au fur et à mesure de la dilatation, dans la cavité utérine; ajuster à sa tubulure latérale l'extrémité du tube du bock-laveur et faire passer dans l'utérus, sous faible pression (bock à 50 centimètres au-dessus du vagin), plusieurs litres d'eau bouillie très chaude.

Introduire à l'aide d'un hystéromètre, dans la cavité utérine, une mèche de gaze ou mieux de gaze gélatinée parfaitement aseptique.

En cas d'échec :

4° Compression de l'aorte, ligature des artères utérines à travers les culs-de-sac vaginaux, ligature des quatre membres à leur racine.

II. — MÉTRORRAGIE NE COMPROMETTANT PAS IMMÉDIATEMENT L'EXISTENCE.

Repos absolu en position horizontale.

Injections vaginales très chaudes.

Glace sur le ventre dans un sachet imperméable (caoutchouc, gutta-percha laminée), en ayant soin d'interposer entre la peau et le sac de glace un morceau de flanelle.

Potion avec 1 gramme d'ergotine, ou XXX gouttes d'extrait fluide d'hydrastis canadensis, par cuillerées à bouche toutes les deux heures (s'assurer, bien entendu, au préalable, qu'il n'y a pas de grossesse).

En cas de persistance inquiétante : tamponnement du vagin (comme pour I).

III. — MÉTRORRAGIES HABITUELLES, N'IMPLIQUANT PAS UNE INTERVENTION D'URGENCE.

Traiter la cause.

A. — Fibromyomes.

Myomectomie, énucléation abdominale, hystérectomie abdominale, hystérectomie vaginale (suivant les indications).

Polypes.

Extirpation :

Technique : Soins préopératoires : Raser la vulve,

savonner le vagin et la vulve, brosser, laver à l'alcool et au sublimé à 1 p. 1000; injection vaginale antiseptique tiède.

Placer la malade comme pour (I. 1°), bien étaler le vagin avec deux écarteurs, antérieur et postérieur, et les confier à un aide.

a) Petit polype à pédicule grêle, faisant saillie entre les lèvres du col :

Saisir le polype entre les mors d'une pince à tumeurs et tordre deux ou trois fois jusqu'à rupture du pédicule.

b) Polype à pédicule plus volumineux :

Saisir le polype entre les mors de la pince à tumeurs, tirer sur le polype (s'assurer par le palper hypogastrique qu'il n'y a pas d'inversion) faire trois tours de torsion sur l'axe, glisser jusqu'au pédicule, au niveau de son insertion utérine, des ciseaux courbes sur le plat et sectionner à petits coups le pédicule, en continuant à tordre, jusqu'à ce que la tumeur se détache (la torsion fait l'hémostase).

Injection intra-utérine chaude (I. 3°); mèche de gaze iodoformée dans l'utérus et le vagin pendant quarante-huit heures; puis injections vaginales au sublimé (25 centigrammes de sublimé par litre); en faire deux par jour.

Au huitième jour, faire lever la malade.

c) Polype à pédicule très vasculaire (vaisseaux reconnus à la palpation) :

Pincer le pédicule, au ras de l'utérus, avec une forte pince à ligaments larges; sectionner aux ciseaux le pédicule en avant de la pince; laisser la pince à demeure pendant quarante-huit heures.

Traitement consécutif comme pour *b*.

d) Polype volumineux remplissant le vagin :

1° Morceler la portion vaginale.

2° Traiter le pédicule, dès qu'il est accessible comme pour *b*) ou *c*) (se méfier de l'inversion de l'utérus: examen à l'hysérometre, au doigt).

Traitement consécutif comme pour *b*).

e) Polype sphacélé :

1° Ablation comme pour *b*) *c*) *d*).

2° Curettage (Voir *Métrite*), injection intra-utérine (I. 3°).

3° Tamponnement utérin à la gaze iodoformée.

Si le pédicule, nettement intra-utérin, s'insère haut, débrider latéralement le col de deux coups de ciseaux.

Fibromyome sous-muqueux sessile :

a) De la portion vaginale du col :
Énucléation :
Inciser la muqueuse sur la tumeur et énucléer le fibrome avec l'index ou la pointe des ciseaux mousses fermés.
Mèche de gaze intra-utérine et vaginale.

b) De la portion sus-vaginale du col:

Myomotomie transvaginale.

c) Du corps :

1° Morcellement de la portion intra-vaginale (si elle existe).
2° Énucléation de la portion intra-utérine (avec ou sans morcellement).

Si la tumeur intra-utérine est difficilement accessible :

Débrider latéralement le col de deux coups de ciseaux ou, s'il y a lieu, hystérotomie médiane antérieure, énucléation de la tumeur, suivie de suture utérine.
Tamponnement utérin à la gaze iodoformée.

B. — Cancer.

Hystérectomies (s'il y a indication).

Sinon : *Curettage* (Voir *Métrite*) :

Technique : Anesthésie générale ; antisepsie du vagin. Malade en position dorso-sacrée.

Avec une curette tranchante à long manche, gratter les fongosités néoplasiques jusqu'au tissu sain (résistance, cri spécial) ; curetter avec prudence, en avant surtout (vessie, uretères) ; manœuvrer toujours parallèlement au tissu utérin, jamais perpendiculairement (perforation).
Cautérisation énergique au thermocautère et pansement avec mèche de gaze aseptique au bleu de méthyle.

C. — Métrite hémorragique.

(Voir *Métrite*).

OCCLUSION INTESTINALE

Éléments étiologiques : 1° *Occlusion vraie, mécanique.* — Causes : *a*) En dehors de l'intestin (brides, adhérences, tumeurs, orifices normaux ou accidentels); *b*) dans les parois intestinales (volvulus, invagination, rétrécissements); *c*) dans la cavité de l'intestin (corps étrangers...).

2° *Pseudo-occlusion, occlusion dynamique, ileus paralytique* (paralysie, contracture spasmodique segmentaire).

Signes cliniques : 1° *Occlusion aiguë :* Début brusque en pleine santé; stase stercorale absolue ; ni matière ni gaz par l'anus ; douleur intense; nausées, vomissements glaireux, bilieux, pouvant devenir plus ou moins rapidement fécaloïdes ; ballonnement du ventre rapidement progressif; stercorémie ; pouls très rapide, très petit, inégal, intermittent; facies grippé, pâle, amaigri ; yeux excavés, bordés de noir, nez pincé, pommettes marbrées ; respiration précipitée, superficielle; voix cassée ; hypothermie ; refroidissement des extrémités...

2° *Occlusion chronique :* Constipation habituelle de plus en plus recelle, interrompue par des débâcles de plus en plus rares ; ventre légèrement ballonné et douloureux ; arrêt stercoral quasi absolu, émission de quelques gaz ; stercorémie atténuée ; pouls rapide, mais bien frappé ; facies pâle, amaigri, mais non grippé ; vomissements peu fréquents, glaireux, muqueux, tardivement fécaloïdes. Crises d'occlusion aiguë venant se greffer parfois sur cet état d'obstruction chronique. Mort dans le collapsus par intoxication progressive...

Indication thérapeutique : Ne pas quitter le malade avant d'avoir rétabli le cours des matières.

I. — OCCLUSION AIGUE.

A. — **Diagnostic de la cause impossible** (cas le plus fréquent) ; **début récent, intoxication encore peu profonde** (pouls).

Laparotomie précoce : Faire immédiatement appel à un chirurgien.

En l'attendant : Donner un *lavement électrique* (pile à courants continus avec galvanomètre).

Technique : 1° Mettre le malade en position de la taille ;

2° Injecter dans le rectum, lentement et progressivement, un demi-litre d'eau salée (quantité variable suivant la sensibilité de l'intestin).

3° Introduire l'excitateur rectal (pôle positif).

4° Appliquer sur l'abdomen la plaque métallique recouverte de peau de chamois fortement imprégnée d'eau salée (pôle négatif).

5° Faire passer le courant et le renverser de temps en temps.

Prolonger la séance dix minutes ou un quart d'heure.

A défaut de machine à courants continus :

Recourir à *l'entéroclyse :*

Technique : Attitude du malade : Le placer en travers, le siège sur le bord du lit, en position de la taille.

1° Introduire dans l'intestin, par l'anus, une sonde œsophagienne bien vaselinée, le plus haut possible ; laisser la sonde trouver elle-même sa voie, sans jamais forcer.

2° Fixer à l'extrémité de la sonde le tube d'un bock-laveur renfermant 4 litres d'eau bouillie tiède ou d'huile stérilisée.

3° Élever le bock, petit à petit et progressivement, jusqu'à 50 centimètres au-dessus de la région anale (hauteur maximum). Injecter, chez l'adulte, la totalité du liquide ; la moitié chez l'enfant.

4° Retirer la sonde.

Surveiller attentivement l'expulsion du lavement (gaz, matières).

En cas d'échec :

Ne pas perdre son temps à l'emploi de ces moyens et, en l'absence de secours chirurgicaux (*laparotomie*), pratiquer l'*entérostomie temporaire.*

Technique : Soins préparatoires : Antisepsie.

Anesthésie locale à la cocaïne (solution au centième) ou anesthésie générale, si l'état du malade le permet.

1° *Incision des parois abdominales :* Du milieu de l'arcade crurale droite et à deux travers de doigt au-dessus, commencer une incision de 8 centimètres, oblique en haut et en dehors, parallèlement à cette arcade : inciser la peau, le tissu cellulaire sous-cutané, l'aponévrose du grand oblique, le petit oblique, le transverse et le fascia profond; saisir le péritoine avec une pince à dissection et faire prudemment, au bistouri, sur le pli péritonéal ainsi formé, une petite boutonnière; agrandir cette boutonnière, plonger l'index gauche dans le ventre et, sur ce doigt protecteur, inciser le péritoine par en haut et par en bas; repérer les lèvres de la séreuse à l'aide de pinces à forcipressure.

2° *Recherche du cæcum :* Le reconnaître à son volume et à ses bandelettes.

a) Il est distendu : Pincer entre le pouce et l'index la paroi cæcale qui se présente et la maintenir au dehors.

b) Il est flasque : Saisir de même et maintenir au dehors la face qui se présente de l'anse grêle dilatée la plus accessible; ne pas toucher au cæcum.

3° *Fixation de l'intestin :* Avec une aiguille courbe fine et de la soie fine (points séparés), fixer la paroi herniée de l'intestin au péritoine pariétal doublé du fascia profond; faire, au niveau de l'intestin, des points non perforants; commencer par les points commissuraux.

4° *Ouverture de l'intestin :* Fermer la paroi abdominale au-dessus et au-dessous de l'intestin fixé; faire, au bistouri ou aux ciseaux, une petite ouverture à l'intestin, entre les deux lignes de suture, droite et gauche.

5° *Pansement :* Placer sur l'anus un chiffonné de gaze aseptique enduite de vaseline boriquée; coton hydrophile; bandage de corps.

Faire pratiquer plus tard, s'il y a lieu, une laparotomie secondaire.

B. — **Diagnostic causal presque certain; début récent, intoxication encore peu profonde.**

a) Pseudo-occlusion; iléus paralytique :

Lavements électriques : I. A.

Entéroclyse (*Idem*).

En cas d'échec : Ne pas insister. Penser à une erreur de diagnostic et agir comme pour A.

Si une laparotomie démontre la pseudo-occlusion :

Faire une *entérostomie temporaire* avant de refermer le ventre.

b) Occlusion vraie, mécanique :

Laparotomie immédiate.

En cas d'inexpérience ou d'assistance et d'outillage insuffisants :

Entérostomie temporaire (au-dessus de l'obstacle) et, plus tard, s'il y a lieu, laparotomie secondaire.

C. — **Diagnostic causal comme A ou B, mais début ancien, stercorémie très accentuée** (Pouls, filiforme, vomissements fécaloïdes) :

Entérostomie temporaire droite.

II. — OCCLUSION CHRONIQUE.

A. — Par coprostase :

1° Lavement électrique. Entéroclyse (lavement huileux).

2° *En cas d'échec :* Entérostomie temporaire.

B. — Par tumeur abdominale :

1° *Intoxication peu profonde et tumeur extirpable :* Laparotomie et extirpation de la tumeur.

2° *Intoxication peu profonde et tumeur inopérable :* Anus contre nature.

3° *Intoxication profonde et tumeur opérable :*

Entérostomie temporaire et, plus tard, laparotomie secondaire pour enlever la tumeur.

C. — Par cancer de l'intestin bas situés.

Technique : Anus contre nature :

Soins préparatoires et anesthésie : Comme pour entérostomie temporaire.

1° *Incision des parois abdominales :* Comme pour entérostomie temporaire, mais à gauche ;

2° *Recherche de l'S iliaque* (bosselures, bandelettes longitudinales, appendices épiploïques). Si les anses grêles se présentent, les écarter avec des compresses aseptiques et chercher l'S iliaque en dedans, vers le promontoire ; la saisir et attirer au dehors l'anse complète, en canons de fusil.

3° *Fixation de l'anse :*

a) S'il y a urgence à ouvrir l'intestin : Fixer l'anse par des sutures intestino-pariétales (comme pour l'entérostomie temporaire) ; mais, au niveau de la partie moyenne de l'anse, passer les fils tout près de l'insertion mésentérique (éperon).

b) Si rien ne presse : Perforer avec le doigt le mésocôlon iliaque et introduire, par cette ouverture, une sonde en gomme aseptique sur laquelle l'anse reste à cheval et qui repose par ses deux bouts sur la paroi abdominale ; recouvrir l'anse ainsi fixée de compresses aseptiques.

4° *Ouverture de l'anse :* Tout de suite *a)* ou quarante-huit heures plus tard *b)*, inciser l'anse au bistouri ou au thermocautère, parallèlement à son grand axe et sur une petite étendue.

5° Suturer à la peau les bords de l'ouverture intestinale.

6° Pansement vaseliné.

D. — **Par cancer de l'intestin haut situé** (intestin grêle) :

Entero-anastomose.

ONGLE INCARNE

Éléments étiologiques : Adolescence. Bord externe du gros orteil; bilatéralité (côté interne et côté externe) rare.

a) *Causes essentielles :* Convexité exagérée de l'ongle par anomalie de développement de la phalangette (Duplay) ; largeur excessive du bourrelet latéral de la matrice unguéale. Déviation du gros orteil en dehors et passage du deuxième orteil au-dessus du premier.

b) *Causes adjuvantes :* Chaussures mal ajustées; tourniole ; herpès; érythème...

Signes cliniques : Phénomènes inflammatoires légers au début (rougeur, gonflement, douleur), intermittents d'abord (calmés par repos au lit), puis permanents ; ulcération dermique limitée à la partie antérieure de la rainure unguéale, s'étendant ensuite tout le long de la rainure, gagnant le derme sous-unguéal et recouverte de fongosités saillantes, violacées, saignantes, sécrétant une sanie fétide ; hypertrophie du bourrelet latéral ; douleurs de plus en plus vives; chaussure intolérable; station debout et marche impossibles...

I. — INCARNATION AU DÉBUT ; PHÉNOMÈNES INFLAMMATOIRES ; ULCÉRATION DERMIQUE LIMITÉE, CIRCONSCRITE.

1° *Traiter les phénomènes inflammatoires :* Recouvrir toute la région enflammée de compresses bouillies trempées dans la solution chaude de sublimé à 1 p. 2000 ; makintosh ; ouate; bande.

Repos au lit.

2° *Isoler l'ongle de la zone ulcérée:* Anesthésie au chlorure d'éthyle ; à l'aide d'une fine spatule, ou d'un stylet, insinuer entre le bord ulcérant de l'ongle et le derme ulcéré une mince lame de gaze enduite de vaseline boriquée. Recommencer chaque jour le pansement jusqu'à guérison complète.

II. — INCARNATION CONFIRMÉE, ULCÉRATION DERMIQUE ÉTENDUE, VÉGÉTANTE.

A. — Malade de la classe aisée.

Traitement comme pour I.

Y joindre la cautérisation de l'ulcération à la teinture d'iode.

En cas d'échec : Agir comme pour B.

B. — Malade de la classe ouvrière.

Intervention radicale : Supprimer les parties malades et prévenir la récidive par l'excision de la partie correspondante de la matrice unguéale.

a) Onyxis unilatéral :

Technique : Antisepsie et anesthésie locale avec le mélange réfrigérant (glace pilée et sel marin) maintenu une ou deux minutes (pas davantage) au contact de l'orteil, ou mieux anesthésie à la nirvanine (Voir *Anesthésie locale*).

1° *Taille d'un lambeau externe:* Tailler, par transfixion dans les parties saines du bord externe de l'orteil, à 2 ou 3 millimètres en dehors du bourrelet, de la face plantaire à la face dorsale de l'orteil et d'arrière en avant, un lambeau triangulaire, à base postérieure, située à 5 millimètres en arrière du repli retro-unguéal.

2° *Excision des parties molles ulcérées, d'une bande rectangulaire de l'ongle et de la portion de matrice qui lui correspond :* Racler, d'un seul coup de bistouri, la face externe de la phalangette, d'arrière en avant, depuis la partie la plus reculée de la matrice unguéale (base du lambeau) jusqu'à la pointe de l'orteil.

3° Appliquer le lambeau sur la face latérale de la phalangette et l'y maintenir au moyen d'une bandelette de gaze aseptique ou iodoformée, entourant l'orteil ; ouate, bande (Th. Anger).

b) Onyxis bi-latéral :

Opérer comme pour *a*), sur le côté interne de l'orteil.

ORCHI-ÉPIDIDYMITE BLENNORRAGIQUE

Éléments étiologiques : Urétrite postérieure blennorragique ; injections urétrales mal faites ; traumatisme épididymo-testiculaire pendant la blennorragie.

Signes cliniques : Au décours (le plus souvent) d'une blennorragie, douleur dans l'aine et l'épididyme ; bourses rouges et augmentées de volume, épididyme gros ainsi que le cordon; souvent liquide dans la vaginale ; douleur très vive au toucher ; quelquefois fièvre et phénomènes généraux.

Repos au lit, les bourses relevées sur une planchette échancrée. Faire sur les bourses des applications de glace en permanence ou de salicylate de méthyle.

A l'intérieur : 1 gramme de quinine par jour en un cachet.

S'il y a dans la vaginale un épanchement notable :

Ponction évacuatrice, sans injection.

Lavements purgatifs (pour éviter la constipation).

Chez les malades qui ne peuvent rester au lit.

Matelasser de ouate la partie enflammée et l'appliquer sur la cuisse, par un bandage roulé fait avec la bande de caoutchouc appliquée, mais non serrée, à moins qu'on ne puisse se procurer un bon suspensoir élastique.

Pendant ce temps, éviter de soigner l'urètre par des injections irritantes ou sous forte pression ; ne prescrire que des lavages de l'urètre antérieur avec la solution de permanganate à 1 p. 5000 et même à 1 p. 10000.

Après guérison, faire porter pendant longtemps un suspensoir.

Chez les sujets malingres, à antécédents tuberculeux, surtout si l'évolution n'a pas été franchement inflammatoire, prescrire un régime tonique et l'huile de foie de morue.

OTITE MOYENNE AIGUE SUPPURÉE

Éléments étiologiques : Succède aux causes de l'otite moyenne aiguë non suppurée dont elle est une terminaison fréquente ; infection microbienne de nature variable (streptocoque, pneumocoque, pneumobacille, staphylocoque) ; catarrhe naso-pharyngien ; amygdalites à répétition ; tumeurs adénoïdes enflammées ; maladies infectieuses générales ; coup de froid... Enfance, adolescence, nouveau-né.

Signes cliniques : Suppuration de la caisse annoncée par l'exagération des symptômes de l'otite moyenne aiguë simple : intensité extrême des douleurs, fièvre à exacerbation vespérale, symptômes cérébraux (méningite) ; membrane du tympan distendue, convexe en dehors ; tuméfaction jaunâtre, surtout accentuée dans la partie postéro-inférieure de la membrane, en arrière du manche du marteau ; perforation spontanée, guérison possible ; le plus souvent, altération persistante de l'ouïe ; surdité absolue.

Complications : méningite, abcès intra et extra-duremériens, phlébite du sinus, pyohémie, hémorragies...

Pratiquer immédiatement la paracentèse du tympan.

Technique : 1° *Soins préopératoires :* Irrigations antiseptiques tièdes du conduit auditif externe (Voir *Otorrhée chronique*).

Ou plus simplement : *Bains d'oreille :* La tête du malade reposant à plat sur l'oreille saine, redresser la courbure du conduit auditif, par traction du pavillon en haut et en arrière et, avec une petite seringue, une cuiller ou un compte-gouttes, remplir le conduit de la solution tiède de sublimé au millième ; au bout de cinq à dix minutes, faire pencher la tête du malade du côté correspondant et enlever l'excès de liquide avec un petit tampon de coton hydrophile fixé au bout d'un stylet.

Remettre le malade dans la même position et, à l'aide d'un compte-gouttes, instiller dans le conduit auditif, dont on redresse la courbure, 5 ou 6 gouttes d'une solution de chlorhydrate de cocaïne au dixième.

Au bout de dix minutes, assécher rapidement le conduit comme précédemment et introduire le spéculum (Voir *Otorrhée chronique*) ; éclairage parfait du conduit à l'aide du miroir frontal.

2° *Opération :* Aiguille à cataracte, bistouri à lame étroite, couteau de de Graefe (s'assurer avant de s'en servir que l'instrument n'a pas sa pointe émoussée).

Où ponctionner ?

Si la membrane bombe particulièrement en un point, ponctionner à ce niveau ; sinon, ponctionner au niveau du cadran postéro-inférieur, en arrière et au-dessous du manche du marteau.

Après ponction, débrider la membrane, en retirant l'instrument, sur une étendue de 4 à 5 millimètres.

3° *Soins postopératoires : Irrigations antiseptiques tièdes avec eau salicylée à* 1 p. 100 (Voir *Otorrhée chronique*).

Renouveler les irrigations deux ou trois fois par jour.

Panser, avec un tampon de ouate aseptique, le conduit auditif. Au bout de quelques jours, quand la suppuration tend à diminuer, faire suivre chaque irrigation d'une instillation antiseptique tiède de 8 à 10 gouttes de glycérine phéniquée au dixième (Voir *Otorrhée chronique*).

OTORRHÉE CHRONIQUE

Éléments étiologiques : Lymphatisme, tuberculose, tumeurs adénoïdes, otite moyenne aiguë mal soignée, scarlatine, rougeole, fièvre typhoïde, grippe ; affection inflammatoire chronique du nez, du nasopharynx ; otite externe, myringite...

Signes cliniques : Écoulement purulent d'abondance variable, permanent ou intermittent ; pus franc, séreux, séro-muqueux, sanguinolent, à paillettes cholestéatomateuses ; inodore ou plus ou moins fétide. Examen au spéculum (après nettoyage du conduit) : perforation du tympan (moitié-inférieure), granulations, polypes ; sifflement par l'oreille pendant l'expiration forcée, bouche et narines fermées ; douleurs (rétention de l'écoulement) ; surdité nulle ou d'intensité variable ; évolution essentiellement chronique ; causes nombreuses de persistance (fongosités, polypes, carie osseuse, état général, traitement mal compris...).

Complications : surdité, surdi-mutité (enfants) ; mastoïdite, abcès intracraniens, phlébite du sinus, méningite, pyohémie... paralysie faciale ; hémorragies...

Technique de l'examen de l'oreille au spéculum :

Employer le spéculum tubulaire de Toynbee, en forme d'entonnoir, dont la partie tubulée présente une coupe elliptique (en posséder au moins trois de diamètres différents).

Faire précéder l'examen au spéculum d'une bonne irrigation (Voir *Otorrhée chronique I*), et de l'instillation, s'il y a lieu, de quelques gouttes d'une solution de cocaïne à 1 p. 10 (attendre deux ou trois minutes et assécher le conduit).

S'asseoir à côté du malade, lui-même assis et se placer en face de l'oreille à examiner.

Saisir entre le pouce et l'index gauches le pavillon de l'oreille et l'attirer fortement en haut et en arrière ; tenir entre les trois premiers doigts de la main droite la base évasée du spéculum préalablement flambé et refroidi, et en introduire dans le méat l'extrémité tubulée ; placer le grand diamètre dans le sens vertical ; diriger le spéculum vers la paroi postérieure du conduit, en lui faisant exécuter un quart de cercle de rotation (grand diamètre horizontal) ; enfoncer le spéculum avec prudence (surtout chez l'enfant, à cause de la brièveté du conduit osseux) et s'arrêter dès qu'on sent une certaine résistance et que le malade se plaint (Duplay).

Comme éclairage, se contenter le plus possible de la lumière du jour, sinon recourir à un foyer de lumière artificielle (lampe au pétrole, à huile) ; bien diriger le faisceau lumineux dans l'axe du spéculum, à l'aide du miroir réflecteur frontal.

En cas de besoin, grossir les images, en plaçant à l'entrée du spéculum, une loupe de 4 à 5 centimètres de foyer.

Règle fondamentale : **Ne jamais considérer l'otorrhée chronique comme une affection négligeable et la traiter toujours activement.**

I. — OTORRHÉE CHRONIQUE CARACTÉRISÉE PAR ÉCOULEMENT PURULENT BANAL ; EXAMEN AU SPÉCULUM NÉGATIF (fongosités, polypes, carie).

A. — Perforation tympanique large.

A. Irrigations.

Technique : Attitude du malade :

Adulte : Assis, cou et épaule correspondante protégés par une serviette. Appliquer solidement sur la peau du cou, au-dessous de l'oreille, la partie excavée d'un bassin-réniforme, tenu par un aide ou par le malade lui-même.

Enfant : maintenu solidement sur les genoux d'un aide, tête appuyée contre la poitrine.

Instruments nécessaires : Bock-laveur de 2 litres ; tube de caoutchouc terminé par un embout en gomme à extrémité assez fine pour ne pas obturer complètement le méat.

Liquide à employer : Eau salée bouillie tiède (une cuillerée de sel marin par litre d'eau) ou eau boriquée.

Placer le bock-laveur à 20 ou 30 centimètres au-dessus de l'oreille.

Saisir de la main gauche et attirer fortement en haut et en arrière le pavillon de l'oreille ; introduire, de la main droite, dans le conduit auditif (à 1 centimètre maximum) l'extrémité de l'embout et l'incliner légèrement vers une des parois ; laisser couler l'eau.

Faire une irrigation matin et soir.

Après chaque irrigation, bien sécher le conduit avec un tampon de ouate et faire :

B. Instillations antiseptiques tièdes.

Technique : Attitude du malade : Tête reposant à plat sur l'oreille saine.

Solutions à employer :

Acide phénique	1 gramme.
Glycérine neutre	10 grammes.

ou bien,

Sublimé	1 centigr.
Eau distillée	10 grammes.

Chez l'enfant :

Glycérine résorcinée à 1 p. 10.

Avec un compte-gouttes ou une cuillère à café, instiller quelques gouttes, dans le conduit auditif, pendant que la main gauche en redresse la courbure.

Ne pas assécher le conduit; l'obturer simplement avec un petit tampon de ouate aseptique.

Continuer ce traitement pendant trois ou quatre semaines, après irrigation.

Dès que la suppuration diminue, instiller, après chaque irrigation, quelques gouttes de la solution suivante :

Alcool absolu	10 grammes.
Acide borique finement porphyrisé	Q. s. p. saturer.

B. — **Perforation tympanique étroite** (rétention partielle du pus dans la caisse).

1° *Débrider la perforation* dans le cadran postéro-inférieur, avec un couteau de de Graefe, une aiguille à cataracte ou un bistouri à lame étroite (spéculum, éclairage).

2° *Traitement consécutif comme pour A.*

II. — OTORRHÉE CHRONIQUE AVEC ÉTAT FONGUEUX DE LA CAISSE, POLYPES ENTRETENANT LA SUPPURATION.

1° *Extraction des polypes :*

Technique : Se rendre compte, par l'exploration au stylet et au spéculum, de la forme, du volume et du point d'implantation du polype.

Irrigations antiseptiques dans le conduit et instillations de quelques gouttes de la solution cocaïnée au dixième (attendre deux ou trois minutes).

Insinuer le polype dans l'anse du polypotome (véritable serre-nœud) et pousser cette anse le plus près possible de la base d'implantation ; sectionner d'un coup sec cette base en rapprochant les anneaux du polypotome (manœuvré comme l'amygdalotome).

Cautériser le point d'implantation : Bourdonnet de ouate imbibée de la solution de chlorure de zinc au dixième et conduit au point voulu par une pince ou un porte-coton (spéculum et éclairage).

Pansement : Instillation de glycérine phéniquée et ouate aseptique.

2° *Attouchements des granulations, des fongosités, des petits polypes sessiles :* Avec le nitrate d'argent ou le chlorure de zinc, en solution concentrée.

Bien limiter l'action du caustique (spéculum, éclairage) et faire suivre les attouchements d'une grande irrigation ; bien assécher le conduit ; tampon de ouate au méat.

3° *En cas d'échec du* (2°) ou de lésions diffuses : *Grattage à la curette* du conduit et des parois de la caisse (ablation des osselets cariés).

III. — OTORRHÉE CHRONIQUE (comme I ou II) RÉSISTANT AUX TRAITEMENTS INDIQUÉS : LÉSIONS OSSEUSES.

Opération de Stacke (ouverture de l'attique par le conduit, en faisant sauter le mur de la logette) avec trépanation rétrograde, le plus souvent nécessaire, de l'aditus et de l'antre.

Ou mieux : Trépaner d'abord l'apophyse pour, de là, gagner la caisse.

IV. — OTORRHÉE CHRONIQUE COMPLIQUÉE DE MASTOIDITE AIGUE (douleur, fièvre, etc.), DE FISTULES MASTOIDIENNES.

Traitement comme pour III.

V. — OTORRHÉE CHRONIQUE AVEC COMPLICATIONS INTRA-CRANIENNES (abcès, phlébite du sinus, etc.).

Aborder ces foyers infectieux par la voie mastoïdienne (Broca).

OZÈNE ESSENTIEL

Éléments étiologiques : Micrococcus de Lœvenberg; rhinite atrophique; atrophie de la muqueuse et du squelette (cornet inférieur); largeur anormale des fosses nasales et fermentation microbienne des sécrétions. Enfance, adolescence; hérédité.

Signes cliniques : Fétidité douceâtre de l'haleine, *sui generis* (punaise écrasée), non perçue par le malade; croûtes sèches, grisâtres, jaune verdâtre, ardoisées, très adhérentes; muqueuse rouge sombre au-dessous, saine, sans ulcérations; dilatation des fosses nasales, atrophie des cornets (cornet inférieur surtout).

1° Chasser les croûtes :

Irrigations naso-pharyngiennes :

Technique : Remplir un bock-laveur de 2 litres avec de l'eau salée (deux cuillerées à café de chlorure de sodium par litre), à la température de 32 à 35°.

Suspendre ce bock à 20 ou 30 centimètres (jamais au delà de 50 centimètres) au-dessus du niveau qu'occupera la tête, pendant l'irrigation.

S'asseoir sur une chaise, devant une table basse, sur laquelle se trouve une cuvette (destinée à recueillir le liquide ressortant par l'autre narine).

Incliner légèrement la tête en avant, au-dessus de la cuvette.

Pincer d'une main le tube en caoutchouc et, de l'autre, introduire dans la narine l'embout terminal (olivaire et d'assez gros volume pour l'obturer) *horizontalement* (le liquide doit suivre le plancher des fosses nasales); cesser le pincement du tube, sans abandonner ce dernier.

Ouvrir largement la bouche et prononcer d'une façon continue la lettre A.

Ne pas respirer par les narines, ne pas parler, ne pas avaler.

Pour interrompre la douche (nécessité d'avaler, etc.): pincer à nouveau le tube et retirer l'embout.

Après l'irrigation ne pas se moucher; faire, pour chasser

les dernières gouttes de liquide, quelques fortes expirations, narines ouvertes ; ne pas s'exposer au froid.

Enlever directement avec un tampon de coton, une pince, un stylet, les croûtes qui auront résisté à la douche naso-pharyngienne.

2° Antisepsie de là muqueuse.

Insufflation de poudres : Employer un insufflateur composé d'une poire en caoutchouc (renfermant de l'acide borique finement pulvérisé, ou de l'aristol ou de l'acéto-tartrate d'alumine) et d'un tube droit ou recourbé (suivant que l'insufflation doit être faite d'avant en arrière ou d'arrière en avant).

Ou bien *badigeonnages :* Badigeonner la muqueuse avec une solution de sublimé à 1 p. 10 000 ou avec de la glycérine iodée ou encore avec une solution de nitrate d'argent variant de 1 p. 100 à 1 p. 10 (pinceau ou stylet porte-coton).

Faire précéder, s'il y a lieu, les badigeonnages par l'anesthésie de la muqueuse : Appliquer sur la muqueuse, pendant cinq à dix minutes des petits tampons de ouate, fréquemment renouvelés, imbibés d'une solution de chlorhydrate de cocaïne à 10 p. 100.

3° Empêcher le dessèchement des fosses nasales.

Badigeonner la muqueuse avec l'huile de vaseline.

4° Rétrécir les fosses nasales et activer le courant d'air.

Introduire dans chaque fosse nasale et conserver tout le temps, en dehors des manœuvres précédentes, un petit tube en caoutchouc, long de 4 à 6 centimètres, léger, à parois minces et résistantes et à lumière aussi grande que possible.

5° *Massage vibratoire.*

6° *Électrolyse cuprique.*

PANARIS

Éléments étiologiques : Infection microbienne. Terrain (diabète, albuminurie, alcoolisme, etc.).

Signes cliniques : 1° Panaris érythémateux, lymphangite superficielle des doigts.

2° Tourniole : phlyctène contenant un liquide d'abord transparent, puis trouble et ayant tendance à faire le tour de l'ongle; panaris sous-unguéal et péri-unguéal.

3° Panaris sous-cutané ; très douloureux ; signes des abcès, quelquefois même on voit survenir des phénomènes généraux plus ou moins sérieux ; abcès en bouton de chemise ; panaris anthracoïde.

4° Panaris profond de la gaine (synovite, grave au pouce et au petit doigt et panaris osseux (ostéomyélite).

I. — FORMES SUPERFICIELLES.

Pansements humides et bains antiseptiques (sublimé à 1 p. 1000) d'une demi-heure (main et avant-bras) ; deux bains par jour.

Dans la tourniole, exciser aux ciseaux la phlyctène et même traitement que ci-dessus.

Cautériser, s'il y a lieu, les bourgeons fongueux au-dessous de la phlyctène (nitrate d'argent ou thermocautère).

II. — PANARIS SOUS-CUTANÉ.

Dès le début, incision, même si le pus n'est pas encore collecté :

Technique: Asepsie de la région; anesthésie au chloréthyle jusqu'à ce que le doigt devienne blanc au point à inciser ; doigt en extension, main en supination reposant sur la table par sa face dorsale ; d'un coup sec, enfoncer le bistouri tranchant en haut et, rapidement, relever le manche pour agrandir l'incision ; faire celle-ci longitudinale, parallèle au grand axe du doigt, sur un des côtés du tendon fléchisseur (pas médiane, afin de ménager le tendon) ; presser sur le doigt pour évacuer le pus ; pansement et bains locaux comme I.

Dès que l'inflammation est tombée et que la douleur a disparu, pansement sec (gaze aseptique ou iodoformée).

III. — PANARIS PROFONDS.

1° Comme pour II.

2° *Panaris suppuré avec envahissement de la gaine* (main, avant-bras).

Large incision longitudinale, contre-ouverture supérieure faite sur la sonde cannelée enfoncée profondément dans la gaine ; drainage de part en part.

3° *Panaris osseux avec dénudation de la phalange :*

Incision et extirpation de l'os nécrosé et même, dans les cas graves, désarticulation au-dessus du segment malade.

Pour 2 et 3, l'anesthésie locale est souvent insuffisante ; se servir, dans ce cas, du bromure d'éthyle.

PARAPHIMOSIS

Éléments étiologiques : Phimosis congénital ou acquis ; masturbation ou coït (amenant la projection du prépuce trop étroit en arrière de la couronne du gland).

Signes cliniques : Gland tuméfié par la constriction de sa base ; bourrelet œdémateux en arrière de la couronne du gland, masquant la bride circulaire formée par le limbe préputial ; douleurs très vives ; après quelques jours, sphacèle d'une partie de la bride et guérison ; quelquefois sphacèle du gland (chez les diabétiques et les malades atteints de chancrelles).

A. *Réduction simple :*

Technique : 1° Envelopper pendant cinq à dix minutes la région malade dans une compresse imbibée de cocaïne à 1 p. 100 ou de nirvanine à 5 p. 100 et étreindre le gland, pendant ce temps, par une pression continue (pour en diminuer le volume).

2° Embrasser le gland avec le pouce, l'index et le médius de la main gauche et le refouler vers la racine de la verge, tandis que la main droite, empoignant l'organe en arrière de l'anneau constricteur, ramène fortement en avant la peau de la verge.

Répéter plusieurs fois, si c'est nécessaire, la même manœuvre, après avoir enduit de vaseline boriquée le gland et le prépuce.

Réduction généralement facile.

B. En cas d'insuccès et si les accidents inflammatoires sont menaçants :

Faire une injection de cocaïne ou de nirvanine sur la partie dorsale, au niveau de l'étranglement du limbe préputial et *débrider au bistouri :* faire l'incision sur la partie étranglée et non sur le bourrelet œdémateux.

Pansement humide à l'eau boriquée 4 p. 100.

PÉRITONITE TUBERCULEUSE

Éléments étiologiques : Bacille de Koch (voie sanguine, voie lymphatique (pleuro-péritonéale, génitale). Adolescence (7 à 12 ans), adulte.

Signes cliniques : *Forme aiguë* (épisode péritonéal d'une granulie généralisée).

Forme subaiguë (pleuro-péritonéale).

Formes chroniques :

1° *Ascitique : Début* souvent fébrile; douleur de ventre, vomissements; météorisme; ascite sans circulation collatérale. *État* : l'ascite persiste seule; pâleur, amaigrissement. *Terminaisons* : résorption du liquide, guérison, ou bien lésions fibro-caséeuses.

2° *Forme ulcéro-caséeuse :* Début lent; douleurs abdominales; alternatives de diarrhée et de constipation; vomissements, météorisme; ascite peu abondante, cloisonnée; gâteaux péritonéaux; corde épiploïque; froissement (cri intestinal); irrégularité et mobilité des zones de matité et de sonorité.

État général de plus en plus mauvais (tuberculose pulmonaire); alternatives d'aggravation et d'amélioration; courbe thermique très irrégulière. Mort en un ou deux ans.

3° *Forme fibro-adhésive :* Début insidieux; marche chronique; fièvre peu marquée, discontinue; faiblesse générale; troubles digestifs; ballonnement progressif du ventre, météorisme; puis ascite libre ou enkystée (région ombilicale); puis disparition de l'épanchement et gâteau péritonéal, crépitation neigeuse, frottements; diminution progressive du volume du ventre; disparition des douleurs, de la fièvre; amélioration de l'état général, guérison, ou bien mort par occlusion intestinale, transformation ulcéro-caséeuse, tuberculose pulmonaire aiguë.

Possibilité de la guérison spontanée, de certaines formes de péritonite tuberculeuse (formes ascitique, fibreuse), **surtout chez l'enfant.**

Importance du traitement hygiénique, tonique et reconstituant.

Recourir au chirurgien *le plus tôt possible,* **dès qu'il y a doute sur l'opportunité d'une intervention.**

I. — GRANULIE GÉNÉRALISÉE (péritoine, plèvres, poumons, méninges, etc.).

Contre-indication opératoire absolue.

II. — TUBERCULOSE PÉRITONÉALE AIGUE ; ASCITE AIGUE FÉBRILE (sensibilité, ballonnement, constipation, avec quelques signes peu accentués du côté de la plèvre ou du poumon).

Laparotomie comme pour IV. B. *a*).

III. — TUBERCULOSE PÉRITONÉALE AIGUE EN VOIE DE DEVENIR SUBAIGUE OU CHRONIQUE (ascite persistante ; défervescence fébrile ; amélioration de l'état général).

Laparotomie comme pour IV. B. *a*).

IV. — PÉRITONITE TUBERCULEUSE CHRONIQUE ; FORME ASCITIQUE (en dehors de lésions avancées pleurales, pulmonaires ou intestinales).

A. — **Bon état général : tendance à la résorption spontanée de l'épanchement (transformation fibreuse) :**

Traitement médical et hygiénique.

B. — **État général bon ou chancelant ; fixité ou augmentation progressive du liquide ascitique :**

a) *Forme ascitique généralisée :*

Laparotomie médiane sous-ombilicale (avec ou sans lavage de la cavité, avec ou sans drainage, suivant que le liquide est séreux ou séro-purulent).

b) *Forme ascitique enkystée :*

Incision portant sur la poche kystique. Le chirurgien agira, après incision, comme pour *a*), suivant les circonstances.

V. — PÉRITONITE TUBERCULEUSE CHRONIQUE ; FORME ULCÉREUSE (phtisie péritonéale).

a) Pus enkysté dans une poche unique :

Incision portant sur la poche kystique purulente ; lavage ; drainage de Mikulicz.

b) Pus enkysté dans des poches différentes :

Inciser les abcès les plus volumineux et les plus facilement accessibles ; lavage ; drainage de Mikulicz (résultats problématiques).

c) Poches purulentes enkystées, petites et très nombreuses ; état général assez satisfaisant :

Laparotomie exploratrice : agir suivant l'état des lésions.

d) Signes subits de péritonite par perforation :

Laparotomie d'urgence ; toilette du péritoine ; suture de la perforation.

VI. — PÉRITONITE TUBERCULEUSE CHRONIQUE ; FORME FIBREUSE.

A. — Période d'épanchement :

Agir comme pour IV.

B. — Forme sèche :

a) Occlusion intestinale aiguë ou chronique :

Laparotomie prudente et manipulations intra-abdominales au minimum (brides, coudures, coalescence, paralysie).

b) Phénomènes douloureux intenses :

Même traitement.

c) État général de plus en plus mauvais :

Laparotomie et fermeture du ventre.

PHIMOSIS

Éléments étiologiques : Congénital ou acquis (chancre mou, blennorragie, diabète).

Signes cliniques : Étroitesse de l'orifice préputial.

Complications : paraphimosis, gêne de l'émission des urines, balanoposthites à répétition, calculs, incontinence d'urine, gêne du coït, prédisposition à contracter les maladies vénériennes, névroses, etc.

I. — PHIMOSIS CONGÉNITAL.

Circoncision.

Technique : Instruments nécessaires : Trois pinces à forcipressure, ciseaux, pince à griffes, aiguille fine de Reverdin, huit crins de Florence très fins.

Anesthésie locale (nirvanine ou cocaïne) chez l'adulte; générale chez l'enfant (pour obtenir l'immobilité).

Soins antiseptiques habituels.

1er temps. — Ramener le prépuce en arrière, afin de bien voir l'orifice préputial et placer sur l'orifice préputial lui-même (et non pas sur la peau) une pince en haut, une autre en bas ; confier ces pinces à un aide qui tire très modérément.

2e temps. — Le pouce et l'index gauches protégeant le gland, couper au delà, d'un coup de ciseaux, toute la peau et la muqueuse exubérantes.

3e temps. — Il reste encore trop de muqueuse : la fendre d'un coup de ciseaux sur la face dorsale de la verge, jusqu'au fond du sillon balano-préputial.

4e temps. — Saisir avec une pince successivement chaque lambeau muqueux, le libérer des adhérences au gland (si elles existent) en s'aidant des ongles ou d'un instrument mousse (pointes des ciseaux).

5e temps. — Arrondir aux ciseaux les pointes des lambeaux muqueux.

6e temps. — Sutures muco-cutanées aux quatre points cardinaux : en haut, en bas et de chaque côté.

Si l'affrontement est insuffisant, ajouter quelques points intermédiaires.

Si l'artère du frein saigne, la prendre dans l'anse d'un point de suture.

7e *temps.* — Pansement avec la pâte suivante liquéfiée au bain-marie et incorporée à de la ouate stérilisée (ne pas en mettre sur le méat) :

Glycérine	20	grammes.
Gélatine	30	—
Eau	40	—
Oxyde de zinc	10	—
Salol	4	—

Enlever les sutures au cinquième jour.

II. — PHIMOSIS ACQUIS.

A. — Phimosis d'origine chancreuse.

Simple incision médiane sur la face dorsale du prépuce permettant de soigner les lésions (l'opération complète pourrait amener l'inoculation de la plaie).

B. — Phimosis blennorragique.

Soins de propreté; bains locaux et injections d'eau boriquée entre le gland et le prépuce.

Si ces moyens sont insuffisants, opérer comme pour le phimosis congénital.

C. — Phimosis diabétique.

Soins de propreté; soigner le diabète (traitement général). Ne pratiquer l'opération que si elle est indispensable et après avoir fait diminuer ou disparaître le sucre par le traitement général.

Rechercher toujours le sucre dans les urines des malades atteints de phimosis inflammatoire.

PHLEGMONS DIFFUS

Éléments étiologiques : Inoculation septique du tissu cellulaire : streptococcus pyogenes; classe ouvrière ; piqûre anatomique. Diabète, albuminurie, alcoolisme, surmenage (facteurs de gravité).

Signes cliniques : *Période inflammatoire* : Douleur vive, lancinante; tuméfaction diffuse rapidement progressive ; rougeur violacée des téguments à limites indécises ; sensation de chaleur excessive ; traînées rouges sur le trajet des lymphatiques ; adénites. A la palpation, sensation « tenant de la mollesse de l'œdème, de la dureté du phlegmon circonscrit et de l'élasticité de l'emphysème » ; symptômes généraux : frissons, fièvre vive, agitation, délire... ; phénomènes gastro-intestinaux...

Période de mortification : (du 4e au 6e jour) atténuation des douleurs, diminution de la tension des téguments ; œdème superficiel, mou, dépressible, suppuration : sensation de fluctuation nette ou difficilement perçue (suivant la profondeur du pus) ; persistance ou aggravation des phénomènes généraux.

Élimination des escarres : phlyctènes sanguinolentes, noirâtres, amincissement et perforation de la peau en plusieurs points ; issue d'un pus mal lié, visqueux et de tissus profonds mortifiés (tissu cellulaire, tendons, aponévroses) ; disparition des phénomènes généraux.

Réparation : bourgeons charnus : tissu cicatriciel : adhérences, difformités permanentes, impotence fonctionnelle. *Complications :* infection purulente, hémorragie, etc., pouvant causer la mort à toutes les périodes.

I. — INFLAMMATION COMMENÇANTE.

Essayer, *sans s'y attarder*, le traitement abortif :

1° *Balnéation antiseptique chaude* (solution phéniquée à 1 p. 200 à la température de 50°) pendant deux heures matin et soir (extrémités des membres).

Dans l'intervalle des bains, *pansement humide :* Envelopper la région de compresses de tarlatane trempés dans la solution de sublimé à 1 p. 2000 à la température de 50° ; makintosh, ouate et bande de tarlatane.

2° *Si la région ne peut être baignée :* Pansement humide permanent, comme pour ci-dessus, fréquemment renouvelé.

Ou mieux : *Pulvérisations antiseptiques* (Voir *Anthrax*).

II. — PÉRIODE D'ÉTAT.

Recourir aux *larges débridements, au drainage* et à une *désinfection rigoureuse.*

Technique : Anesthésie générale (sauf contre-indications absolues).

Antisepsie du champ opératoire et de l'opérateur (1).

Les incisions seront précoces, profondes, multiples dans l'axe du membre et faites couche par couche.

a) *Précoces :* Les pratiquer sans jamais attendre signes nets de suppuration.

b) *Profondes :* Atteindre, de toute nécessité, les foyers profonds sous-aponévrotiques.

c) *Multiples :* Ouvrir tous les foyers superficiels et profonds (œdème superficiel et douleur maximum localisée par la pression digitale).

d) *Parallèles à l'axe du membre* et, d'une façon générale, à la direction des organes importants de la région (notions anatomiques exactes).

e) *Pratiquées méthodiquement, couche par couche* et à 4 centimètres au moins les unes des autres.

Préférer le bistouri au thermocautère.

Dépassser les limites de la zone enflammée et faire, s'il y a lieu, en pleine zone limitante d'apparence saine, de nombreuses ponctions au thermocautère.

Drainage : Gros tubes à drainage, drainant largement les foyers profonds et conduits d'une incision à l'autre, avec la pince à drain perforant les tissus intermédiaires infectés.

Injecter par les drains, plusieurs fois par jour, des solutions antiseptiques (sublimé à 1 p. 1000 ; eau phéniquée à 3 p. 100).

(1) L'opérateur devra se servir de gants en caoutchouc stérilisés et changer de vêtements après l'opération. Il prendra les mêmes précautions à chaque pansement. Faute de ces précautions, il s'abstiendra, pendant 48 heures au moins, de pratiquer des accouchements ou des opérations pour lesquelles une asepsie rigoureuse est de rigueur.

Balnéation antiseptique chaude prolongée suivie de pansements antiseptiques humides comme pour I.

Pansements humides ou pulvérisations antiseptiques, si la balnéation est impossible.

III. — PÉRIODE DE RÉPARATION ET DE CICATRISATION COMMENÇANTE.

a) Envelopper la région de gaze aseptique.

b) Pansement ouaté légèrement compressif.

IV. — INFECTION DE DATE ANCIENNE (phlegmon diffus mal traité ou évoluant sur un terrain sans résistance. Suppuration abondante, intarissable. Phénomènes généraux graves).

Amputation.

Importance capitale du traitement général (alcool, champagne, sulfate de quinine) dans tous les cas ; injections sous-cutanées ou intraveineuses de sérum artificiel (Voir ce mot).

PHLEGMONS ET ABCÈS CHAUDS DE L'AISSELLE

I. — INFLAMMATIONS CUTANÉES.

Éléments étiologiques : Infection microbienne des glandes sébacées intradermiques (furoncles) ou des glandes sudoripares sous-cutanées (hydrosadénites). Acreté de la sueur; grattages; frottements; malpropreté.

Signes cliniques : Furoncles; hydrosadénites : foyers inflammatoires multiples, à marche subaiguë; résolution ou ouvertures cutanées.

Raser les poils et lavage antiseptique de la peau.

Ponction au bistouri.

Pansement humide (solution de sublimé à 50 centigrammes p. 1000).

II. — INFLAMMATIONS ET ABCÈS SOUS-CUTANÉS.

Éléments étiologiques : Propagation de I; lymphangites superficielles du membre supérieur ou du sein; érysipèle. Diabète et mauvais état général.

Signes cliniques : Comme abcès chauds; tendance à la diffusion vers le tissu cellulaire sous-aponévrotique (abcès en bouton de chemise).

Soins préopératoires comme pour I.

Incision au bistouri, parallèle au tendon du grand pectoral, après anesthésie au chloréthyle. Ouvrir de bonne heure pour éviter la propagation vers la profondeur.

Pansement humide.

III. — PHLEGMONS ET ABCÈS PROFONDS.

Éléments étiologiques : Généralement ce sont des adéno-phlegmons (plaies des doigts, du sein, etc.); propagation profonde de II; ostéomyélites costale, claviculaire, humérale, etc.; misère physiologique (formes septiques).

Signes cliniques : **Signes des abcès chauds. Gravité spéciale de certains abcès septiques (piqûres anatomiques) avec phénomènes généraux intenses. Propagations : (mauvais état général) vers la plèvre, vers la paroi antérieure du thorax (phlegmon sous-pectoral).**

A. — Abcès simple.

Incision :

Technique : Antisepsie de la région (raser, savonner, laver à l'alcool et au sublimé à 1/1000).

1° Placer le bras en abduction et inciser, sur la paroi interne de l'aisselle, la peau et l'aponévrose (incision parallèle au tendon du grand pectoral).

2° Avec la sonde cannelée, aller à la recherche du pus.

Drainer et recouvrir d'un pansement humide.

B. — Phlegmon septique.

Grands débridements précoces; grands lavages antiseptiques de la poche (sublimé à 50 centigrammes par litre); contre-ouverture, drainage.

Si la suppuration ne s'est pas encore produite, enlever les ganglions enflammés.

Pansement humide antiseptique (sublimé).

Incision et antisepsie du foyer primitif d'inoculation ; pansement humide.

Injection de sérum antistreptococcique et lavage du sang (Voir *Injection de sérum.*).

Soigner l'état général : Boissons abondantes, grogs, champagne, sulfate de quinine, etc.

PHLEGMONS ET ABCÈS DE LA MAIN

I. — PHLEGMONS SUPERFICIELS.

Éléments étiologiques : Infection (staphylocoques, streptocoques).
Signes cliniques : Lymphangite superficielle autour d'une petite plaie infectée (phlegmon érythémateux) ; petit anthrax ou furoncle du dos de la main (phlegmon anthracoïde) ; inflammation du derme au-dessous d'un durillon (durillon forcé).

A. — Phlegmon érythémateux.

Désinfection de la plaie ; bains locaux antiseptiques (sublimé à 50 centigrammes par litre) ; pansements humides.

B. — Phlegmon anthracoïde.

(Voir *Anthrax et Furoncle.*)

C. — Durillon forcé.

Au début comme A.

Dès qu'il y a une phlyctène, l'ouvrir et exciser aux ciseaux courbes la totalité de l'épiderme soulevé ; pansement antiseptique humide.

II. — PHLEGMON SOUS-CUTANÉ.

Éléments étiologiques : Inflammation superficielle mal soignée ; plaie septique.
Signes cliniques : Phénomènes inflammatoires, gagnant souvent la face dorsale au niveau des commissures interdigitales ; doigts écartés, mais mouvements spontanés possibles, quoique gênés ; phénomènes généraux ; puis suppuration : œdème, fluctuation. Abcès en bouton de chemise ; le pus gagne vers la face dorsale ou devient profond (III).

1° *Au début :* Grands bains locaux antiseptiques ; pansements humides.

2° *Il y a du pus* : Inciser le plus tôt possible (incision longitudinale), après lavage antiseptique et anesthésie au chloréthyle, sur la paume de la main d'abord (début palmaire), même s'il y a un gonflement dorsal considérable (œdème), et faire ensuite, si c'est nécessaire, une incision dorsale. Inciser parallèlement à l'axe de la main.

3° *Abcès en bouton de chemise* : Ouvrir au bistouri l'abcès superficiel et l'*abcès profond* en agrandissant sur la sonde cannelée l'orifice de communication ; exciser aux ciseaux courbes l'épiderme soulevé.

4° Bains locaux antiseptiques et pansements humides jusqu'à bourgeonnement de la plaie, puis pansement sec à la gaze iodoformée.

III. — PHLEGMON DU TISSU CELLULAIRE SOUS-APONÉVROTIQUE.

Éléments étiologiques : Propagation d'un phlegmon sous-cutané, panaris, plaie profonde septique.

Signes cliniques : Main en battoir ; phénomènes inflammatoires gagnant l'avant-bras, douleurs très vives ; premières phalanges fléchies, les deux autres étendues ; œdème énorme surtout à la face dorsale, quoique la lésion soit surtout palmaire ; fusées purulentes dans toute la main ; phénomènes généraux graves.

1° *Au début* comme II, 1°.

2° *Dès qu'on soupçonne le pus* : Incision longitudinale profonde :

Technique : Anesthésie au bromure d'éthyle. Inciser la peau parallèlement à l'axe de la main.

Aller avec la sonde cannelée à la recherche du pus ; agrandir l'ouverture dans le même sens (bistouri, ciseaux).

Rechercher avec la sonde cannelée s'il y a des décollements ; dans ce cas, introduire la sonde jusqu'au fond des décollements et, sur son bec, faire couche par couche une contre-ouverture au bistouri (ménager l'arcade palmaire superficielle qui se trouve sur l'horizontale passant par la commissure du premier espace interdigital). Drainer de part en part.

3° Chaque jour, grand bain antiseptique d'une heure et grand pansement humide remontant jusqu'au milieu de l'avant-bras.

4° *Dès que les phénomènes inflammatoires ont disparu*, séances de mobilisation, doigt par doigt et articulation par articulation ; bains de mains très chauds et douches.

5° *S'il persiste de la raideur, lorsque tout gonflement a disparu* : anesthésie générale (le bromure d'éthyle peut suffire) et mouvements de flexion et d'extension forcés ; massage.

IV. — PHLEGMON DE LA GAINE DES FLÉCHISSEURS.

Éléments étiologiques : Plaies infectées et panaris de la gaine du pouce ou du petit doigt.

Signes cliniques : Comme III ; mais au début l'inflammation peut être limitée à la gaine du pouce (éminence thénar) ou du petit doigt (éminence hypothénar) ; attitude des doigts : extension de la première phalange, flexion des deux autres ; le gonflement offre deux renflements, l'un à la partie inférieure de l'avant-bras, l'autre à la main, séparés par un étranglement (ligament annulaire) ; phénomènes généraux parfois très graves, pouvant causer la mort.

1° *Au début* comme pour II.

2° *Dès qu'on soupçonne le pus :* Incision verticale sur le renflement de la partie inférieure de l'avant-bras ; introduction d'une sonde cannelée dans la gaine et, sur la sonde, contre-ouverture palmaire ; drain passant dans la gaine et sortant par les deux ouvertures.

3° Soins postopératoires comme pour III.

4° *Dans les cas très graves* (éponge purulente, nécrose des os) : amputation de l'avant-bras.

PIED BOT ACCIDENTEL

Éléments étiologiques : Paralysie infantile ; plus rarement : cicatrices, arthropathies, etc.

Signes cliniques : Pied bot paralytique ; début de l'affection : paralysie infantile ; plus tard, atrophie du membre ; équinisme ; déformations osseuses peu marquées.

1° *Au début* : électrisation des muscles, massage, bains salés.

Continuer ce traitement pendant plusieurs mois, avant de pratiquer une intervention.

2° *L'exploration électrique indique qu'il y a conservation partielle des muscles moteurs du pied :*

Raccourcissement tendineux ;

Anastomose musculo-tendineuse.

3° *Lorsque les muscles sont détruits* (pied de polichinelle) : Faire l'arthrodèse tibio-tarsienne et médio-tarsienne, s'il y a lieu, et immobiliser de six semaines à deux mois dans un bon appareil plâtré.

Puis : électrisation, massage, bains salés.

PIED BOT CONGÉNITAL

Éléments étiologiques : Intoxication de la mère ou du fœtus. Hérédité.

Signes cliniques : D'abord le pied peut se redresser sous la main qui l'explore, puis surviennent des lésions osseuses et l'irréductibilité. Lorsque l'enfant marche, durillons aux points d'appui ; ankyloses, arthrite, atrophie des muscles et rétraction des tendons.

Type le plus fréquent : *varus équin creux* : plante du pied dirigée en dedans ; bord interne du pied brisé, présentant un sillon profond ; astragale subluxée en avant sur les os de la jambe ; col astragalien dévié en dedans (enroulement ou volutation du pied).

I. — A LA NAISSANCE.

1° *Massage* :

Technique : Saisir de la main gauche le talon et l'arrière-pied ; de la main droite, empaumer l'avant-pied et faire, avec force, des mouvements de circumduction, en essayant de redresser le pied. Ces mouvements forcés devant être assez énergiques seront faits par le médecin lui-même et non par la mère, tous les jours si possible, au moins tous les deux jours.

Faire aussi des mouvements de flexion forcé du pied (contre l'équinisme).

2° Si ces manipulations n'arrivent pas à redresser le pied et si, comme c'est fréquent, la gêne vient du tendon d'Achille, en faire la *ténotomie*, après avoir redressé le varus par le redressement forcé sous le chloroforme dans une même séance :

Technique de la ténotomie : Instruments : un fin bistouri ou un ténotome, une pince à griffe, une fine aiguille (de Reverdin), deux crins de Florence.

Antisepsie de la région (savonner, laver à l'alcool et au sublimé à 1/1000).

Incision longitudinale de 10 à 15 millimètres sur le bord externe du tendon et jusqu'au tendon ; le ténotome est alors dirigé transversalement et sectionne, à ciel ouvert, le tendon d'Achille que la main gauche fait saillir en relevant la pointe du pied ; un brusque échappement indique que la section est terminée.

Deux points de suture ; pansement à la gaze aseptique. Enlever les fils au sixième jour et panser au collodion.

3° Dans l'intervalle des séances de massage, maintenir le (pied réduit avec un petit appareil facilement amovible, carton ou gutta-percha) et maintenu avec une bande de flanelle.

La plupart des pieds bots ainsi traités (1 et 2) dès la naissance, guérissent sans autre intervention.

II. — CHEZ L'ENFANT QUI A MARCHÉ.

Tarsectomie (résection de la tête de l'astragale et de la grande apophyse du calcanéum).

Y joindre, si c'est nécessaire, la ténotomie du tendon d'Achille.

Immobilisation dans un appareil plâtré pendant six semaines.

Massage, électrisation des muscles de la jambe.

III. — CHEZ L'ADULTE

1° *Pour le pied bot varus équin* :

Astragalectomie.

2° *Pour le varus pur* :

Tarsectomie antérieure cunéiforme.

3° *Dans les déformations anciennes et très marquées* :

Enlever tous les os qui gênent le redressement. Malgré ces larges tarsectomies, bon résultat fonctionnel (Championnière).

Quelle que soit l'intervention, la faire suivre pendant longtemps de massage et d'électrisation des muscles de la jambe.

PLAIES DE L'AISSELLE

Éléments étiologiques : Instruments piquants, tranchants, contondants, armes à feu.

Signes cliniques : Ce sont ceux des plaies simples, des plaies des vaisseaux, des nerfs ou des plaies pénétrantes de poitrine (selon les organes atteints).

I. — PLAIES SIMPLES SANS LÉSION DES VAISSEAUX NI DES NERFS.

1° Désinfecter (surtout si la plaie est septique).

2° Pansement aseptique ou antiseptique.

II. — PLAIES AVEC BLESSURE DE L'ARTÈRE AXILLAIRE.

1° Faire comprimer l'artère sous-clavière par un aide :

Technique : Rechercher le tubercule de Lisfranc dans le creux sus-claviculaire; contre ce tubercule et en dehors de lui, sentir les battements de l'artère; la comprimer, non sur les parties molles du cou, mais sur la côte elle-même.

Appuyer avec le poids du corps et non en contractant les muscles des doigts (il est souvent nécessaire de monter sur un tabouret, une petite caisse); placer deux doigts (le médius et l'index) sur la clavicule, parallèlement à l'os, tandis que les quatre doigts de l'autre main appuyent sur eux; pour éviter la fatigue, comprimer alternativement avec une main et avec l'autre.

2° Lier les deux bouts de l'artère :

Technique : Débrider largement la plaie parallèlement au tendon du grand pectoral, enlever les caillots, nettoyer la plaie, reconnaître le coraco-brachial, puis le nerf médian, derrière lequel se trouve l'artère, qu'il faut suivre et lier au-dessus et au-dessous de la plaie. N'avoir recours à la section transversale du grand et du petit pectoral qu'en cas de nécessité absolue.

Les deux bouts de l'artère liés, suturer, mettre un

drain si l'asepsie n'est pas absolue; pansement aseptique.

Envelopper le membre de ouate depuis la main, pour le réchauffer.

Injections de sérum (intra-veineuses, si le malade a perdu beaucoup de sang).

III. — LA VEINE EST LÉSÉE.

1° Débrider la plaie et enlever les caillots.

2° Reconnaître la veine et sa blessure ; si celle-ci n'atteint qu'une petite portion du vaisseau, mettre une bonne pince sur l'orifice et faire une ligature latérale; sinon lier les deux bouts.

Pendant cette recherche, comprimer entre la veine et le cœur pour éviter *l'entrée de l'air dans les veines*.

IV. — UN OU PLUSIEURS NERFS SONT LÉSÉS (leur lésion se reconnaît surtout à l'exploration électrique des muscles ; la recherche de la sensibilité est plus infidèle).

Mettre le nerf à nu et le suturer (Voir *Plaies des nerfs*).

V. — BLESSURE DES VAISSEAUX ET DES NERFS.

Faire la désarticulation de l'épaule.

VI. — PLAIES PAR ARMES A FEU.

Débrider largement.

Enlever les caillots et les esquilles osseuses qui peuvent s'y trouver ; lier les vaisseaux s'ils sont lésés; tamponnement aseptique de la plaie.

VII. — ACCIDENTS ÉLOIGNÉS DES TRAUMATISMES DE L'AISSELLE.

A. — Anévrysmes.

Extirpation de la poche anévrysmale.

B. — Troubles trophiques et paralytiques (griffes) **consécutifs aux plaies nerveuses non traitées.**

Avivement et suture des nerfs.
Électricité ; massage ; bains de bras dans l'eau très chaude.

C. — Névralgies traumatiques.

Extirpation des corps étrangers voisins des nerfs.
Élongation des nerfs.

PLAIES DE LA MAIN

Éléments étiologiques : Plaies par instruments piquants (septiques); tranchants (simples ou compliquées de section des vaisseaux, des nerfs, des tendons); contuses (par armes à feu : balles ou éclatement d'armes).

Signes cliniques : Hémorragies; troubles nerveux. Plaies des tendons amenant, si elles sont complètes, l'abolition des mouvements correspondants; ascension du bout supérieur. Phénomènes inflammatoires (plaies septiques).

I. — PLAIES SIMPLES NON SEPTIQUES.

Suture :

Technique: L'aiguille pénètre à 3 millimètres du bord de la plaie, qui est maintenu avec la pince à griffes, va jusqu'au fond de la plaie et ressort sur la lèvre opposée à la même distance de la section; pendant qu'on noue le fil, affronter les deux bords avec la pince à griffes; ne faire le second nœud que quand l'affrontement est parfait.

Pansement à la gaze aseptique ; ouate, bande.

II. — PLAIES SEPTIQUES PAR PIQURE (piqûre anatomique).

A. — Au moment de l'accident.

Faire saigner et envelopper la main d'un pansement humide (sublimé à 1 p. 1000) recouvert de taffetas gommé ou de gutta-percha.

B. — Lorsqu'il existe des signes de suppuration.

Larges débridements longitudinaux (parallèles aux tendons); éviter l'arcade palmaire superficielle (sur l'horizontale qui passe par la commissure du premier espace interdigital).

Après l'incision, bains de bras prolongés chauds (solution de sublimé à 1 p. 4000); grand pansement humide.

Soigner l'état général (toniques) et faciliter la sudation et la diurèse (boissons abondantes, injections de sérum).

III. — PLAIES CONTUSES PAR ÉCLATEMENT ET PAR ÉCRASEMENT.

1° Nettoyage de la plaie, excision aux ciseaux des parties mortifiées, mais pas d'amputation immédiate.

Pansement à la gaze iodoformée, ouate et bande immobilisant la main sur une palette, s'il y a des lésions osseuses.

2° *S'il survient des phénomènes inflammatoires :* Bains de main prolongés et pansements humides.

3° *Si l'on craint des rétractions secondaires par suite de la largeur de la plaie :* Régularisation secondaire du lambeau ou greffes (greffes de Thiersch ou greffes par la méthode italienne).

4° *Lorsque la plaie a été souillée de terre :* Injection préventive de sérum antitétanique (10 centimètres cubes) et lavages de la plaie à l'eau oxygénée ou au permanganate (25 centigrammes par litre d'eau); pansement humide.

IV. — PLAIES PAR ARRACHEMENT.

Antisepsie de la plaie et régularisation des parties (résection d'un os déshabillé; section d'un tendon pendant, etc.).

Pansement aseptique.

V. — PLAIES AVEC CORPS ÉTRANGERS.

Enlever les corps étrangers.

Si c'est possible, se renseigner sur leur situation exacte par la radiographie ou la radioscopie (aiguilles dans la main).

Il est souvent nécessaire d'endormir les malades, car

les recherches sont longues et pénibles (corps étranger petit et profondément situé).

Pansements et soins consécutifs comme I ou II, selon que la plaie est ou n'est pas septique.

VI. — PLAIES DES VAISSEAUX.

A. — Hémorragies primitives.

Lier les deux bouts des vaisseaux dans la plaie, qu'on débridera si c'est nécessaire (méthode de choix).

Ne recourir à la compression avec un petit tampon de gaze iodoformée dans la plaie et un bandage serré, qu'après avoir tenté la ligature dans la plaie ; dans ce cas, surveiller de près le malade (faire même, dans quelques cas rebelles, la ligature de l'humérale au tiers inférieur du bras).

B. — Hémorragies secondaires (toujours d'origine septique).

Débrider la plaie, la nettoyer des caillots et débris septiques, la désinfecter (eau phéniquée à 3 ou 4 p. 100) ; lier les deux bouts.

Tamponner à la gaze iodoformée (ouate et bandage compressif), si l'on n'a pas pu lier les vaisseaux dans la plaie (hémorragie en nappe).

Si l'hémorragie se produit malgré la compression, il peut être nécessaire de lier l'humérale comme VI, A).

VII. — PLAIES DES NERFS (médian et cubital surtout).

Agrandir la plaie, si c'est nécessaire, pour retrouver les deux bouts du nerf sectionné ; les suturer avec une aiguille fine munie de catgut très fin (00).

Si la plaie est cicatrisée, aller à la recherche des deux bouts des nerfs, les aviver et suturer comme précédemment (Voir *Plaies des nerfs*).

VIII. — PLAIES DES TENDONS.

1° *Suture tendineuse :*

Technique : Recherche du bout périphérique (facile); recherche du bout central: faire exprimer les muscles de l'avant-bras, du coude vers le poignet ou appliquer la bande en caoutchouc sur l'avant-bras.

En cas d'insuccès : Introduire la sonde cannelée dans la partie supérieure de la gaine et débrider jusqu'à la rencontre du bout supérieur du tendon.

Si l'on échoue : Suturer le bout périphérique du tendon à un tendon voisin ayant une action synergique (suture par anastomose); se servir d'une aiguille très fine et de catgut très fin.

Suturer la gaine par dessus le tendon.

2° *Si la gaine tendineuse a été infectée*, il peut se produire des fusées purulentes jusque dans l'avant-bras. Dans ce cas, contre-ouverture à la partie supérieure de la gaine et drain passant dans la gaine, de la plaie à la contre-ouverture. Bains de bras antiseptiques et pansements humides (Voir *Section complète des tendons*).

PLAIES COMPLÈTES DES NERFS

Éléments étiologiques : Sections nettes : instruments tranchants (morceaux de verre, de faïence, couteau, sabre, bistouri) ; sections contuses avec ou sans perte de substance (écrasement par roue de charrette, broiement par machine, armes à feu).

Signes cliniques : Paralysie motrice immédiate du territoire nerveux, et action dominante des antagonistes (attitude spéciale pour chaque paralysie) ; suppléance musculaire tardive ; atrophie des muscles paralysés (réaction de dégénérescence) ; douleur très vive au début, s'atténuant dans la suite, quelquefois nulle.

Anesthésie du territoire nerveux correspondant, totale, partielle ou nulle, immédiatement ou quelque temps après l'accident (sensibilité récurrente) ; même variabilité des sensibilités tactile et à la température ; persistance fréquente de la sensibilité à la pression.

Troubles trophiques (peau et annexes, tissu cellulaire, os, articulations) ; évolution lente.

Guérison (spontanée, chirurgicale), à longue échéance (retour primitif de la sensibilité).

Complications : névrite (infection) localisée, extensive, ascendante (myélite) ; hypéresthésie, anesthésie douloureuse, névralgie traumatique, glossyskin, lésions définitives (atrophiques, dystrophiques) ; épilepsie ; tétanos.

I. — L'ACCIDENT VIENT DE SE PRODUIRE.

A. — Les deux bouts sont peu éloignés.

Suture des deux bouts :

Technique : Anesthésie générale ; antisepsie ; bande d'Esmarch.

Débrider la plaie et enlever les corps étrangers, s'il y en a.

Reconnaître les deux bouts du nerf, après avoir agrandi, s'il y a lieu, la plaie dans la direction anatomique.

1° *Avivement* (ne le pratiquer que si les bouts sont mâchés, contus, irréguliers).

Saisir avec une pince à dents successivement chaque extrémité nerveuse par sa gaine et, d'un coup net de ciseaux bien coupants, en régulariser la surface de section, par une résection aussi parcimonieuse que possible.

2° *Suture* (fils de soie fins ou de catgut n° 0 ou 1; fine aiguille d'Hagedorn).

Si le cordon nerveux est mince : Traverser successivement de part en part, dans le même sens et à quelques millimètres de la surface de section, avec l'aiguille munie du fil, chaque bout du nerf; affronter exactement les extrémités nerveuses et serrer le fil sans brusquerie.

Si le nerf est assez gros (médian, cubital) : Passer successivement dans chaque bout du nerf et d'un bord à l'autre, un premier fil (d'appui) parallèle à la surface de section et à 1 centimètre d'elle ; nouer ce fil et le couper ras après affrontement.

Placer deux ou trois fils (d'affrontement) parallèlement au nerf, ne mordant que le névrilème, à quelques millimètres de la section; nouer ces fils sur la face antérieure du nerf et les couper ras.

3° Réunir aux crins de Florence la plaie des parties molles, avec ou sans drainage à la gaze (suivant degré d'asepsie réalisé).

4° *Pansement:* Gaze iodoformée, ouate hydrophile; attelle plâtrée disposée de façon à éviter toute traction sur les sutures du nerf.

Ne pas toucher au pansement (sauf indications : fièvre, douleurs), avant trois semaines.

B. — Les deux bouts sont éloignés l'un de l'autre de 4 à 5 centimètres.

1° *Élongation des deux bouts :*

Isoler chaque bout du nerf des tissus voisins, les saisir successivement avec les doigts et les étirer, suivant leur axe, jusqu'à élongation permettant l'affrontement.

2° *Suture et pansement comme pour* A).

C. — Les deux bouts sont très distants l'un de l'autre (perte de substance); affrontement impossible :

Suture à distance (catgut chromique n° 2, lentement résorbable) : Réunir (sans traction aucune) les deux bouts du nerf par des anses multiples de catgut allant de l'un à l'autre et ne traversant que le névrilème.

II. — L'ACCIDENT EST ANCIEN ; LA PLAIE DES PARTIES MOLLES CICATRISÉE.

1° *Recherche des deux bouts :* Suture secondaire :

Technique : Inciser la cicatrice de la plaie des parties molles; chercher à reconnaître, au milieu du tissu cicatriciel profond, le bout central (renflé en névrome) et le bout périphérique (aminci, effilé).

Isoler les deux bouts des tissus voisins auxquels ils adhèrent (tendons, ligaments, etc.) ; les sculpter en plein tissu cicatriciel; résection du névrome du bout central.

Suture des deux bouts et *pansement* comme pour I.

2° *Soins consécutifs :* Massage; électricité (galvanique, puis faradique).

Continuer ce traitement avec persévérance (un an quelquefois).

PLAIES DE POITRINE

Éléments étiologiques : Tentatives de suicide, duels, batailles, crimes ; plaies par armes blanches (épée, couteau, sabre, etc...) ; plaies par armes à feu (revolver, fusil).

Signes cliniques : A. *Plaies non pénétrantes* : Shock fréquent ; douleur variable ; hémorragies externes (mammaire externe, sous-scapulaire, mammaire interne, etc...) ; emphysème sous-cutané possible...

B. *Plaies pénétrantes* : Shock ; hémorragie pariétale (mammaire interne, intercostale) ; hémopneumothorax plus ou moins abondant résorption, état stationnaire, accroissement (anémie, asphyxie), aseptique ou septique. Guérison (spontanée, chirurgicale) ; mort (hémorragie, asphyxie, infection)...

I. — PLAIES NON PÉNÉTRANTES.

Faire une antisepsie rigoureuse de la plaie : Savonner, brosser, laver à l'éther, à l'alcool, à la solution phéniquée forte (5 p. 100).

Lier les vaisseaux qui saignent (ligatures des deux bouts) en débridant la plaie, s'il est nécessaire, pour se donner du jour.

Extraire les corps étrangers.

Tenter la réunion par la suture, si l'asepsie de la plaie est suffisante et ses lèvres régulières ; laisser, dans le cas contraire, la plaie ouverte (drainage avec une mince mèche de gaze aseptique).

Pansement antiseptique : Chiffonné de gaze iodoformée, ouate ; bandage de corps.

Repos absolu, en position mi-assise.

Piqûres de morphine (1/2 à 1 centigramme) en cas de douleurs vives.

II. — PLAIES PÉNÉTRANTES.

A. — L'accident vient de se produire.

a) **Il n'existe aucun signe de gravité actuelle :** (Hémorragie externe nulle ou insignifiante; pas d'asphyxie; pouls suffisant, etc.).

1° Laisser le malade, si possible, à l'endroit même où s'est produit l'accident, sinon, le transporter, doucement, sans secousses, avec d'infinies précautions, dans le refuge le plus voisin ; l'étendre sur un matelas ou mieux dans un lit, le haut du corps soulevé par un oreiller ; couper (et non enlever) ses vêtements, pour mettre à nu sa blessure.

2° Ne jamais sonder la plaie ; la nettoyer comme pour I ; faire, s'il est nécessaire, quelques ligatures et panser, après suture, avec une lamelle de gaze iodoformée et du collodion.

3° Ordonner le repos le plus absolu ; éloigner toute personne inutile ; veiller à ce que le blessé ne parle pas, ne gesticule pas et que, dans la mesure du possible « il ne tousse, ne crache, ni ne déglutisse ». Ne commencer à lui faire prendre quelques cuillerées de café qu'au bout de quelques heures.

S'il y a shock : Injections de sérum artificiel (Voir ce mot), inhalations d'oxygène, piqûres de caféine.

S'il y a agitation : Piqûres de morphine (1/2 à 1 centigramme).

4° Ne pas quitter le malade et surveiller attentivement son pouls, sa respiration, son facies, etc.

b) **Il y a hémorragie externe abondante.**

Aller à la recherche du vaisseau qui saigne et tâcher d'en lier ou d'en forcipresser les deux bouts :

Technique : Intercostales : Débrider largement la plaie dans une direction telle que la côte qui abrite l'intercostale qui saigne soit mise à nu ; au niveau du bord inférieur de la côte, inciser le périoste et le décoller, le long de ce bord, à la rugine « glisser un fil, avec une aiguille courbe, autour des vaisseaux devenus libres avec ce lambeau de périoste ».

Mammaire interne : Débrider la plaie et y chercher les deux bouts de l'artère intéressée (à un doigt du bord sternal); forcipresser et lier, si possible, l'un et l'autre bout.

En cas d'échec: Faire au-dessus et au-dessous de la plaie la ligature classique de cette artère :

Incision horizontale dans l'espace intercartilagineux, à partir du bord sternal; sectionner les différents plans de cet espace jusqu'au tissu cellulaire sous-pleural; isoler l'artère et la lier.

Même traitement général que pour *a*).

c) **Il y a hémothorax avec ou sans hémorragie externe.**

En cas d'hémorragie externe: Chercher à se rendre compte de l'état des vaisseaux pariétaux et, s'il y a lieu, se comporter comme pour *b*).

Débrider la plaie, la désinfecter comme pour I, la fermer et la panser antiseptiquement.

Surveiller de très près le malade (pouls, facies) et son hémothorax (palpation, percussion, auscultation) et agir comme suit, suivant les circonstances :

1° *L'épanchement de volume moyen reste stationnaire, puis diminue et tend à la résorption*; *état général de plus en plus satisfaisant :*

Statu quo thérapeutique; maintenir l'occlusion antiseptique de la plaie ; repos.

2° *L'épanchement va croissant rapidement* (Matité de plus en plus élevée, absence de vibrations thoraciques, égophonie; pâleur, anxiété, pouls de plus en plus faible, respiration anhélante; signes d'anémie aiguë) :

Faire opérer le malade immédiatement : Thoracotomie large et hémostase pulmonaire (suture, résection du parenchyme après ligature, forcipressure à demeure, tamponnement).

3° *L'épanchement est considérable, mais n'augmente pas* (gêne respiratoire).

Traitement comme pour *c*) 1°.

Persévérer quelques jours et, s'il y a lieu, a r comme pour B, *a*).

B. — L'accident date de quelques jours.

a) **Hémothorax plus ou moins abondant, à niveau fixe, sans tendance à la résorption.**

Thoracentèse aseptique :

Opérer le malade couché (et non assis sur son lit).

Nettoyage du champ opératoire (savon, éther, sublimé), des mains ; trocart et canule flambés.

Ponctionner dans le 5e ou le 6e espace, à l'intersection d'une ligne horizontale partant du mamelon et d'une ligne verticale partant du bord antérieur de l'aisselle.

En cas de reproduction du liquide (infection).

Pleurotomie aseptique (Voir *Pleurésies purulentes*).

b) **Hémothorax stationnaire pendant les premiers jours, s'accroît rapidement** : État général satisfaisant ; peu ou pas de fièvre ; signes de compression (dypsnée) :

Thoracentèse aseptique comme pour B, *a*) et *examiner* immédiatement *le liquide* (bactériologiquement et physiquement) :

1° Liquide noir, aseptique (guérison probable).

2° Liquide noir septique : pratiquer la pleurotomie aseptique (Voir *Pleurésies purulentes*).

3° Liquide rouge (septique, hémorragie secondaire) : reproduction probable de l'épanchement : *dans ce cas* thoracotomie.

c) **Hémothorax plus ou moins abondant, secondairement infecté** : (Fièvre, frissons, pouls rapide, etc.) :

Faire immédiatement la pleurotomie aseptique, suivie de lavages et de large drainage de la cavité pleurale (Voir *Pleurésies purulentes*).

PLAIES DU REIN

Éléments étiologiques : Instruments piquants, tranchants, coutondants, armes à feu. Voie lombaire (le plus souvent); voie abdominale...

Signes cliniques : Shock ; douleur ; hématurie ; écoulement d'urine par la plaie (blessure du bassinet ou de l'uretère); oligurie, anurie ; hémorragie extérieure.

Complications : procidence du rein, rétention d'urine par caillots, phlegmon périnéphrétique, infection rénale directe ou ascendante (cathétérisme septique).

I. — SHOCK ; PLAIE LOMBAIRE (hématurie nulle ou peu abondante ; hémorragie extérieure d'abondance moyenne).

1° Antisepsie rigoureuse de la plaie et de ses alentours, suivie d'un tamponnement à la gaze iodoformée ; pansement antiseptique moyennement compressif ;

2° Traiter le shock : Piqûres d'éther, de caféine, injections de sérum artificiel (Voir ce mot), boissons chaudes abondantes ; entourer de ouate les membres inférieurs, bouillottes, etc.

Surveiller attentivement le malade (pouls, température, facies).

II. — LE MALADE NE SORT PAS DU SHOCK (signes d'hémorragie interne, pouls petit, rapide, fuyant, hypothermie, pâleur, respiration accélérée, etc.).

Intervenir, en dépit et à cause de la persistance du shock, par l'*incision lombaire* (Voir *Contusion du rein*) ; se comporter vis-à-vis du rein suivant les circonstances : suture, ligature, néphrectomie partielle (faire la compression digitale du pédicule), exceptionnellement néphrectomie totale (section de l'uretère, des vaisseaux du hile).

Faire pendant tout le temps de l'opération et continuer après, des injections de sérum artificiel.

III. — HÉMATURIE ABONDANTE ET PERSISTANTE (signes d'anémie progressive (Voir II).

Incision lombaire comme pour II et agir de même sur le rein, suivant les circonstances.

S'il y a rétention d'urine par caillots :

Aspiration des caillots avec la grosse sonde de la lithotritie et la seringue de Guyon (nécessité absolue d'une asepsie rigoureuse : infection ascendante).

IV. — HÉMORRAGIE ABONDANTE PAR LA PLAIE LOMBAIRE ; COMPRESSION INSUFFISANTE.

Intervenir comme pour II.

V. — SHOCK, PLAIE ABDOMINALE.

Traiter le shock comme pour (I, 2°) et pratiquer la laparotomie, dès que la température est à 37°.

Si le shock persiste ainsi que les signes d'anémie progressive (hémorragie interne) :

Pratiquer sans tarder la laparotomie, en dépit et à cause de la persistance du shock.

VI. — PLAIE LOMBAIRE LARGE ; PROCIDENCE DU REIN.

1° Antisepsie rigoureuse de la plaie et de ses alentours.

2° Examen attentif du rein luxé et se comporter vis-à-vis de lui, suivant les circonstances :

a) *Rein sain :*

Lavage antiseptique soigné; réduction (après débridement de la plaie lombaire, s'il y a lieu); tamponnement de la plaie à la gaze iodoformée ; bandage antiseptique compressif.

b) *Rein présentant des lésions superficielles ou profondes, mais localisées :*

Sutures; néphrectomie partielle; réduction après antisepsie rigoureuse ; tamponnement de la plaie comme pour *a*) ou suture partielle de la plaie lombaire et drainage à la gaze ; pansement comme pour *a*).

c) *Rein sans vitalité* (coloration, température), *ou lésions graves* (hile, uretère, bassinet, etc.) :

Néphrectomie totale.

PLEURÉSIES PURULENTES

Éléments étiologiques : Infections diverses : pneumocoque, staphylocoque, bacille d'Eberth, bacille de Koch, etc... ; associations microbiennes...

Signes cliniques : Signes physiques de tout épanchement pleural (total, partiel) avec frissons répétés, fièvre vespérale persistante (grandes oscillations), importance des symptômes généraux, œdème thoracique, développement d'une circulation thoracique supplémentaire... ponction à la seringue de Pravaz ; pus (examen bactériologique, cultures, inoculation au cobaye).

I. — PLEURÉSIE PURULENTE DE LA GRANDE CAVITÉ PLEURALE.

Pleurotomie avec résection costale.

Technique : Manœuvres préopératoires: *a*) *Mettre le malade en bonne position :* Couché sur le côté sain, bras en avant, tête et partie supérieure du tronc maintenues élevées par des coussins.

b) Délimiter exactement, par la percussion, la zone de matité et s'assurer, par ponction avec la seringue de Pravaz aseptisée, de l'existence certaine du pus, dans cette région (préalablement lavée à l'alcool).

c) Marquer la côte correspondant à la partie inférieure (déclive) de l'épanchement et la partie de cette côte située immédiatement en arrière de la verticale menée du sommet de l'aisselle.

d) Nettoyage antiseptique scrupuleux (Voir *Antisepsie*).

e) Anesthésie locale (solution de cocaïne ou de nirvanine, chlorure d'éthyle) ou générale (la redouter et s'en passer le plus souvent possible).

Faire, de gauche à droite et à égale distance des deux bords de la côte choisie, une incision de 6 à 7 centimètres, intéressant toutes les parties molles jusqu'à l'os.

Inciser, d'un trait franc, le périoste, sur une longueur de 5 à 6 centimètres et, avec la rugine courbe, détacher le périoste de la face externe, puis des bords supérieur et inférieur (vaisseaux et nerfs) de la côte; isoler de même et prudemment le périoste de la face interne.

Aux limites extrêmes du décollement périostique, isoler, d'un coup sec de costotome, le segment de côte dépériosté; saisir le fragment isolé avec un davier et, sans brusquerie, le soulever, en détachant avec la rugine les adhérences profondes que sa face interne peut avoir conservées.

Au fond de la plaie, à égale distance de ses deux lèvres et d'un bout à l'autre, inciser périoste et plèvre pariétale, et réséquer aux ciseaux, s'il est nécessaire, les deux lèvres supérieure et inférieure de la plèvre épaissie, résistante.

Incliner, avec précautions, le malade, du côté opéré, en le soulevant, pour favoriser l'écoulement du pus.

Débarrasser, à l'aide de compresses aseptiques, le champ opératoire du pus qui le souille.

Drainage : Avec une longue pince, introduire jusqu'au fond du cul-de-sac pleural deux très gros drains rigides en canons de fusil (de 12 à 14 millimètres de diamètre) et les fixer à la paroi par un ou deux points de suture.

Pansement : Chiffonné de gaze iodoformée ; épais gâteau de ouate hydrophile ; bandage de corps.

Attitude à donner au malade dans son lit : Maintenir le malade en position mi-assise et légèrement penché du côté malade, à l'aide de coussins.

Soins postopératoires: Refaire, tant que l'écoulement de pus reste abondant, le pansement tous les jours.

Espacer les pansements dès que l'écoulement diminue.

Surveiller attentivement les températures; si la chute thermique consécutive à l'intervention est suivie d'une réascension : *lavages de la plèvre à l'eau salée* tiède (une cuillerée à café de sel par litre d'eau bouillie) ; les pratiquer avec un bock-laveur flambé (tube de caoutchouc et canule de verre bouillis), maintenu presque au niveau de la plaie thoracique (éviter toute pression du liquide).

Diminuer la longueur des drains, à mesure que la cavité diminue (percussion, auscultation, injections) et les supprimer quand tout écoulement purulent a cessé.

II. — PLEURÉSIES PARTIELLES (interlobaires, cloisonnées, sus-diaphragmatiques).

Ouverture large et bon drainage des foyers purulents (intervention toujours délicate, souvent difficile : faire appel au chirurgien).

III. — PERSISTANCE DE LA CAVITÉ SUPPURANTE, APRÈS PLEUROTOMIE ; ÉCOULEMENT PURULENT INTARISSABLE.

Ne pas désespérer trop vite : Importance du traitement médical hygiénique, longtemps continué.

En cas d'échec :

Thoracoplastie : Confier le malade à un chirurgien.

PROLAPSUS DU RECTUM

I. — CHEZ L'ENFANT.

Éléments étiologiques : Mauvaise alimentation et troubles digestifs; rachitisme, séjour prolongé sur le vase, efforts (constipation, coqueluche, phimosis, etc.), polypes du rectum; diarrhée, vers intestinaux, athrepsie, etc.

Signes cliniques : C'est généralement le prolapsus muqueux : la muqueuse rectale se continuant avec la peau forme au dehors un boudin d'abord réductible spontanément, puis irréductible par les moyens simples. Avec l'irréductibilité surviennent des accidents (œdème, phénomènes inflammatoires, etc).

1° Réduire le prolapsus par une douce pression avec une compresse enduite de vaseline iodoformée ou boriquée.

2° Proscrire la défécation sur le vase; obtenir une selle rapide par jour dans une serviette, l'enfant étant couché sur le côté; après la garde-robe, séjour au lit d'une demi-heure au moins (aussi le mieux est-il de faire cette petite opération le soir lorsqu'on couche l'enfant); traiter la diarrhée ou la constipation, selon les cas.

3° Localement : Lavements boriqués, pommade avec 2 grammes d'extrait de ratanhia pour 30 grammes de vaseline boriquée.

4° Traitement général : Huile de foie de morue; trois bains salés par semaine.

Hygiène alimentaire : Purées de pois, de haricots, de lentilles; œufs, cervelle, poisson (merlan), laitage; lait à discrétion.

Faire, en variant ces aliments, quatre repas par jour, à heure régulière : les deux principaux repas à midi et le soir à sept heures; déjeuner à huit heures et collation à quatre heures.

S'abstenir de sauces, mets épicés, choux, etc., et, comme boisson, d'alcool, vin, café, etc.

Phosphate de chaux (en mettre une pincée dans les purées, comme si on les salait).

Les moyens précédents réussissent *toujours*, si les parents sont soigneux et intelligents.

5° *En cas d'insuccès :* Faire de quatre à six raies de feu longitudinales, profondes, régulièrement espacées, sur la tumeur; panser à la vaseline iodoformée et réduire avec une compresse bouillie.

Pendant une semaine, constiper l'enfant (une goutte de laudanum de Sydenham par année, depuis un an jusqu'à dix ans, en fractionnant la dose en quatre fois).

Lavages fréquents de l'anus avec de l'eau boriquée.

6° *Complications inflammatoires :* Réduction impossible :

Lavages de l'anus à l'eau boriquée froide ; grands bains prolongés; réduction sous le chloroforme.

II. — CHEZ L'ADULTE.

Éléments étiologiques : Vieillesse ; sexe féminin ; affaiblissement du périnée et du sphincter ; rectite ; abus des lavements et des purgatifs ; ascite, hémorroïdes ; efforts (calculs, hypertrophie de la prostate, etc...).

Signes cliniques : C'est généralement un prolapsus total : Tumeur globuleuse à plis transversaux présentant l'orifice anal dévié en arrière ; perte de la tonicité du sphincter, d'où reproduction de la tumeur après réduction et incontinence de matières. Inflammation, complications infectieuses ; étranglement.

A. — Petits prolapsus bien réductibles et se maintenant réduits.

Raies peu profondes, longitudinales, comme pour le prolapsus de l'enfant (A. 5).

B. — Cas moyens.

Essayer le traitement comme pour A.

En cas d'échec : Ano-rectoplastie combinée à la recto-coccypexie ou, mieux encore, à la colopexie qui permet de faire en même temps l'anus iliaque et de guérir la rectite en mettant le rectum au repos et en le soignant localement.

C. — Gros prolapsus irréductibles.

Appareils de soutien ou résection totale par le procédé de Mikulicz.

D. — En cas d'urgence.

a) Accidents inflammatoires :

Agir comme chez l'enfant (6).

b) Étranglement s'accompagnant ou non de phénomènes d'occlusion intestinale (hédrocèle) :

Inciser transversalement le prolapsus à sa base, couche par couche, jusqu'au péritoine, réduire l'intestin formant hédrocèle et réséquer le prolapsus après avoir lié et suturé sa base (procédé de Mikulicz).

PSEUDARTHROSES

Éléments étiologiques : Interposition de parties molles (muscles) entre les deux fragments, écartement considérable, mauvais appareil immobilisant mal les fragments ; fractures siégeant sur des os malades (tuberculose, sarcome, etc.) ; causes générales : syphilis, alcoolisme, maladies générales (surtout le scorbut).

Fractures les plus sujettes à la pseudarthrose : fractures de la diaphyse de l'humérus, du fémur, des deux os de la jambe...

Signes cliniques : Mobilité anormale sans douleur, au niveau du foyer d'une ancienne fracture ; degré variable.

I. — PSEUDARTHROSE FIBREUSE ET PSEUDO-DIARTHROSE.

1° Saisir, avec chaque main, la portion du membre correspondant à chacun des fragments osseux ; frotter ceux-ci énergiquement l'un contre l'autre (anesthésie au bromure d'éthyle) et immobiliser dans un appareil amovible.

Répéter ces frottements chaque jour, jusqu'à ce qu'il survienne une tuméfaction douloureuse au niveau de la pseudarthrose. Faire ensuite de l'immobilisation et du massage.

Y joindre la ligature élastique en amont de la pseudarthrose jusqu'à stase veineuse, mais sans supprimer la circulation artérielle profonde.

2° *A la jambe*, appliquer un appareil de marche.

Technique : Gouttière plâtrée ordinaire, mais très légère, allant des orteils jusqu'à quatre travers de doigts au-dessous du creux poplité.

Le lendemain, envelopper de ouate la moitié supérieure de la jambe jusqu'au genou.

Faire préparer un étrier en zinc, large de 4 centimètres, formé de deux branches mesurant une longueur égale à celle qui sépare la plante du pied de la partie inférieure des condyles du tibia, plus cinq centimètres; les deux branches sont réunies par une partie moyenne mesurant un peu plus de la largeur du pied (semelle de l'appareil).

Recouvrir l'étrier métallique d'un étrier semblable en tarlatane (ce dernier sera plus large, de façon à être replié largement par ses bords sur l'étrier en zinc, et plus long, pour être rabattu aussi à ses deux extrémités). L'appareil en zinc sera donc entièrement recouvert de tarlatane plâtrée.

Le tout sera appliqué sur la jambe, la semelle de l'appareil dépassant la plante du pied de 5 centimètres, et l'autre extrémité aboutissant par ses deux branches sous les condyles du tibia.

Fixer cet étrier par une bande de tarlatane plâtrée appliquée au milieu de la jambe jusqu'aux condyles du tibia.

Maintenir, avec quelques bandes sèches en toile, jusqu'au lendemain et permettre au malade de marcher.

3° Pendant ces divers traitements, soigner l'état général du malade (grand air, bonne nourriture) et lui faire prendre cinq tablettes de thyroïdine de 10 centigrammes, chaque jour.

4° *En cas d'insuccès*, résection des deux extrémités osseuses, suture osseuse et immobilisation.

II. — PSEUDARTHROSE FLOTTANTE.

1° Recourir d'emblée à l'intervention sanglante :

Enlever avec soin les parties molles interposées, aviver les surfaces osseuses, les réunir par la suture ou l'enchevillement central avec des corps résorbables (ivoire, os stérilisé, etc.) et immobiliser dans un appareil plâtré.

2° Comme I, 3.

3° *En cas d'insuccès*, avoir recours aux appareils prothétiques qui immobilisent les deux fragments (bons surtout pour le membre supérieur).

4° *Amputation*, lorsque la partie périphérique du membre atrophié est devenue inutile et gênante (surtout fractures intra-utérines non consolidées).

REIN MOBILE

Éléments étiologiques : Femme (surtout) ; âge adulte ; côté droit ; hérédité ; prédisposition congénitale ; rein mobile simple, compliqué (entéroptose) ; traumatisme, tempérament névropathique, neurasthénie... Unilatéralité (rarement bilatéralité).

Signes cliniques : Mobilité du rein verticale, transversale, de haut en bas, de bas en haut ; ballottement rénal ; palpation du rein (affût, capture, échappement). Absence de symptômes fonctionnels, ou bien : début par douleur brusque ou, plus souvent, insidieux ; troubles nerveux de l'appareil digestif, de l'appareil génital, cessant avec la réduction du rein (rein mobile simple), ou persistant malgré la réduction et, pour la plupart, indépendants de la mobilité rénale (rein mobile compliqué) ; étranglement rénal, hydronéphrose intermittente.

Considérations très importantes : **Nécessité absolue d'un examen attentif et complet du malade, afin d'attribuer exactement à la mobilité rénale la part qui lui revient dans la pathogénie des phénomènes cliniques observés (rein mobile simple, rein mobile compliqué).**

I. — REIN MOBILE SIMPLE.

1° *Réduire le rein dans sa loge :*

Mettre le malade en position horizontale, cuisses fléchies et soulever le siège par deux coussins placés sous la région sacrée. On peut même avoir recours à la position dite de Trendelenburg.

Si cela ne suffit pas :

Saisir le rein entre la main droite enfoncée dans le flanc et la main gauche placée à plat sous la région lombaire et le refouler de bas en haut.

2° *Maintenir la réduction par un bon bandage :*

Ceinture élastique à pelote, appliquée dans le décubitus

horizontal : appliquer la pelote dans l'espace costo-iliaque antérieur (l'élasticité du ressort doit être proportionnelle à la résistance et à l'épaisseur de la paroi abdominale).

Après l'application du bandage, faire lever le malade et s'assurer que le rein est bien maintenu pendant les divers mouvements.

II. — REIN MOBILE SIMPLE : bandage intolérable (douloureux, incompatible avec genre de vie) ou inefficace.

Néphrorraphie lombaire. Recourir toujours à I, avant d'en venir à l'opération.

La néphrectomie n'est qu'un pis aller. Il n'est permis d'y songer que dans les cas graves de rein mobile simple, lorsque la récidive de la mobilité rénale s'est reproduite après deux tentatives de néphrorraphie.

III. — REIN MOBILE SIMPLE BILATÉRAL.

Traitement comme pour I et II.

IV. — REIN MOBILE SIMPLE, SIÈGE D'ÉTRANGLEMENT RÉNAL OU D'HYDRONÉPHROSE INTERMITTENTE.

Réduire le rein et le maintenir réduit comme pour I et II.

La récidive des accidents est une indication opératoire (II).

V. — REIN MOBILE COMPLIQUÉ (entéroptose, dilatation de l'estomac, hernies, varices, etc.).

A. *La mobilité rénale tient sous sa dépendance un certain nombre de troubles fonctionnels* (leur disparition par réduction du rein) : Traitement comme pour I et II.

B. *Dans le cas contraire* : Massage, ceinture de Glénard. Traitement médical (frictions sèches, hydrothérapie, etc...).

RÉTENTION AIGUE D'URINE

Éléments étiologiques : Rétrécissements de l'urètre ; hypertrophie de la prostate ; ruptures de l'urètre ; corps étrangers et calculs de l'urètre ; paralysies vésicales (opération sur une région voisine ; maladies du cerveau ou de la moelle, fièvres graves) ; compression de l'urètre par des tumeurs.

Signes cliniques : Absence de mictions s'accompagnant d'envies d'uriner de plus en plus impérieuses. Globe vésical.

(Pour rétention chronique, voir : *Rétrécissements de l'urètre et hypertrophie de la prostate.*)

Axiome : **Ne quitter jamais le malade avant d'avoir vidé sa vessie.**

Instruments à préparer (1) :

1° Sondes en caoutchouc rouge (dites de Nélaton) n°s 14 et 18 (2) ;

2° Sondes olivaires en gomme, n°s 6, 8, 12 ;

3° Trois bougies filiformes souples ;

4° Si l'âge du sujet fait penser à l'hypertrophie de la prostate, y joindre deux ou trois sondes à béquilles (en gomme), n°s 14, 16 et 20 et deux sondes métalliques à grande courbure et d'un seul morceau de métal ;

5° Un appareil de Potain ou de Dieulafoy, ou au moins un trocart fin assez long ;

6° Une seringue dite à hydrocèle ;

7° Vaseline boriquée ; 30 grammes.

Principes du cathétérisme évacuateur dans tous les cas de rétention :

Se laisser guider par la sonde et ne jamais forcer.

(1) Les sondes et bougies en gomme et en caoutchouc seront stérilisées d'urgence par trente minutes d'ébullition ; les instruments métalliques seront flambés. Vérifier le bon état des sondes avant de s'en servir.

(2) Les numéros des sondes sont indiqués d'après la filière Charrière.

Cesser de sonder le malade dès que le canal saigne.

Préparation du malade : Savonner le gland et le laver avec une solution faible de sublimé ou à l'eau boriquée.

Attitude : Décubitus dorsal, les cuisses fléchies, le thorax un peu élevé, le ventre souple.

I. — RÉTENTION PAR PARALYSIE DE LA VESSIE OU PAR COMPRESSION DE L'URÈTRE.

Pousser doucement, jusque dans la vessie, la sonde de Nélaton, après l'avoir enduite de vaseline boriquée.

Faire une antisepsie rigoureuse, à cause de la facilité et du danger de l'infection.

II. — RÉTENTION PAR HYPERTROPHIE PROSTATIQUE.

1° Essayer *d'abord* de passer avec la sonde de Nélaton, n° 18, et la laisser à demeure.

2° *En cas d'insuccès*, user de la sonde métallique à grande courbure, introduite avec méthode :

Technique : Le chirurgien, étant à gauche, saisit avec sa main gauche la verge qu'il relève sur le ventre.

De la main droite, la sonde est présentée au méat; sa concavité est dirigée vers l'aine gauche ; l'instrument pénètre peu à peu jusqu'au périnée, tandis que son pavillon est ramené sur la ligne médiane : tirer un peu sur la verge avec la main gauche, tandis que la droite appuie pour pousser le bec aussi loin que possible.

Le pavillon de la sonde est alors abaissé : c'est le temps dangereux. *S'il y a résistance :* retirer la sonde et recommencer plusieurs fois si c'est nécessaire; **ne jamais forcer.**

3° *Après plusieurs tentatives infructueuses,* essayer, avec la même technique, les sondes à béquilles, dont le bec doit toujours suivre la face supérieure de l'urètre.

4° *En cas d'échec,* faire la ponction hypogastrique (Voir III, 3), après avoir essayé le grand bain chaud prolongé, qui permet quelquefois au malade d'uriner seul dans le bain.

III. — RÉTENTION PAR RÉTRÉCISSEMENTS.

1° Commencer par introduire une sonde olivaire n° 12; si elle ne passe pas, elle renseignera sur le nombre et le degré des rétrécissements ; essayer alors les numéros au-dessous.

2° *S'il est impossible d'enfiler le rétrécissement principal,* se servir des bougies filiformes.

User de patience, répéter plusieurs fois les tentatives; courber les bougies en baïonnette ou les tordre en tire-bouchon et les tremper dans du collodion pour maintenir leur forme ; essayer de passer des bougies filiformes en faisceau.

En cas de succès d'un des moyens précédents, laisser l'instrument à demeure : la vessie se videra goutte à goutte.

3° *Sinon*, faire la ponction hypogastrique, après avoir donné, comme il a été dit plus haut, un grand bain chaud prolongé.

Technique de la ponction hypogastrique : Raser et savonner le pubis; le rendre aseptique.

1° Rechercher avec soin la ligne médiane et sur celle-ci, à un travers de doigt au-dessus du pubis, enfoncer, d'un coup sec, l'aiguille ou le trocart, jusqu'à 5 centimètres de profondeur et même plus, si la paroi est grasse ou œdémateuse : aller sans crainte jusqu'à ce que le liquide apparaisse.

2° Laisser l'urine s'écouler doucement; ne pas presser sur le ventre et, quand la vessie est vide, retirer rapidement l'aiguille ou le trocart et obturer la petite plaie avec de la ouate stérilisée et du collodion.

Répéter deux ou trois fois par vingt-quatre heures cette petite opération, sans danger si elle est aseptique, et, après quelques jours, essayer de nouveau de passer une sonde dans le canal décongestionné (grâce à l'évacuation régulière de la vessie). Faire précéder le cathétérisme d'un grand bain prolongé. Le plus souvent, l'instrument réussira à pénétrer jusque dans la vessie.

4° Mais, *si l'obstacle demeure insurmontable*, recourir au cysto-drainage ou mieux encore à la cystostomie sus-pubienne. Ces derniers procédés seront indiqués d'autant plus tôt qu'il existera un état infectieux de la vessie et surtout des reins.

RÉTRÉCISSEMENTS DE L'ŒSOPHAGE

Éléments étiologiques : Ingestion de liquides caustiques (acide sulfurique, potasse) ou brûlants... Altérations inflammatoires et ulcéreuses : tuberculose, syphilis...

Signes cliniques : Dysphagie progressive ; obligation de mastiquer et d'insaliver de plus en plus les aliments ; trois degrés successifs de dysphagie (solides, bouillies, liquides)... Accès de spasme œsophagien ; régurgitation, inanition croissante, mort... Signes fournis par le cathétérisme œsophagien.

I. — RÉTRÉCISSEMENTS FRANCHISSABLES, CÉDANT A LA DILATATION.

Dilatation lente, progressive : Méthode de choix.

Technique : Employer la série graduée des bougies olivaires, cylindro-coniques de Bouchard.

Agir avec douceur ; ne jamais forcer.

Attitude du malade : Assis sur une chaise, en face du jour, la tête renversée en arrière.

Attitude de l'aide : Placé derrière le malade, maintenant la tête immobile en bonne position.

Attitude du chirurgien : En face et un peu à la droite du malade.

Recommander au malade de respirer tranquillement ; badigeonner, s'il y a lieu, l'arrière-gorge avec une solution de cocaïne au vingtième.

1° Introduire l'index gauche au fond de la bouche, sur la base de la langue et la déprimer.

2° Glisser sur cet index, comme conducteur, la bougie préalablement huilée ou vaselinée, tenue de la main droite comme une plume à écrire.

3° Enfoncer la bougie jusqu'à la face postérieure du pharynx ; augmenter alors légèrement la pression, pour diriger l'instrument vers l'orifice œsophagien ; retirer l'index gauche.

4° Faire progresser la bougie dans l'œsophage, *sans brusquerie* et *lentement*.

Si la sténose résiste, ne jamais forcer ; faire pendant

quelques minutes le « cathétérisme appuyé » et si la bougie ne passe pas, la retirer et en prendre une autre de calibre inférieur.

5° Le rétrécissement franchi, laisser la bougie dans l'œsophage pendant cinq à huit minutes et recommander au malade de tenir sa tête fléchie en avant (salive, mucosités).

Recommencer la séance tous les deux ou trois jours.

A chaque séance, repasser deux ou trois fois le numéro de la séance précédente, avant de passer le numéro immédiatement supérieur.

Ne pas porter chez l'enfant la dilatation au delà de 15 à 20 millimètres; chez l'adulte, au delà de 20 à 22 millimètres.

Ce degré de dilatation atteint, recommander au malade (fait capital) de se faire cathétériser l'œsophage une ou deux fois par mois (récidive).

II. — RÉTRÉCISSEMENTS SERRÉS, TRÈS DIFFICILES A FRANCHIR.

Dilatation permanente :

Employer comme agents de dilatation, des bougies œsophagiennes en gomme.

Laisser à demeure dans l'œsophage, pendant quelques heures ou quelques jours, la sonde qu'il aura été possible d'introduire.

Alimenter le malade par la sonde (bouillon, lait).

Au bout de ce temps, retirer la sonde et tenter d'en placer à demeure une autre d'un calibre supérieur.

III. — RÉTRÉCISSEMENTS TRÈS SERRÉS OU INFRANCHISSABLES OU REBELLES A LA DILATATION.

Adresser le malade à un chirurgien qui pratiquera la gastrostomie (bouche stomacale) et tentera, au bout de deux ou trois semaines la dilatation progressive par les voies naturelles (disparition du spasme) ou, en cas d'échec, recourra au cathétérisme rétrograde, à la divulsion, etc.

En cas d'échec : Gastrostomie permanente pour alimenter le malade.

Plus rarement : Œsophagotomie externe.

RÉTRÉCISSEMENTS DE L'URÈTRE

Eléments étiologiques : Urétrites (blennorragie), traumatismes (chutes et coups sur le périnée), rétrécissement du méat (congénital ou par cicatrice).

Signes cliniques : Amincissement du jet de l'urine, bifidité, etc. Diminution de la force du jet. Rétention aiguë d'urine ou rétention chronique (fausse incontinence). Efforts plus ou moins violents pour uriner.

Exploration de l'urètre.

Complications vésicales, urétérales, rénales. Fistules périnéales, etc.

I. — RÉTRÉCISSEMENT DU MÉAT.

Dilatation et mieux débridement au bistouri.

S'il vient un peu de sang, faire quelques points de suture ou mettre une sonde à demeure.

II. — RÉTRÉCISSEMENT ORDINAIRE (blennorragique).

A. — Rétrécissement simple, admettant l'olive fine de l'explorateur.

1° Dilatation avec les bougies.

Technique : Après lavage du gland (savonnage) et de l'urètre (injection d'eau boriquée tiède), introduire dans le canal la bougie olivaire en gomme (1) du numéro correspondant à l'explorateur, le malade étant couché, les cuisses légèrement écartées et fléchies.

Laisser la bougie à demeure pendant trente minutes (vérifier chaque fois les bougies, qui doivent être en parfait état).

Après la première séance, prescrire : repos au lit jusqu'au lendemain matin et 50 centigrammes de sulfate de quinine.

2° Si tout s'est bien passé, faire tous les deux jours une

(1) Stérilisation des bougies en gomme, p. 291, en note.

nouvelle séance. Passer chaque fois le numéro qui a franchi l'obstacle la dernière fois, puis le numéro suivant. Mêmes lavages antiseptiques que pour II, A, 1.

De même les jours suivants.

3° A partir du numéro 12, se servir des bougies métalliques avec conducteur de Guyon ou de Bazy ou bien de bougies Béniqué (1). La dilatation est ainsi plus rapide qu'avec les bougies en gomme.

Flamber les bougies métalliques pour les stériliser et éviter le spasme que produirait la sensation du froid.

4° Ne cesser la dilatation que quand le canal aura repris son calibre normal; aller jusqu'au 29 ou 30 de la filière Charrière ; débrider le méat, dès qu'il fera obstacle.

5° Recommander au malade de se sonder lui-même avec une bougie en gomme (conservée dans l'acide borique en poudre), d'abord une fois par semaine (première année), puis tous les quinze jours.

B. — **Rétrécissement serré, n'admettant pas l'olive la plus fine de l'explorateur.**

1° Cathétérisme avec les bougies filiformes :

Technique : Après lavages (comme II, A, 1), injecter dans le canal 2 à 3 grammes d'huile iodoformée ou stérilisée ; pincer le méat, après avoir introduit la bougie filiforme et essayer de franchir l'obstacle.

Si l'on n'y parvient pas avec la bougie ordinaire seule ou en faisceaux, courber la bougie en baïonnette, la tordre en tire-bouchon, la fixer dans sa forme en la trempant dans le collodion et tenter de nouveau le cathétérisme.

2° *Si la bougie passe*, la laisser à demeure pendant vingt-quatre ou quarante-huit heures, en la maintenant avec une muselière ou avec deux fils fixés au collodion à la racine de la verge.

(1) Les numéros de ces filières correspondent au double de la filière Charrière employée pour les bougies en gomme. Ainsi, le n° 12 (Charrière) correspond à 24 des bougies métalliques.

3° Les jours suivants faire la dilatation comme pour II, A.

4° *Si la bougie filiforme n'a pas franchi l'obstacle après plusieurs tentatives*, prescrire le repos au lit et de grands bains tièdes prolongés et, de nouveau, essayer d'introduire des bougies filiformes.

En cas d'échec, agir comme pour D.

C. — **Rétrécissement franchissable, mais ne se laissant pas dilater, saignant ou s'accompagnant d'infection vésicale ou rénale ou d'accidents** (orchites, etc.).

1° Faire l'urétrotomie interne avec l'appareil de Maisonneuve :

Technique : Instruments : Bougie conductrice (vérifier son état, l'adhérence de l'armature métallique à la bougie, et s'assurer que son pas de vis s'adapte à celui du conducteur cannelé et de la tige conductrice); conducteur cannelé sur la concavité; lame urétrotome ou flamme n° 2; tige conductrice; sonde à bout coupé n° 15 ou 16; seringue à hydrocèle chargée d'eau boriquée tiède.

Soins préopératoires : Passer dès la veille une bougie conductrice dans le canal et la laisser à demeure. Avant l'opération, asepsie du champ opératoire (pubis, verge, bourses). Anesthésie locale (cocaïne, nirvanine); exceptionnellement chloroforme (malades pusillanimes).

L'opérateur d'un côté, un aide en face de lui; malade sur le dos, cuisses écartées et fléchies; un coussin sous le siège.

1° *Introduction de la bougie conductrice* (comme une bougie filiforme ordinaire).

2° *Introduction du conducteur cannelé :* Le visser à fond sur l'armature de la bougie conductrice; le pousser doucement derrière la bougie conductrice; s'assurer qu'il a franchi l'urètre profond; le confier à un aide qui le maintient.

3° *Section de la stricture* : Prendre la verge de la main gauche; de la droite, introduire la flamme urétrotome dans la glissière et la pousser dans le canal; sectionner les brides qui font obstacle; la mener jusqu'au fond et la retirer.

4° *Mise en place de la sonde à bout coupé :* Retirer le conducteur cannelé (lui seul); le dévisser de la bougie conductrice (laissée dans le canal) et, sur celle-ci, visser la tige conductrice qui est introduite jusqu'au delà de la section.

Sur cette tige, glisser la sonde à bout coupé, jusque dans la vessie. Retirer tige et bougie conductrices; par la sonde (fixée à demeure : muselière en caoutchouc, procédé de Necker avec les fils de soie, points de suture fixant la sonde à l'urètre, etc.), faire un lavage à l'eau boriquée.

Suites opératoires : Après l'opération, reporter le malade dans son lit; urinal avec eau boriquée ou sublimé dans laquelle plonge un tube en caoutchouc mis en prolongement à la sonde à demeure.

Laisser la sonde en place de vingt-quatre à quarante-huit heures; commencer les cathétérismes (avec les Béniqué) au dixième jour. Continuer pendant longtemps la dilatation (II, A, 4 et 5).

Accidents de l'urétrotomie interne :

a) *Étroitesse du méat* (le débrider au bistouri ou au méatotome).

b) *Hémorragie :* Au moment de l'accident, presque toujours insignifiante, elle cède par la présence de la sonde à demeure; au moment des premiers cathétérismes, elle indique qu'on a commencé trop tôt la dilatation ou qu'on va trop vite.

c) *Fièvre :* La sonde a été enlevée trop tôt (la replacer); la sonde introduite est trop grosse (la changer).

d) *Infiltration d'urine* (Voir ce mot) : C'est qu'on n'a pas mis de sonde à demeure ou que celle-ci est trop grosse.

2° S'il existe une sclérose étendue et profonde, comme après certains traumatismes, faire plutôt l'*urétrotomie externe sur conducteur*, avec résection des parties sclérosées (pour éviter la récidive).

La récidive, après l'urétrotomie interne, indique aussi l'urétrotomie externe sur conducteur. Il en est de même des fistules périnéales anciennes.

D. — Rétrécissement infranchissable après plusieurs essais régulièrement pratiqués.

1° Faire l'urétrotomie externe sans conducteur.

2° Si, pendant l'opération, on ne trouve pas le bout postérieur de l'urètre (rare), ouvrir la vessie pour pratiquer le cathétérisme rétrograde (exceptionnel). Profiter de la plaie périnéale pour exciser les tissus sclérosés.

3° A titre exceptionnel et, dans des cas très graves (scléroses très étendues, très anciennes, avec des récidives multiples, surtout chez les vieillards ayant un mauvais état des voies urinaires supérieures), pratiquer l'urétrotomie périnéale et même la cystostomie sus-pubienne.

Dans tous les cas, quelle qu'ait été l'intervention qui a recalibré l'urètre, le malade devra se sonder régulièrement (II, A, 5).

Pour les complications voir : Rétention aiguë d'urine, infiltration d'urine, etc.

RUPTURES DE L'URÈTRE

Éléments étiologiques : 1° Ruptures péniennes : traumatismes directs, faux pas du coït ; 2° ruptures périnéales : chocs sur le périnée, chutes à califourchon, fractures du pubis ; 3° fausses routes par le cathétérisme.

Signes cliniques : Douleur, troubles de la miction (rétention souvent complète), urétrorragie, tuméfaction périnéale (sang, urine).

I. — RUPTURES PÉNIENNES.

A. — L'accident est récent ; la miction est conservée.

Surveiller le malade, ne pas essayer de passer de sonde et faire très doucement des lavages boriqués.

S'il survient un peu de gonflement au point contus, inciser à ce niveau la face inférieure de la verge jusqu'à l'urètre.

B. — L'accident est récent, le malade urine mal ou n'urine pas.

Faire d'emblée la cystostomie sus-pubienne d'urgence.

C. — L'accident est plus ancien et il y a des signes d'infiltration.

1° Cystostomie sus-pubienne.

2° Débridements étendus et profonds au bistouri, au thermocautère (menace de gangrène) au point contus et dans la région infiltrée.

3° Après la chute des accidents aigus, s'occuper de recalibrer l'urètre (Voir *Rétrécissements*).

II. — RUPTURES PÉRINÉALES PAR CHUTE A CALIFOURCHON OU CHOC AU PÉRINÉE.

A. — Cas légers : Urétrorragie nulle ou peu marquée ; pas de tumeur périnéale ; miction satisfaisante.

Ne pas essayer le cathétérisme (toujours nuisible).

Surveiller le malade pour intervenir à la moindre menace d'infiltration.

B. — Cas moyens : Après urétrorragie moyenne, le malade pisse mal, il y a tumeur périnéale nette.

1° Sans s'attarder à multiplier les cathétérismes (sonde en caoutchouc rouge de Nélaton), faire d'urgence l'urétrotomie périnéale.

Technique : Le malade mis dans la position de la taille (siège sur le bord de la table, les cuisses relevées et écartées), le périnée est rasé largement et antiseptisé.

Le chirurgien est assis, le dos à la fenêtre, celle-ci éclairant en plein le champ opératoire ; la nuit, s'éclairer d'une bonne lampe (lampe à réflecteur si possible).

Trois aides (un pour chaque jambe et le troisième placé sur le côté gauche du malade relève la verge et les bourses et tient la sonde destinée à jalonner l'urètre antérieur). Le dernier aide est seul nécessaire ; les deux autres peuvent être remplacés par une paire d'appuie-jambes.

Instrumentation : Deux sondes en caoutchouc rouge (du calibre 15 à 20), un cathéter, un bistouri, une sonde cannelée, une pince à griffes, ciseaux droits et courbes, quelques pinces de Kocher, aiguilles fines courbes (d'Hagedorn ou de Reverdin). Catguts n°s 00 et 1 ; six crins de Florence.

Anesthésie générale.

Le cathéter est introduit prudemment jusqu'à la rupture urétrale.

1er Temps : Incision périnéale, sur le raphé, de la racine des bourses à un centimètre en avant de l'anus ; aller d'emblée jusqu'aux caillots.

2e Temps : Les caillots enlevés avec des tampons ou un jet de liquide antiseptique, rechercher d'abord le bout antérieur de l'urètre, facile à trouver grâce au cathéter que le doigt sent et que l'œil voit dans la plaie; passer un fil pour le jalonner; hémostase par tamponnement.

3e Temps : Recherche du bout postérieur : Si la rupture est incomplète, il existe, à la paroi supérieure de l'urètre, un pont muqueux qui guidera une sonde cannelée vers le bout postérieur ; mettre également un fil sur ce bout de l'urètre, ou une pince de Kocher et, par l'orifice, amorcer le passage de la sonde en caoutchouc rouge (n° 15), introduite dans l'urètre antérieur à la place du cathéter.

En cas d'insuccès dans la recherche du bout postérieur, (surtout difficile à trouver lorsque la rupture est complète), tamponner un instant la plaie pour parfaire l'hémostase, explorer au stylet toutes les dépressions du versant postérieur de la plaie et, si les recherches restent vaines, débrider l'incision en arrière jusqu'au voisinage du rectum ; reconnaître le bec de la prostate, ponctionner l'urètre à ce niveau et introduire par là, d'arrière en avant, dans le canal, une petite sonde qui, en sortant par la plaie, jalonnera le bout postérieur.

4e Temps : Introduire jusque dans la vessie, par le bout postérieur ainsi jalonné, l'extrémité de la sonde qui se trouve dans l'urètre antérieur et fixer la sonde au méat par un point de suture.

5e Temps : a) Les tissus périnéaux paraissent aptes à la réunion immédiate : Rapprocher autour de la sonde par quelques points de fin catgut les tissus juxta-urétraux des deux bouts; suturer de même muscles et aponévroses; couche sous-cutanée et peau au crin de Florence. Pansement sec. Sonde à demeure sept à huit jours.

b) Les tissus périnéaux sont inaptes à la réunion : Laisser la plaie largement ouverte et panser à plat.

2° Traitement consécutif :

Dès le dixième ou douzième jour, dilater progressivement l'urètre avec les Béniqué.

III. — Cas graves; contusion profonde; rétention complète et infiltration périnéale volumineuse; hémorragie abondante.

Incision périnéale comme dans le cas précédent.

Lorsque l'urètre est complètement sectionné, la recherche du bout postérieur est difficile.

1° *On trouve l'urètre postérieur :*

Traitement comme pour II.

2° *On ne trouve pas l'urètre postérieur :*

Ou bien : Laisser l'incision largement ouverte et ponctionner la vessie (voir *Rétention d'urine*) à l'hypogastre, s'il survient de la rétention ; le malade urinera bientôt par sa vaste brèche périnéale, maintenue béante.

Ou bien : Faire, dans la même séance, le *cathétérisme rétrograde :*

Technique : Raser le pubis ; le savonner et le rendre aseptique.

Instruments : Comme pour l'urétrotomie périnéale et, de plus, quatre pinces à forcipressure et une valve.

1er temps : Le malade étant en décubitus dorsal, le chirurgien, placé à droite, incise de haut en bas sur la ligne médiane. L'incision, qui dépasse en bas la symphyse d'un centimètre au moins, remontera à 8 ou 10 centimètres au-dessus du pubis. Sous la peau incisée, reconnaître la ligne blanche, l'inciser à son tour, et reconnaître le tissu cellulo-graisseux sous-péritonéal.

2e temps : Déposer le bistouri et, de l'index droit, reconnaître la vessie qui bombe ; avec ce doigt, en grattant de bas en haut la face antérieure de la vessie, refouler en haut le cul-de-sac péritonéal.

3e temps : Ponctionner la vessie au bistouri, aussi haut que possible (hémorragie des plexus veineux situés derrière le pubis).

Au moment où l'urine jaillit, un aide saisit avec une pince à forcipressure chacune des lèvres de la plaie (ne pas tirer sur ces pinces afin de ne pas déchirer ; agrandir la plaie vésicale d'un coup de ciseaux et remplacer les pinces qui tiennent les lèvres vésicales par un fil.

Si la vessie n'est pas distendue par l'urine, l'ouvrir sur la face postérieure du pubis : l'incision vésicale doit mesurer 4-5 centimètres.

4e temps : Mettre une valve à l'extrémité supérieure de l'incision vésicale, introduire l'index dans la cavité et chercher le col en avant, sous la symphyse ; *si l'on ne trouve pas l'orifice du col*, c'est qu'on s'est égaré en arrière dans le bas-fond (le col donne au doigt la sensation d'une dépression entourée en arrière et sur les côtés par un bourrelet arrondi plus ou moins saillant).

5e temps : Dans l'orifice, introduire une sonde en caoutchouc rouge; la pousser doucement jusqu'à ce qu'elle sorte par le périnée.

6e temps: Sectionner le bout arrondi de la sonde vésicale qui sort au périnée et, dans sa lumière, introduire l'extrémité de la sonde qui est dans la partie antérieure de l'urètre; tirer ensuite doucement par la plaie hypogastrique la sonde vésicale jusqu'à ce que l'extrémité de l'autre sonde (qui a été introduite par le méat), soit dans la vessie.

7e temps : Retirer la sonde hypogastrique, suturer la plaie hypogastrique (si l'urine n'est pas infectée) par deux plans : l'un vésical (catgut), l'autre cutané et aponévrotique (crin de Florence).

Si l'on n'est pas sûr de l'asepsie : Un drain entre les deux plans.

8e temps : Tamponner lâchement la plaie périnéale à la gaze iodoformée, ouate, bandage de corps avec sous-cuisses.

III. — RUPTURES PROFONDES AVEC FRACTURE DU PUBIS.

A. — Il y a une tuméfaction à la partie postérieure du périnée.

Aller à sa rencontre par une incision en T (branche verticale sur le raphé, branche transversale en avant de l'anus):

Si l'on rencontre le bout postérieur de l'urètre : Y placer une sonde et drainer la vessie par le périnée.

Si on ne le trouve pas : Cystotomie sus-pubienne et cathétérisme rétrograde.

B. — Il n'y a pas de tuméfaction périnéale.

Faire la cystostomie sus-pubienne.

Technique : Les trois premiers temps, comme pour le cathétérisme rétrograde.

4e Temps : Suture de la vessie à la peau.

S'il survient de l'infiltration au périnée. Débrider au bistouri (voie prérectale).

SECTIONS COMPLÈTES DES TENDONS

Éléments étiologiques : *Sections nettes* : instruments tranchants (morceaux de verre, de faïence, couteau, sabre, bistouri) ; *plaies contuses :* avec ou sans perte de substance (écrasement, broiement, armes à feu) ; poignet, main, doigts.

Signes cliniques : Impotence fonctionnelle immédiate, complète ou partielle (muscles synergiques) du muscle auquel appartient le tendon sectionné ; attitudes diverses de la région suivant le tendon intéressé (extenseurs, fléchisseurs) ; écartement des deux bouts ; rétraction plus ou moins considérable du bout central (tonicité du muscle, gaine synoviale).

Évolution variable : *plaie septique :* sphacèle des deux bouts, exfoliation tendineuse (grand écartement), cicatrisation indépendante des deux extrémités, adhérences aux tissus voisins ; *plaie aseptique :* guérison spontanée (ne pas y compter) ou chirurgicale.

Indication thérapeutique : **Rétablir par la suture la continuité du tendon. Nécessité absolue d'une antisepsie rigoureuse** (mains, instruments, plaie, pansement).

I. — L'ACCIDENT VIENT DE SE PRODUIRE.

1° Anesthésie générale.

2° Élever le membre blessé pendant deux ou trois minutes, et fixer solidement à sa racine le tube d'Esmarch.

3° Antisepsie de la plaie (sublimé à 1/1000 ; solution phéniquée forte à 5 p. 100) ; enlever les corps étrangers ; limiter le champ opératoire avec des compresses aseptiques.

4° Recherche des deux bouts du tendon :

A. — On voit dans la plaie les deux bouts, presque au contact.

1° *Avivement* (ne le pratiquer que si les deux bouts sont mâchés, contus, irréguliers) :

Saisir, avec une pince à dents, successivement chaque extrémité tendineuse et, d'un coup net de ciseaux bien coupants, en régulariser la surface de section par une résection aussi parcimonieuse que possible.

2° *Suture* (fils de soie fins, catgut n°s 0 ou 1, crins de Florence; aiguilles fines d'Hagedorn, de couturière, de Reverdin) :

a. *Tendon mince et plat :*

Faire, sur chaque extrémité du tendon, à quelques millimètres de la surface de section, une ligature circulaire.

Au delà de ces ligatures circulaires, passer en plein tendon deux ou trois fils parallèles à sa direction et reliant les deux bouts tendineux.

Affronter exactement les extrémités et serrer les fils sans brusquerie.

b. *Tendon extrêmement grêle :*

Superposer les deux bouts tendineux et les fixer dans cette position par un fil qui les embroche.

c. *Tendon cylindrique :*

Passer successivement, dans chaque bout du tendon et d'un bord à l'autre, un premier fil (fil d'appui) parallèle à la surface de section et à un centimètre d'elle; serrer ce fil, le nouer sur le côté du tendon et le couper ras, après affrontement exact.

En dedans du fil d'appui, passer, en plein tendon, un, deux ou trois fils (suivant le calibre du tendon) parallèles à sa direction et reliant les deux bouts (fils d'affrontement); nouer ces fils sur la face antérieure du tendon et couper ras.

3° *Réfection de la gaine synoviale :*

Par surjet au catgut.

4° *Réunir*, aux crins de Florence, la plaie des parties molles avec ou sans drainage (suivant le degré d'asepsie réalisée).

5° *Pansement :* Gaze iodoformée, ouate hydrophile; attelle plâtrée disposée de façon à éviter toute traction sur les sutures du tendon.

6° *Enlever la bande d'Esmarch.*

Ne pas toucher au pansement (sauf indications : fièvre, douleur) avant quinze jours ou trois semaines.

B. — **On ne voit dans la plaie que le bout périphérique.**

Recourir, pour faire saillir le bout central, à la méthode de l' « expression musculaire » :

Enserrer dans les tours d'une bande élastique, depuis le coude jusqu'aux limites de la plaie du poignet, la masse musculaire de l'avant-bras (section tendineuse du poignet).
En cas d'échec : Débrider la plaie dans une direction parallèle à la direction connue du tendon.

a. *Le bout central peut, sans grande traction, être mis au contact du bout périphérique :*

Traitement comme pour A.

b. *L'affrontement est impossible* (écart de 6 à 8 centimètres entre les deux bouts) *ou nécessite une tension exagérée du bout central :*

Si le tendon est de gros calibre (tendon d'Achille) : *Procédé en accordéon :*

1° Faire, au bistouri, sur chacun des bords du tendon, des incisions alternantes, intéressant au moins la moitié de la largeur du tendon.
2° Suturer bout à bout, directement, en long.

Si le tendon est de faible ou de moyen calibre : *Suture à distance* (catgut chromique n° 2, lentement résorbable) :

Réunir, sans traction aucune, les deux bouts tendineux par des anses multiples de catgut allant de l'un à l'autre.

c. *L'affrontement est impossible* (écart de plus de 8 centimètres entre les deux bouts).
S'il y a un tendon synergique voisin :
Anastomose tendineuse :

Pratiquer, avec un bistouri, une boutonnière dans le tendon synergique et insérer dans cette boutonnière le bout périphérique du tendon sectionné; le fixer par un ou deux fils.

S'il n'y a pas de tendon synergique voisin :

Suture à distance ou greffe tendineuse.

d. *Le bout central est introuvable* :

Traitement comme pour (B. c.).

II. — L'ACCIDENT EST RÉCENT, MAIS LA PLAIE, INFECTÉE, SUPPURE.

Antisepsie de la plaie et attendre la cicatrisation de la plaie sous un pansement propre; puis traitement comme pour III.

III. — L'ACCIDENT EST ANCIEN; LA PLAIE DES PARTIES MOLLES EST CICATRISÉE.

Suture secondaire :

1° *Recherche des deux bouts :*

Inciser sur le trajet du tendon sectionné (dont on sent parfois les bouts saillants sous la cicatrice).

Isoler patiemment les extrémités tendineuses cicatrisées et adhérentes (leur ménager, autant que possible, une gaine celluleuse).

2° *Suture et pansement :* Comme pour I.

Si plusieurs tendons sont sectionnés : Recourir à l'électrisation des corps charnus pour assurer la correspondance des bouts tendineux.

TARSALGIE DES ADOLESCENTS

Éléments étiologiques : Adolescence : de douze à dix-huit ans ; station debout prolongée chez les jeunes gens grands et débiles, avec des chaussures légères sans talon ; rhumatisme, rachitisme.

Signes cliniques : Au début : Rien le matin au réveil, mais, le soir, effacement de la voûte plantaire, valgus et douleur dans l'articulation médio-tarsienne ; marche pénible.

Plus tard : Même signes mais exagérés et permanents avec augmentation après la station debout ; valgus plus marqué ; scaphoïde et tête astragalienne saillants sur le bord interne du pied. Douleurs dans la médiotarsienne et vers la malléole interne, plus saillante qu'à l'état normal. Pointe du pied déviée en dehors, contracture musculaire. Le repos au lit prolongé fait cesser ces symptômes.

Dans un troisième degré, il n'y a plus de douleur ni de contracture, mais ankylose, avec la déformation précédente (pied plat valgus).

A. — Dès le début.

1° Changer de profession, si celle du sujet exige la station debout.

2° Repos au lit pendant quelques jours.

3° Faire porter au malade, dans le soulier, une seconde semelle, en forme de demi-lune, taillée en biseau sur son côté arrondi, épaisse de 5 à 10 millimètres sur le milieu du côté rectiligne. Cette petite semelle sera faite en liège ou en caoutchouc, la partie épaisse correspondra au bord interne du soulier ; la partie arrondie et amincie au milieu de la plante du pied.

Ce petit appareil, très simple, en soulevant le bord interne du pied et en lui conservant sa forme en voûte, suffit à calmer les accidents.

B. — A la deuxième période. (Permanence des symptômes, même le matin au réveil.)

1° Endormir le malade au chloroforme et, pendant le sommeil, placer sur le pied et le tiers inférieur de la jambe un appareil plâtré ; pendant qu'il sèche, maintenir le pied en creux varus.

Laisser l'appareil en place et le malade au lit jusqu'à disparition complète de la contracture et de toute douleur au lieu d'élection.

2° Dès lors, enlever l'appareil et permettre la marche avec la petite semelle indiquée en A, 3.

3° Joindre au traitement précédent le massage et l'électrisation des muscles de la jambe (surtout des péroniers et du jambier antérieur).

C. — Si les moyens précédents bien appliqués ont échoué (ce qui est exceptionnel) **ou s'il existe des déformations osseuses rendant la réduction impossible.**

1° Extirper le scaphoïde, enlever, à la curette tranchante, le cartilage articulaire de la tête de l'astragale et des cunéiformes et rapprocher les surfaces osseuses grâce à un appareil plâtré maintenant le pied en varus ; ne pas toucher au plâtre avant deux mois.

2° *Ou bien* (surtout en cas d'ankylose), résection cunéiforme du tarse à base interne et empiétant davantage sur la face inférieure que sur la supérieure.

TUBERCULOSE GANGLIONNAIRE

Éléments étiologiques : Bacille de Koch ; hérédité, milieu, misère physiologique, jeune âge. Région cervicale.

Signes cliniques : 1re *période* : Adénite mono ou polyganglionnaire ; ganglions hypertrophiés indolores, durs, mobiles sous la peau. Accroissement indépendant et inégal. Stade parfois indéfini (polyadénite chronique des strumeux).

2° *période* : Abcès froids ganglionnaires : Caséification, ramollissement inflammatoire ; adhérence de la peau, rouge et de plus en plus amincie ; fluctuation.

3° *période* : Ulcérations à bords décollés, violacés, amincis, fistules intarissables ; pus grumeleux.

Santé générale très variable, parfois étonnamment conservée.

Importance capitale du traitement médical et hygiénique dans toutes les formes, opérables ou non, de tuberculose ganglionnaire.

I. — MONO OU POLYADÉNITE, SUPPURÉE OU NON, AVEC TUBERCULOSE PULMONAIRE, AIGUE, FÉBRILE, MAUVAIS ÉTAT GÉNÉRAL OU GÉNÉRALISATION TUBERCULEUSE.

Contre-indications opératoires absolues. S'en tenir au traitement médical.

II. — MONO OU POLYADÉNITE SUPERFICIELLE ; GANGLIONS DURS, MOBILES, SANS TRACES DE RAMOLLISSEMENT.

Extirpation.

Technique : 1° Mettre à nu, par une incision appropriée, la tumeur ganglionnaire.

2° Saisir successivement, avec une pince à griffes, chacune des lèvres de l'incision, la soulever et, à l'aide d'une sonde cannelée, d'une spatule ou du doigt, libérer la coque ganglionnaire des tissus voisins ; énucléer le ganglion ; disséquer aux ciseaux courbes et à la pince à griffes, en suivant exactement le sillon de clivage qui sépare le ganglion des tissus voisins.

3° Réunion de la plaie aux crins de Florence ; faire un adossement bien exact pour éviter une cicatrice difforme.
4° Pansement à la gaze stérilisée.

Enlever les fils du 6° au 8° jour et envoyer le malade passer deux ou trois mois au bord de la mer ou, au moins, à la campagne.

III. — MONO-ADÉNITE SUPERFICIELLE ; GANGLION RÉNITENT, RAMOLLI ; CASÉIFICATION CENTRALE ; ADHÉRENCES PÉRIPHÉRIQUES.

Extirpation par dissection :

1° Inciser au bistouri jusqu'au ganglion.
2° Libérer, aux ciseaux courbes, le ganglion, de ses adhérences ; déchirer, avec les branches fermées, les connexions molles, couper les adhérences solides entre deux ligatures (vaisseaux importants) ; extraire le ganglion complètement libéré ; hémostase par compression, avec tampons aseptiques.
3° Fermer la plaie, par quelques points de suture, avec ou sans drainage à la gaze, suivant l'étendue de la cavité.

En cas d'ouverture de l'abcès ganglionnaire pendant la dissection : Continuer la dissection ; mais si celle-ci est jugée impossible :

1° Ablation aux ciseaux de la plus grande partie de la poche, curettage énergique et cautérisation de la cavité au chlorure de zinc au 10°, ou mieux à la solution phéniquée à 5 p. 100, s'il y a de gros vaisseaux dans le voisinage (escarre des parois veineuses).
2° Drainage (deux drains de caoutchouc en canon de fusil) et pansement à la gaze iodoformée.

IV. — MÊMES FORMES DE TUBERCULOSE GANGLIONNAIRE QUE II ET III, MAIS GANGLIONS PROFONDS EN RAPPORT AVEC DES ORGANES IMPORTANTS.

Extirpation par dissection ou énucléation : Opération, dans ce cas, délicate, laborieuse et dangereuse (artères, veines, nerfs) ; faire appel au chirurgien.

V. — POLYADÉNITE ; GANGLIONS COALESCENTS PAR PÉRIADÉNITE, RAMOLLIS A DIVERS DEGRÉS ; MASSE LOBULÉE, IRRÉGULIÈRE, DE CONSISTANCE INÉGALE.

1° Mettre à nu la tumeur par une large incision, ou, si la peau adhère, la circonscrire dans une incision elliptique et l'exciser.

2° Enlever, aux ciseaux courbes, au bistouri et au thermocautère, toutes les parties dures non caséifiées de la masse fongueuse; gratter énergiquement à la curette tout ce qui ne peut être enlevé ; cautériser au chlorure de zinc au 10e, à la solution phéniquée forte à 5 p. 100, au naphtol camphré.

3° Bourrer de gaze iodoformée.

L'extirpation vaut mieux que la méthode précédente, mais elle exige un chirurgien exercé.

VI. — POLYADÉNITE ULCÉRÉE, FISTULEUSE.

Traitement comme pour V.

TUBERCULOSE DU TESTICULE

Éléments étiologiques : Bacille de Koch : traumatisme, épididymite blennorragique ; hérédité ; période de la vie génitale (18-40 ans), enfance (assez fréquemment).

Signes cliniques : A. *Forme chronique* : 1re *période* : Tête de l'épididyme bosselée, dure, irrégulière, à nodules indolents ; queue plus rarement atteinte ; état stationnaire (mois, années) ; sclérose de guérison ou bien envahissement du corps épididymaire dans sa totalité.

2e *période* : Ramollissement d'un ou de plusieurs nodules, adhérence de la peau à leur niveau, amincissement, perforation (de 6 mois à 4 ans après le début).

3e *période* : Fistules (uniques ou multiples) à la partie postérieure du scrotum ; pus séreux, à flocons caséeux ; cicatrisation des fistules (cordes fibreuses réunissant la peau des bourses à l'épididyme ; ou bien, persistance indéfinie, ou bien, fongus bénin superficiel ou glandulaire.

Toucher rectal (prostate, vésicules séminales) examen des poumons, etc... Bilatéralité fréquente, successive.

B. *Forme aiguë* (tuberculisation galopante, orchite tuberculeuse aiguë) : Caséification rapide de la glande (2-3 mois) ; quelques rares faits de guérison par sclérose.

I. — TUBERCULOSE TESTICULAIRE COEXISTANT AVEC DES LÉSIONS AVANCÉES DES POUMONS, DE LA VESSIE, DES REINS, ETC.

Traitement général de la tuberculose (hygiénique et médical).

Y recourir dans tous les cas de tuberculose testiculaire, quelle qu'en soit la forme, comme pour II, 2°.

II. — TUBERCULOSE TESTICULAIRE, A MARCHE LENTE, AVEC TENDANCE MANIFESTE A LA GUÉRISON PAR SCLÉROSE.

1° Immobiliser le testicule dans un bon suspensoir compressif.

2° *Soins hygiéniques et médicaux :* Grand air, saisons

d'altitude (montagnes du midi de la France); ou bien, cures à Balaruc, Biarritz, Salies de Béarn, etc... Huile de foie de morue, jusqu'à sept ou huit cuillerées à soupe par jour pendant l'hiver (surveiller l'estomac).

Pendant l'été : liqueur de Fowler; commencer par cinq gouttes à chaque repas (deux fois par jour); augmenter progressivement d'une goutte chaque jour, jusqu'à dix gouttes; rester huit jours à cette dose et diminuer ensuite progressivement jusqu'à cinq gouttes; se reposer quinze jours, et reprendre le traitement sur les mêmes bases (surveiller les fonctions digestives, au point de vue de l'intolérance: interruption définitive ou temporaire du médicament).

Iodure de sodium à très faible dose et très longtemps continué (le prendre le matin à jeun).

Suralimentation : œufs (crus), beurre, lait, viandes grillées, poudre de viande, cervelle, poissons, purées de pois, de haricots, de lentilles, etc... Frictions sèches sur tout le corps, bains salés...

III. — TUBERCULOSE TESTICULAIRE A MARCHE LENTE, AVEC TENDANCE DE QUELQUES NODULES A SE CASÉIFIER.

Traitement comme pour II.

Y joindre : *Injections sclérogènes de chlorure de zinc au 20e à la périphérie des lésions :*

Technique : Antisepsie.

Saisir de la main gauche le scrotum au niveau de son insertion pubienne, énucléer le testicule et le rabattre en haut sur la face antérieure du pubis.

Enfoncer, de la main droite, une longue aiguille de la seringue de Pravaz chargée de la solution, profondément, jusqu'en plein tissu épididymaire, périnodulaire.

Déposer en ce point quatre ou cinq gouttes de la solution.

Répéter la même manœuvre aux quatre points cardinaux de la masse tuberculeuse.

Avoir bien soin, pendant les injections, et quelques minutes après, de comprimer assez énergiquement le cordon avec la main gauche qui tient les bourses (embolie).

Compression méthodique des bourses (suspensoir largement matelassé de ouate ordinaire).

Repos au lit deux ou trois jours.

Attendre, au minimum, une dizaine de jours, avant de procéder, s'il y a lieu, à une nouvelle séance.

IV. — TUBERCULOSE TESTICULAIRE AVEC UN OU PLUSIEURS NODULES CASÉIFIÉS SUR LE POINT DE S'OUVRIR A LA PEAU.

Technique : Incision. Antisepsie.

1° Inciser au thermocautère le ou les foyers purulents.

2° Évacuer la ou les collections caséeuses.

3° Cautériser la ou les cavités au thermocautère porté au rouge sombre et poursuivre, avec la fine pointe rouge, tous les diverticules secondaires.

4° Tamponner à la gaze iodoformée et appliquer un suspensoir compressif.

Panser chaque jour et cautériser, à chaque pansement, avec la solution de chlorure de zinc au 10e.

V. — TUBERCULOSE TESTICULAIRE : NODULES TUBERCULEUX DURS, DISSÉMINÉS DANS TOUTE L'ÉTENDUE DE L'ÉPIDIDYME (tête, corps, queue) ; INTÉGRITÉ (clinique) DU TESTICULE.

a. Recourir aux injections sclérogènes de chlorure de zinc, comme pour III.

En cas d'échec :

b. Épididymectomie.

Faire une incision exploratrice du testicule et agir suivant les circonstances :

1° *Le testicule est sain :* Suturer l'incision (catgut en surjet).

2° *Le testicule renferme des nodules tuberculeux :* Curetage, cautérisation (fer rouge, chlorure de zinc) ; suture de la glande.

Si le cordon est envahi : Faire l'épididymo-funiculectomie.

VI. — TUBERCULOSE TESTICULAIRE; ÉPIDIDYME FORMANT GROSSE MASSE CASÉIFIÉE A LA PARTIE POSTÉRO-INFÉRIEURE DE LA GLANDE.

Faire, suivant les circonstances : *L'épididymectomie;*
L'épididymo-funiculectomie ;
La castration (après incision exploratrice du testicule).

VII. — TUBERCULOSE TESTICULO-ÉPIDIDYMAIRE UNILATÉRALE GRAVE ; FISTULES ÉPIDIDYMAIRES MULTIPLES; SUPPURATION INTARISSABLE; TESTICULE TENDU, DOULOUREUX; ÉTAT GÉNÉRAL SUFFISANT (sans lésions pulmonaires ou avec des lésions légères).

Pratiquer la *castration*.

TUMEURS ADÉNOIDES DU NASO-PHARYNX

Eléments étiologiques : Enfance ; hérédité ; lymphatisme, scrofule...

Signes cliniques : Gêne respiratoire; ronflement la nuit; accès de suffocation ; voix « sans métal » « détimbrée » ; difficulté de prononcer les consonnes nasales ; surdité, otite moyenne ; coryza chronique. Facies adénoïdien « facies sans relief, sans expression, le malade a l'air idiot » ; voûte palatine ogivale ; rapprochement des arcades dentaires supérieures, voile du palais refoulé en avant. Toucher pharyngien (amas de vers de terre pelotonnés) ; rhinoscopie antérieure et postérieure...

I. — ADÉNOIDES COMPLIQUÉES D'INFLAMMATION.

Attendre, avant d'opérer, la disparition des phénomènes inflammatoires, obtenue par les injections nasales très chaudes ou les attouchements avec la résorcine (Résorcine : 10 grammes, eau distillée : 10 grammes).

II. — ADÉNOIDES SIMPLES.

Unique traitement : **Ablation par la voie buccale :**

Technique : Instruments nécessaires : Deux couteaux à adénoïdes; un bon abaisse-langue, solide et bien en main.

A. *Soins préparatoires.* — Faire trois fois par jour, pendant les huit jours qui précèdent l'opération, des irrigations nasales chaudes à l'eau boriquée à 4 p. 100.

Mettre, le soir, en se couchant, gros comme un pois de vaseline boriquée dans chaque fosse nasale et tenir la tête horizontale, les yeux dirigés au plafond.

B. *Opération.* — 1° *Anesthésie :* Mettre le malade en position assise sur les genoux d'un aide; enduire de vaseline le nez et les parties voisines; faire administrer par un second aide le bromure d'éthyle (Voir *Anesthésie générale*).

2° Mener rapidement l'opération, douze à treize secondes : Faire redresser et maintenir la tête du malade par l'aide qui endort; placer un bon abaisse-langue et le maintenir en place de la main gauche, assez solidement, pour que la bouche soit largement ouverte.

Insinuer, sous bon éclairage, l'anneau du couteau à adénoïdes en arrière du voile (le manche sur le côté des arcades dentaires); abaisser fortement la main droite qui tient l'instrument, jusqu'à ce que l'anneau touche la paroi postérieure des fosses nasales; curetter d'avant en arrière toute la surface du naso-pharynx : un premier coup au milieu, un autre à droite, un troisième à gauche et, avec un petit couteau à adénoïdes, un dernier coup, transversalement de gauche à droite (par rapport au malade).

Soins postopératoires. — Faire, dès le réveil, des injections nasales avec la solution phéniquée au centième.

Obturer les oreilles et les narines avec de petits tampons de ouate hydrophile.

Remettre le malade en position horizontale et le laisser, en le surveillant, s'abandonner au sommeil.

Pendant les premiers jours: Alimentation liquide ; vaseline boriquée dans les fosses nasales trois fois par jour; continuer les irrigations pendant une dizaine de jours.

Explorer à nouveau, au bout de ce temps, le pharynx nasal avec le doigt et, si l'ablation n'a pas été complète, donner un coup du couteau à adénoïdes sur ce qui reste.

TUMEURS BLANCHES

Éléments étiologiques : Bacille de Koch; hérédité; tempérament scrofuleux; misère physiologique. Lésions articulaires antérieures: Traumatisme, arthrite blennorragique...

Signes cliniques : ***Début*** insidieux : douleur d'abord sourde, intermittente, puis fixe et continue, réveillée ou accrue par la pression, les mouvements et le choc des surfaces articulaires l'une contre l'autre; douleur siégeant parfois dans la jointure sous-jacente; mouvements gênés, difficiles, impossibles ; gonflement ; tension des téguments ; peau blanche, sillonnée de veines bleuâtres ; vraie et fausse fluctuation; adénites; attitudes vicieuses; déformations; atrophies musculaires.

Suppuration : abcès intra et périarticulaires. Mouvements anormaux ; luxations pathologiques. Guérison par ankylose. Mort par suppuration prolongée (dégénérescence viscérale amyloïde); phtisie pulmonaire, méningite tuberculeuse...

Fistulisation.

Importance capitale du *traitement général* dans toutes les formes et à tous les degrés des tumeurs blanches.

I. — TUMEURS BLANCHES NON SUPPURÉES.

A. — Le membre est en bonne attitude.

1° *Immobilisation* :

Appareil plâtré ou extension continue, suivant l'articulation malade.

a) Articulation scapulo-humérale :

Pendant la première enfance :

Mettre dans l'aisselle un petit coussin axillaire et immobiliser l'article par quelques tours de bande embrassant le membre supérieur et contournant le thorax en avant et en arrière.

Chez l'enfant plus âgé, l'adolescent et l'adulte :

Appliquer, sur un maillot en tricot de coton, une attelle plâtrée thoraco-brachiale, embrassant le membre supérieur tout entier et s'étalant en deux valves, en avant et en arrière du thorax.

b) Articulation du coude :

Appliquer sur le membre en flexion et en demi-pronation, préalablement rasé et vaseliné, un appareil plâtré en 8 de chiffre croisé en avant, remontant jusqu'à la partie moyenne du bras et descendant jusqu'au milieu de l'avant-bras.

c) Articulation du poignet :

Raser et vaseliner la région et appliquer une gouttière plâtrée palmaire, ne dépassant pas, par en bas, le pli palmaire inférieur et remontant un peu au-dessus du coude.

d) Articulation de la hanche :

1° *Extension continue dans la rectitude* (Voir *Coxalgie*).

2° *Révulsion :*

Pointes de feu superficielles.

3° *Compression :*

Appliquer, sur la partie de l'articulation laissée libre par l'appareil immobilisateur, un fort tampon de coton cardé ordinaire et le fixer par quelques tours de bande de flanelle entourant l'attelle en arrière, le membre en avant.

4° *Injections sclérogènes :*

Y recourir (genou, coude, cou-de-pied, poignet) s'il existe des fongosités articulaires et périarticulaires abondantes.

Technique : Employer une solution de chlorure de zinc au dixième si l'injection peut être faite profondément (genou), au quinzième ou au vingtième, dans le cas contraire (articulations superficielles ; poignet, coude).

Antisepsie ; anesthésie au bromure d'éthyle.

Faire, avec une seringue de Pravaz armée d'une longue aiguille, un certain nombre de piqûres (variable avec le volume de l'articulation et le degré des lésions), au niveau de la ligne de réflexion des synoviales et le long des gros ligaments périsynoviaux (c'est-à-dire à la périphérie des lésions), profondément, au-dessus et au-dessous du périoste.

Injecter, à chaque piqûre, 4 à 5 gouttes de la solution.

Comprimer pendant qu'on retire l'aiguille, pour éviter que le chlorure de zinc n'escarrifie la peau (accident fréquent et douloureux).

Après les injections: Comprimer les parties molles péri-articulaires à l'aide de plaques d'amadou stérilisé superposées et maintenir avec une bande de flanelle.

Attendre, pour recommencer, la disparition complète des phénomènes réactionnels.

B. — Le membre est en position vicieuse (genou en flexion, coude en extension).

Redressement (mettre le genou en extension rectiligne, le pied à angle droit, l'épaule en abduction légère, le coude à angle droit, le poignet très légèrement relevé vers la face dorsale, doigts en demi-flexion).

I. — *Hanche et genou.*

a) Faire le redressement lent par l'extension continue.

b) En cas d'échec, total ou partiel: Recourir au redressement en plusieurs séances brusques sous le bromure d'éthyle; appareil plâtré maintenant le redressement obtenu.

Attendre la disparition de la douleur, pour la deuxième séance.

Si le redressement est facile du premier coup: une seule séance.

Technique du redressement brusque du genou, en cas de subluxation du tibia en arrière : Faire exercer par un aide une traction sur la jambe; saisir d'une main l'extrémité supérieure de la jambe, l'attirer en avant et refouler de l'autre, d'avant en arrière, l'extrémité condylienne du fémur.

c) En cas d'échec du redressement manuel: Intervention sanglante (ostéotomie, résection).

II. — *Autres articulations* (*coude, poignet, pied*).

a) Redressement brusque sous le bromure d'éthyle.

b) En cas de redressement insuffisant: Redressements brusques partiels sous chloroforme ou bromure d'éthyle, en plusieurs séances.

Immobiliser dans un plâtre, après chaque séance.

c) En cas d'échec du redressement manuel: Intervention sanglante (résection).

Après redressement du membre : Traitement comme pour A.

Continuer le traitement A pendant très longtemps. Ne permettre les mouvements qu'après disparition absolue de toute douleur spontanée ou provoquée : mouvements limités, progressifs (pour le membre supérieur); appareil silicaté, attelle de Thomas, 2 béquilles, puis 1 béquille, puis une canne (pour le membre inférieur).

Ne jamais chercher à produire des mouvements dans ankylose en bonne position.

II. — TUMEURS BLANCHES SUPPURÉES.

1° Chez l'enfant :

Règle fondamentale : Vu la tendance à la guérison spontanée des tuberculoses locales de l'enfant, vu aussi l'arrêt d'accroissement du membre, après la résection typique (genou, membre inférieur), insister, à cet âge, sur les opérations partielles, incomplètes (curettages, évidements, cautérisations, tunellisations, arthrotomies, synovectomies, résections intra-épiphysaires), en surveillant, de très près, l'état général, afin d'être en mesure de supprimer immédiatement, si besoin est, le foyer local d'infection.

A. — Abcès fermé, volumineux, né d'une articulation profonde.

a) Tenter, sans s'y attarder, la résorption spontanée par la compression ouatée méthodique ; y joindre le repos absolu de l'articulation.

b) En cas d'échec: Évacuation du pus par ponction et injection d'éther iodoformé (Voir *Abcès froids*) ou de gaïacol iodoformé (gaïacol 5 grammes, iodoforme 2 grammes, huile d'olive stérilisée 100 grammes).

c) En cas d'échec : Intervenir très aseptiquement par l'incision large, l'excision suivie de curettage énergique et de cautérisation au chlorure de zinc au dixième, de ce qui reste de la paroi de l'abcès ; réunion et drainage.

Si l'on arrive sur la lésion osseuse : Extraire les séquestres, ruginer, évider, curetter les parties malades, résections atypiques.

Pas de sutures, pour surveiller les récidives.

B. — Abcès petit, né d'une articulation superficielle (coude, poignet, genou).

Incision antiseptique de l'abcès, excision de la paroi, raclage énergique et évidement du foyer osseux d'origine; cautérisation au chlorure de zinc au dixième ou au thermocautère ; tamponnement à la gaze iodoformée ou mieux à la gaze stérilisée trempée dans du naphtol camphré. Recommencer cette opération autant de fois qu'il est nécessaire. Pas de sutures.

C. — Abcès ouvert.

Fistules rares, sécrétant peu ; bon état général :

Insister sur le traitement général, l'hygiène et attendre.

En cas d'échec : Disséquer les fistules jusqu'à l'os dénudé ; évider le ou les foyers osseux; cautérisation au chlorure de zinc au dixième. Pansement iodoformé.

Fistules multiples ; suppuration abondante; pas d'infection générale ; organisme résistant :

Arthrectomie et méthode sclérogène combinées.

Fistules multiples, suppuration excessive, fièvre, début de septicémie, état général grave :

Intervention radicale :

Genou : amputation de la cuisse.
Coude, hanche, épaule : résection.
Poignet, pied : résection, amputation.

2° **Chez l'adulte :**

Mêmes indications thérapeutiques générales; mais en arriver beaucoup plus tôt aux opérations radicales (résections typiques sous-périostées), vu l'absence, à cet âge, des conditions favorables à la guérison spontanée, réalisées chez l'enfant, vu aussi l'accroissement du squelette définitivement acquis (membre inférieur).

ULCÈRES VARIQUEUX

Éléments étiologiques : Arthritisme : Scléroses veineuses (varices), artérielles, nerveuses (dystrophie du membre) ; infection, traumatismes... homme (surtout), adulte.

Signes cliniques : Tiers inférieur de la jambe, face interne du tibia ; forme de l'ulcère : elliptique ; fond grisâtre, tapissé de bourgeons charnus, de dimensions variables, généralement mous et sans vitalité, séparés les uns des autres par des dépressions remplies de pus, de sang, de débris nécrosés (grande variabilité d'aspect, suivant repos ou marche, santé ou maladie) ; bords réguliers minces ou formant un bourrelet plus ou moins saillant et induré; fréquence des complications inflammatoires (lymphangites) ; ulcères fongueux, calleux, atones, phagédéniques, hémorragiques ; troubles de sensibilité générale et thermique autour de l'ulcère ; troubles trophiques variés ; œdème chronique (aspect éléphantiasique), infiltration lardacée du tissu cellulaire ; eczéma, tâches jaunes, fauves, rouges ; lésions scléreuses des synoviales tendineuses, des muscles, ostéopériostite chronique... Chronicité, état stationnaire, alternatives d'améliorations et d'aggravations...

I. — ULCÈRE COMPLIQUÉ D'INFLAMMATION (fond saignant, douloureux, bourgeons charnus ecchymotiques, sécrétion purulente exagérée ; bords tuméfiés, rouges, sensibles, points de départ de traînées lymphangitiques, d'adénites).

1° *Repos* absolu au lit en décubitus horizontal, le membre malade soulevé par des coussins.

2° *Pulvérisations phéniquées* (solution 1 p. 300) deux heures le matin et deux heures le soir.

3° Dans l'intervalle : *Pansement humide :*

Recouvrir largement la région de l'ulcère avec des compresses de tarlatane bouillies, imbibées d'une solution antiseptique (sublimé à 1 p. 2.000, eau boriquée à 4 p. 100, permanganate de potasse à 1 p. 5000, sulfate de cuivre à 1 p. 100) ; makintosh, ouate, bande.

Après disparition des phénomènes inflammatoires: Traiter l'ulcère suivant sa variété clinique (Voir de II à IV).

II. — ULCÈRE FONGUEUX, A BOURGEONS CHARNUS EXUBÉRANTS.

1° *Repos* comme pour I.

2° *Balnéation :*

Plonger le membre deux ou trois fois par jour, pendant dix minutes, dans un bain dont la température est progressivement élevée à 50° ou 55°.

Dans l'intervalle : Pansement comme pour I.

3° *En cas d'échec ou d'amélioration trop lente :* Cautériser légèrement, chaque jour, avec la lame rougie du thermocautère, les bourgeons charnus les plus saillants, blafards et atones.

4° *Ou encore :* Attouchements à la teinture d'iode, au chlorure de zinc à 1 p. 12, au nitrate d'argent à 1 p. 50.

5° *Quand l'ulcère, suffisamment modifié, est en voie de cicatrisation :* Traitement comme pour IV.

Faire ces cautérisations au centre de l'ulcère, jamais à la périphérie, surtout s'il existe un liseré blanchâtre, indice d'un début de cicatrisation.

III. — ULCÈRE A BORDS CALLEUX, INDURÉS, SAILLANTS.

1° *Repos* comme pour I.

2° *Désinfecter* l'ulcère comme pour I.

3° *Compression :*

Entourer le membre, en dépassant en haut et en bas les limites de l'ulcère, de bandelettes de diachylon, ayant chacune 2 à 3 centimètres de largeur et se recouvrant à moitié les unes les autres ; bandage roulé. *Ou mieux :* Employer, à cet effet, une bande de caoutchouc, comme pour IV.

4° *En cas d'échec :* Faire, autour de l'ulcère, à 2 ou 3 centimètres de ses bords, une ou deux séries d'incisions circonférentielles, intéressant toute l'épaisseur des couches sous-cutanées.

S'opposer à la réunion immédiate de ces incisions, en interposant entre leurs bords des lamelles de gaze aseptique.

IV. — ULCÈRE EN BONNE VOIE DE CICATRISATION; FOND ROSÉ, GRANULEUX; LISÉRÉ ÉPIDERMIQUE.

1° *Repos* comme pour I.

2° *Pansement sec* (sous-nitrate de bismuth, oxyde de zinc, sous-carbonate de fer, etc.); changer de pansement dès que la cicatrisation s'arrête.

Ou bien : Pansements avec des compresses de coton hydrophile imbibées d'une solution de sérum gélatiné à 10 p. 100, à la température de 37°; recouvrir les compresses de makintosh et les renouveler trois fois par jour.

Si l'ulcère est vaste : **Greffes de Thiersch :**

Technique : Anesthésie générale.

1° Désinfecter soigneusement la face antérieure de la cuisse (antiseptiques faibles).

2° Embrasser de la main gauche la face postérieure de la cuisse et tendre la peau de la face antérieure lavée à l'eau salée stérilisée.

3 De la main droite, avec un rasoir taillant bien et dont le tranchant est lui-même mouillé d'eau salée, tailler en sciant, parallèlement à la surface cutanée, une lanière dermo-épidermique (épiderme et couche superficielle du derme), de longueur suffisante et large de 2 centimètres; tailler ainsi, parallèlement à la première, autant de lanières qu'il est nécessaire (suivant l'étendue de l'ulcère), en laissant entre elles un intervalle de peau saine de 1 à 2 centimètres; recueillir toutes les lanières dans une solution d'eau salée stérilisée à 6 p. 1000.

4° Curetter légèrement la surface de l'ulcère; faire l'hémostase en comprimant pendant quelques minutes.

5° Recouvrir cette surface avec les lanières dermo-épidermiques, en ayant soin de juxtaposer exactement ces dernières en les faisant s'imbriquer légèrement.

6° Panser avec un morceau de silk protective stérilisé; makintosh, ouate, bande.

Si le malade ne peut pas garder le repos : Recourir à la compression élastique du membre :

1° Appliquer sur l'ulcère une lame de silk bouillie.

2° Enrouler à partir du pied et jusqu'au delà de l'ulcère, sans exercer aucune traction, une bande de caoutchouc souple et résistant, large de 7 à 8 centimètres et dont chaque tour couvre le précédent de 15 à 20 millimètres.

Mettre la bande le matin, avant de se lever et ne l'enlever que le soir, en se couchant.

Appliquer, pendant la nuit, un pansement sec sur l'ulcère.

Tenir la bande élastique très propre (savonnage journalier, rinçage dans une solution antiseptique).

V. — ULCÈRE DÉVELOPPÉ SUR UN MEMBRE ATTEINT DE GROSSES VARICES AMPULLAIRES OU A SAPHÈNE DILATÉE AVEC INSUFFISANCE VALVULAIRE MANIFESTE.

Résection des ampoules veineuses (Voir *Varices*).

Résection de la saphène (Voir *Varices*).

VI. — ULCÈRE ANNULAIRE, SANS LÉSIONS PROFONDES DU MEMBRE.

Autoplastie par la méthode italienne: Lambeau, taillé à distance, en une région susceptible d'être amenée facilement et de rester assez longtemps au contact de la surface ulcérée.

VII. — ULCÈRE TRÈS ÉTENDU, RÉCIDIVANT SANS CESSE.

Amputation, après échec bien constaté de tous les moyens précédents (greffes).

VIII. — ULCÈRE ANNULAIRE, AVEC LÉSIONS PROFONDES DU MEMBRE.

Amputation.

IX. — ULCÈRE CICATRISÉ.

Soins minutieux de propreté; lavages à l'eau blanche; massage prudent. Éviter toute fatigue. Bas élastique lacé.

VARICES

Eléments étiologiques : Membres inférieurs. Adultes. Grossesse. Insuffisance physiologique de l'étoffe veineuse, congénitale (hérédité, arthritisme), acquise (saturnisme, alcoolisme, dyspepsie habituelle, infections générales, phlébo-sclérose...)

Causes mécaniques : efforts, station debout prolongée, compression, dispositions anatomiques et physiologiques de la circulation veineuse ; insuffisance valvulaire de la saphène interne et son corollaire : le reflux veineux (rôle considérable dans l'aggravation des varices et dans le développement des troubles trophiques ; importance de sa constatation clinique au point de vue des indications thérapeutiques).

Signes cliniques : Veines augmentées de volume, visibles par transparence sous la peau, sous forme de cordons flexueux, irréguliers, bleuâtres, de consistance molle et facilement dépressibles, disparaissant ou diminuant après le repos de la nuit ; ampoules variqueuses sur le trajet de la saphène et à son embouchure ; tumeurs variqueuses (noisette, noix, œuf de poule) à la face interne de la jambe et surtout du genou. Peu ou pas de troubles fonctionnels, à moins de coexistence de varices profondes : douleurs gravatives, crampes, engourdissement, fatigue rapide, douleurs sciatiques ; empâtement profond du membre, œdème des malléoles, disparus ou atténués le matin... Phlébite : adhésive (guérison), suppurative. Embolies, rupture (coup de fouet, hémorragies) ; dermatoses diverses (eczéma) ; ulcères ..

Recherche clinique de l'insuffisance valvulaire de la saphène interne :

A. 1° *Malade debout :* Constater le volume (maximum) de ses varices.

2° *Malade dans la position horizontale:* Constater le volume plus petit et la tension moindre de ses veines.

3° Le *malade étant dans la position horizontale : a*) Élever brusquement son membre inférieur jusqu'à la perpendiculaire et constater que les varices se vident totalement et disparaissent en s'affaissant.

b) Laisser retomber le membre sur le lit et constater que les varices se remplissent brusquement et de haut en bas.

B. *Le malade étant couché, le membre inférieur relevé*

(varices vides) : 1° Comprimer avec le doigt la partie supérieure de la saphène et faire lever le malade ; constater alors que le territoire veineux saphénien ne se remplit que très lentement.

2° Cesser la compression digitale et constater que le sang afflue brusquement dans les veines et les remplit rapidement de haut en bas.

I. — VARICES PROFONDES SANS DILATATIONS VEINEUSES SUPERFICIELLES (empâtement profond du membre, engourdissement, crampes, œdème intermittent des chevilles, quelques varicosités cutanées).

a) Soins hygiéniques : Propreté absolue du membre (lavages fréquents à l'eau blanche, à l'eau boriquée froide à 4 p. 100).

Éviter la station debout prolongée et les marches trop longues (changement de profession). Se reposer le plus possible, en position horizontale, jambes élevées par un coussin (la nuit).

Proscrire : jarretières, corset, ceinture.

b) Compression : Bas élastiques (jambières simples, avec genouillère, bas à mi-cuisse, bas à cuisse) faits sur mesure.

Bas chanvre-caoutchouc (moitié en fil de chanvre, moitié en fil de caoutchouc).

Bas lacés : Ouverts latéralement (en dehors ou en dedans) et munis d'œillères; en tissus non élastiques (coutil de fil, peau de chien) ou en tissu élastique.

Pour l'été : *bas en tissu de fil d'Écosse, maille de tulle* (d'une grande légèreté).

La chaussette de ces différents bas doit partir du milieu du pied et laisser libre le talon. Compression uniforme et jamais douloureuse.

Indications relatives à leur application : Bas élastiques :

Interposer, entre le bas élastique et la peau, un bas en tissu doux et fin.

Bas lacés non élastiques : Interposer entre le bas et la peau une couche de coton cardé ordinaire (pour uniformiser et rendre élastique la compression); lacer le bas avec mesure, sans jamais serrer plus fort en haut qu'en bas.

Quel que soit le bas employé, le mettre le matin avant de se lever et l'enlever le soir, après s'être couché.

Préférer les bas élastiques et en particulier les bas élastiques lacés (compression uniforme, graduée à volonté).

En cas de dermatoses peu accentuées (eczéma, ulcérations minimes) : Protéger la peau par un morceau de silk protective bouilli.

II. — VARICES SUPERFICIELLES, PLUS OU MOINS VOLUMINEUSES, AVEC OU SANS SIGNES D'INSUFFISANCE VALVULAIRE DE LA GRANDE SAPHÈNE, MAIS NE GÊNANT EN RIEN LE MALADE.

Traitement comme pour I (prophylaxie des complications).

III. — VARICES SUPERFICIELLES AVEC SIGNES D'INSUFFISANCE VALVULAIRE DE LA GRANDE SAPHÈNE, S'ACCOMPAGNANT DE TROUBLES VARIÉS (douleur, eczéma, etc.), AVEC VARICES PROFONDES SECONDAIRES RÉCENTES.

A. — Malade de la classe aisée.

Traitement comme pour I.

En cas de statu quo et, à fortiori, d'aggravation : Traitement opératoire : Résections partielles étagées de la saphène interne.

Technique des résections étagées : Réséquer à la partie supérieure (embouchure) moyenne et inférieure (sus-condylienne) de la cuisse, un segment veineux de 4 à 5 centimètres.

Anesthésie locale à la cocaïne ou à la nirvanine ou mieux (sauf contre-indications), anesthésie générale.

Antisepsie locale.

1° Faire, sur la veine et parallèlement à elle, une incision cutanée de 5 à 6 centimètres.

2° Avec la sonde cannelée, dénuder la veine complètement, en avant, en arrière et sur les côtés, dans toute l'étendue de l'incision cutanée (isolement des nerfs; ligature des collatérales).

3° Charger, aux deux extrémités de l'incision cutanée, le tronçon veineux, sur une aiguille de Deschamps armée d'un fil double de soie aseptique.

4° Retirer l'aiguille, sectionner l'anse du fil double et faire à la veine, en haut et en bas, avec les deux fils résultant de la section de l'anse, deux ligatures distantes de quelques millimètres.

5° Sectionner le segment veineux, en haut et en bas, entre ces deux ligatures et l'extirper comme une tumeur, au bistouri.

6° Suturer la plaie cutanée aux crins de Florence. Pansement à la gaze iodoformée.

Enlever les fils au sixième jour. Permettre au malade de se lever du dixième au douzième jour, avec un bas élastique.

B. — Malade de la classe pauvre.

Conseiller d'emblée les résections partielles étagées.

IV. — VARICES SUPERFICIELLES. COMME POUR III, MAIS PRÉCÉDÉES, DE LONGUE DATE, PAR DES VARICES PROFONDES MANIFESTES.

Traitement comme pour I.

V. — VARICES SUPERFICIELLES LIMITÉES A LA JAMBE, SANS LA MOINDRE DILATATION DE LA SAPHÈNE A LA CUISSE (pas d'insuffisance valvulaire).

Traitement comme pour I.

VI. — TUMEURS VARIQUEUSES DE LA JAMBE OU DE LA FACE INTERNE DU GENOU, AVEC TROUBLES DIVERS (douleurs, menace de rupture).

a) *Sans dilatation de la saphène fémorale:* Extirpation des tumeurs variqueuses.

b) *Avec dilatation et insuffisance valvulaire de la saphène interne:* 1° Extirpation des tumeurs variqueuses.

2° Résections étagées de la grande saphène (technique comme pour III, A).

VII. — TRAITEMENT DES COMPLICATIONS.

A. — Phlébite variqueuse.

a) *Non suppurée:* Immobilité absolue du membre en position élevée, dans une gouttière en fil de fer bien matelassée d'une épaisse et large couche de ouate qui la déborde latéralement et dont on rabat les bords sur la face antérieure du membre ; durée de l'immobilisation (30-40 jours) variable avec l'état local et général (fièvre).

b) *Suppurée* (abcès unique ou multiples, étagés) : Incision des collections purulentes ; pansement antiseptique humide ; immobilisation comme pour *a*).

B. — Ruptures variqueuses.

a) *Interstitielles :* Repos absolu du membre, dans un appareil ouaté légèrement compressif.

b) *Externes* : Hémorragies : Supprimer tout agent de compression au-dessus de la veine ulcérée (jarretières, ceinture, etc.).

1° Tamponnement localisé (gaze iodoformée, amadou aseptique).

2° *En cas d'échec :* Ligature de la veine au-dessus et au-dessous.

C. — Sciatique variqueuse.

1° Compression méthodique.

2° *En cas d'échec:* Résection des veines variqueuses émergeant du tronc nerveux (Quénu).

D. — Ulcère variqueux.

Voir ce mot.

E. — Varices des membres chez les femmes enceintes.

1° *Varices non compliquées* (œdème, pesanteur) :
Bas élastiques lacés modérément serrés.

2° *Varices compliquées* (phlébite, rupture, etc.) :
Voir Traitement des complications.

VARICOCÈLE

Éléments étiologiques : De quinze à trente-cinq ans (congénitalité); presque toujours à gauche; pays chauds; professions nécessitant la station debout ou de grands efforts (boulangers). Insuffisance de la paroi veineuse. Varicocèle symptomatique des tumeurs abdominales (rein) ou inguinales.

Signes cliniques : Relâchement du scrotum (surtout à gauche). On y sent une tumeur bosselée, irrégulière, molle, pâteuse, en paquet de vers, atteignant le fond du scrotum et remontant en plein trajet inguinal. Dans la position horizontale, réduction par la pression, mais la tumeur se reproduit après quelques instants, si l'on maintient le doigt à l'anneau.

Signes fonctionnels variables : parfois aucun trouble avec de gros varicocèles et troubles accentués avec un varicocèle insignifiant; tantôt gêne et lourdeur, tantôt douleurs à forme névralgique, intolérables. Atrophie du testicule.

Le coït soulage momentanément, mais est suivi d'une exacerbation des douleurs. Hypochondrie.

A. — Cas légers.

1° *Prescrire :* Un suspensoir ; lotions locales froides ; laxatifs, s'il y a tendance à la constipation.

2° *Proscrire :* La station verticale prolongée, la danse, les bains chauds, les excès de coït, l'équitation, etc.

B. — Relâchement du scrotum ; varices insignifiantes ; douleur, état mental, service militaire, etc.

Résection du scrotum :

Technique : Instruments : Ciseaux courbes, aiguille de Reverdin, pince à griffes, pince longuette, crins de Florence ou catgut.

L'anesthésie locale (nirvanine ou cocaïne) est suffisante.

1° Après asepsie du champ opératoire, refouler le testicule vers l'anneau et, au-dessous de lui, placer la pince longuette, en travers, sur le scrotum exubérant. La pince doit être placée aussi haut que possible, car il faut réséquer beaucoup.

2° Avec les ciseaux, sectionner le scrotum à quelques millimètres au delà de la pince longuette.

3° Sans enlever la pince, suturer la tranche de section à points séparés rapprochés, si l'on se sert de crin de Florence; par un surjet, si l'on utilise le catgut.

4° La suture finie, enlever la pince et panser à la gaze stérilisée. (Pas d'antiseptiques forts, qui irritent la peau.)

C. — Douleur, état mental, service militaire, comme B, mais veines spermatiques très développées ou profondément altérées; scrotum normal.

Faire la résection des veines :

Technique: Asepsie de la région. Anesthésie générale (chloroforme ou éther). Instruments comme pour B, plus : sonde cannelée, aiguille mousse et 12 pinces à forcipressure.

1° Incision longitudinale à la racine des bourses, longue de 4 à 5 centimètres, jusqu'à la vaginale exclusivement.

2° Le cordon reconnu, mettre le paquet variqueux à découvert à sa partie supérieure, d'un ou de deux coups de bistouri; passer une sonde cannelée à travers le paquet variqueux, en laissant en arrière un tiers des veines, le canal déférent et, si c'est possible, l'artère spermatique.

3° Glisser un catgut avec l'aiguille mousse et lier ce qui est en avant.

4° Faire de même à la partie inférieure, au voisinage du testicule.

5° Disséquer la partie ainsi isolée, en pinçant et liant au fur et à mesure chaque vaisseau qui saigne. Ménager avec grand soin le canal déférent pendant cette dissection.

6° Sutures aux crins après hémostase parfaite.

Pansement sec.

D. — Si le scrotum est long et flasque.

Joindre sa résection, comme en B, à l'opération précédente.

VÉGÉTATIONS GÉNITALES (CRÊTES DE COQ, CHOUX-FLEURS).

Éléments étiologiques : *Chez l'homme*, phimosis, balanites, blennorragie.

Chez la femme : vulvo-vaginite blennorragique, vaginite de la grossesse.

Dans les deux sexes : malpropreté, plaques muqueuses et peut-être contagion.

Signes cliniques : Excroissances parfois volumineuses, framboisées, de couleur plus ou moins rouge, s'accompagnant d'un suintement sanieux et fétide.

Siège : Chez l'homme, surtout le sillon balano-préputial et le gland ; chez la femme, la vulve, le périnée et même la marge de l'anus.

Lavages et désinfection pendant quelques jours.

A. — Végétations peu abondantes.

Attouchements avec acide chromique ou acide acétique cristallisé. Appliquer avant la cautérisation un tampon de ouate imbibé de solution de cocaïne.

B. — Végétations abondantes.

Injections interstitielles de cocaïne ou de nirvanine ; râclage à la curette et cautérisation au thermocautère de la base d'implantation.

Pansement à la poudre d'iodoforme et à la gaze.

Surveiller la cicatrisation et cautériser au thermocautère les points de récidives.

C. — Tumeurs rares et pédiculées.

Ablation aux ciseaux courbes et une pointe de feu sur le pédicule.

Dans tous les cas, soins de propreté pour prévenir la récidive et traiter la cause (phimosis, vaginite...).

VULVO-VAGINITES (BLENNORRAGIE CHEZ LA FEMME)

Éléments étiologiques : Gonocoques ou infections banales (plus rarement).

Chez les enfants : Malpropreté; inoculation gonococcique par les linges de toilette des parents; exceptionnellement le viol; fièvres éruptives (scarlatine, etc.).

Chez l'adulte : Contagion par le coït (blennorragie).

Vulvo-vaginites simples : grossesse, corps étrangers du vagin, malpropreté; lésions utérines.

Signes cliniques : Écoulement plus ou moins abondant, souvent verdâtre, excoriant les régions voisines; prurit, chaleur, rougeur des parties, mictions cuisantes; lèvres tuméfiées.

Complications inflammatoires par propagation : Utérus, annexes, péritoine. Complications diverses de la blennorragie.

I. — VULVO-VAGINITES SIMPLES (sans gonocoques).

Lavages fréquents, grands bains; soins de propreté; injections à l'eau boriquée. Faire disparaître la cause (corps étrangers du vagin, etc.).

II. — VULVO-VAGINITES A GONOCOQUES.

A. — Période aiguë du début.

1° Soins de propretés comme I.

2° Injection quatre fois par jour avec deux litres de solution de permanganate à 50 centigrammes p. 1000.

Chez la petite fille : Faire pénétrer la solution derrière la membrane hymen avec une fine sonde en caoutchouc.

La malade prendra les injections couchée et restera étendue pendant une demi-heure, après chaque injection.

La faire garnir et la prévenir du danger de contamination pour les yeux.

B. — Période subaiguë.

1° Continuer les injections au permanganate.

2° *Chez l'adulte*, le soir, au moment de se coucher, placer un tampon vaginal trempé dans de la poudre d'alun.

3° Soigner l'urétrite (Voir *Blennorragie*), la bartholinite, la métrite et, s'il persiste des points enflammés dans les culs-de-sac vaginaux, toucher la muqueuse avec une solution de nitrate d'argent à 1 p. 30.

FIN.

TABLE DES MATIÈRES

FIN DE LA TABLE DES MATIÈRES.

TABLE APHABÉTIQUE

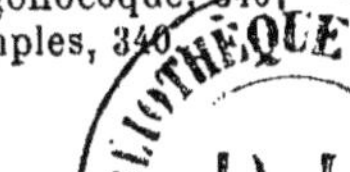

9634-00. — Corbeil. Imprimerie Crété.

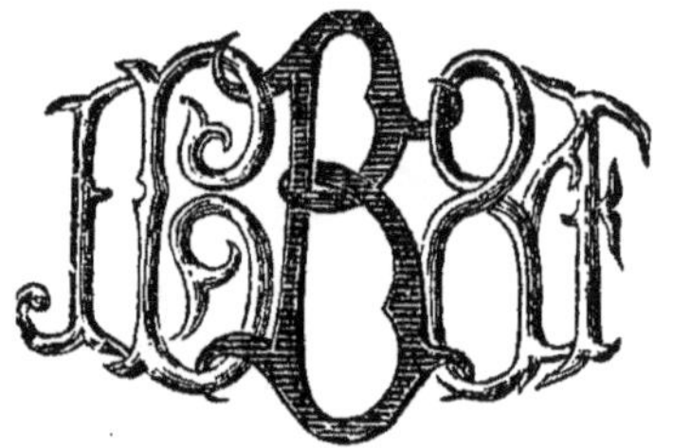

www.ingramcontent.com/pod-product-compliance
Lightning Source LLC
LaVergne TN
LVHW011942220826
846092LV00001B/66

* 9 7 8 2 0 1 9 6 3 4 3 1 5 *